"幼儿园教师分层分类分岗专业成长"系列培训教材

北京高校继续教育学前教育特色专业系列教材

幼儿园健康管理指南

YOU'ERYUAN JIANKANG
GUANLI ZHINAN

主　编　谷长伟　曲方炳

副主编　毛晓洁　陈　娜　杨　楠

首都师范大学出版社

CAPITAL NORMAL UNIVERSITY PRESS

图书在版编目(CIP)数据

幼儿园健康管理指南 / 谷长伟,曲方炳主编. —北京:首都师范大学出版社,2023.2

"幼儿园教师分层分类分岗专业成长"系列培训教材

ISBN 978-7-5656-7037-4

Ⅰ.①幼… Ⅱ.①谷… ②曲… Ⅲ.①幼儿园－卫生保健－岗位培训－教材 Ⅳ.①R175

中国版本图书馆 CIP 数据核字(2022)第 098077 号

"幼儿园教师分层分类分岗专业成长"系列培训教材

YOU'ERYUAN JIANKANG GUANLI ZHINAN

幼儿园健康管理指南

主　编　谷长伟　曲方炳

副主编　毛晓洁　陈　娜　杨　楠

项目统筹　李佳艺
责任编辑　林　尧
首都师范大学出版社出版发行
地　　址　北京西三环北路 105 号
邮　　编　100048
电　　话　68418523(总编室)　68982468(发行部)
网　　址　http://cnupn.cnu.edu.cn
印　　刷　北京印刷集团有限责任公司
经　　销　全国新华书店
版　　次　2023 年 2 月第 1 版
印　　次　2023 年 2 月第 1 次印刷
开　　本　787mm×1092mm　1/16
印　　张　18.25
字　　数　279 千
定　　价　65.00 元

"幼儿园教师分层分类分岗专业成长"系列培训教材

编·委·会

丛书主编

王建平　余珍有

丛书副主编

陈可昉　夏　婧

专家委员会

（按姓氏笔画排序）

于渊莘　马　虹　王　岚　王学军　王建平　曲方炳
朱继文　刘　莉　刘金玉　李凤莲　李建丽　余珍有
谷长伟　邹　平　张爱军　陈可昉　林广成　夏　婧
高宏钰　黄　爽

丛书编委会

（按姓氏笔画排序）

于　静　于渊莘　马　虹　王　岚　王建平　孔震英
于　勇　曲方炳　刘　莉　刘乐琼　许美琳　李　洋
成　莉　李　峰　李凤莲　杨丽欣　余珍有　谷长伟
李　莉　张爱军　张海燕　陈可昉　罗建新　夏　婧
邹　平　黄　培　黄　爽　曹雪梅
高宏钰

本册主编

谷长伟　曲方炳

副主编

毛晓洁　陈　娜　杨　楠

总　序
百年育人，立于幼学

幼儿时期是人一生的奠基时期。幼儿教育在人的终身学习和发展过程中是最初的一环，也是十分重要的一环。近些年，党和政府十分重视幼儿教育，不仅下大力气扩大幼儿园学位资源，还采取诸多措施提升幼儿教育的质量。而谈到教育质量，就必须认识到，在影响幼儿教育质量的诸多因素中，教师的素质是至关重要的核心。"教育大计，教师为本"，必须把幼儿教师队伍整体素质的提升放在事关幼教事业发展水平的高度来看待。

幼儿教师是一项塑造生命、塑造心灵的职业，在儿童的启蒙时期，教师对他们的影响会持续终生。幼儿教师能不能用爱心、善心对待每个孩子，直接影响到儿童人格的养成、身心的健康。

同时，与其他学段的教师一样，幼儿园教师也是一个专业性的职业。它不再是从前人们印象中的"阿姨""保姆"。每一位幼儿园教师也必须认识到这一点，只有具备专业性，才是不可替代的，才能赢得家长和社会的认可和尊重。一个专业的老师，需要具备热爱教育、愿意终生投身于教育事业的理想信念，还要具有不断反思、实践，持续学习提高的意识和能力。

近日，党中央、国务院发布了《关于学前教育深化改革规范发展的若干意见》，标志着我国学前教育的改革进入了新的阶段。学前教育事业的发展又迎来了新的春天。在这样的新形势下，首都师范大学学前教育研究中心组织撰写、出版本套丛书，有着非凡的意义。

本套丛书针对不同专业发展层次和不同岗位教师，认真分析了他们的学习需求，采取"分层分类分岗"的原则，为其提供了很有针对性和导向性的学习养料。

衷心希望本套丛书的出版，能为全国幼儿教师的不断学习提供新的助力，也衷心希望我国学前教育事业能够在新的历史阶段不断取得更辉煌的成就！

是以为序。

中国著名教育家
中国教育学会原会长

丛书前言

2018年中共中央、国务院下发的《关于学前教育深化改革规范发展的若干意见》中以"坚持规范管理"为基本原则，提出"到2035年形成完善的学前教育管理体制、办园体制和政策保障体系"。同年，《中共中央国务院关于全面深化新时代教师队伍建设改革的意见》也将"教师管理体制机制科学高效，实现教师队伍治理体系和治理能力现代化"作为2035年所要实现的重要目标任务。由此，为幼儿园管理明确了新发展理念，指出了提高管理效能的新要求。

本套丛书基于新时代治理理念，从幼儿园园长工作管理、幼儿园班级管理、幼儿园健康管理、幼儿园教育教学管理、幼儿园后勤管理五个领域出发，提出了幼儿园管理模式优化策略，并构建新时代学前教育发展要求的幼儿园管理模式。

《幼儿园教育指导纲要(试行)》中明确指出："幼儿园必须把保护幼儿的生命和促进幼儿的健康放在工作的首位。"这一要求确定了健康管理在幼儿园管理工作中的重要地位。幼儿园健康管理是实现保护幼儿生命安全与促进健康发展的重要途径。本套丛书将在幼儿园疾病管理、健康检查与预防接种管理、膳食营养与体质健康管理、健康教育等方面展开论述，以此来更好地规范幼儿园的卫生保健工作，提升幼儿园健康管理工作的质量和水平。

园长是幼儿园管理工作的决策者与领导者，对于实施与改善幼儿园管理工作意义重大。2022年1月26日中共中央办公厅印发的《关于建立中小学校党组织领导的校长负责制的意见(试行)》明确指出，校长在学校党组织领导下，依法依规行使职权，按照学校党组织有关决议，全面负责学校的教育教学和行政管理等工作。园长的决策将会影响园所的工作内容与发展方向，因此，有必要对园长工作加以管理与规范。

班级是幼儿园组织活动的基本单位。有效的班级管理有助于营造良好的班级氛围，能给幼儿提供有利于成长的环境，确保班级活动规范有序地组织，发挥资源整合的功能，实现协同育人。

教育教学工作是幼儿园工作的核心。幼儿园教育教学管理是对幼儿园的所有教育教学工作，包括保教制度的制定与实施、家园合作、教研、科研等，进行系统、科学的指导与管理，它的顺利开展对于幼儿、教师、幼儿园本身以及社会都具有重要意义。

后勤工作是幼儿园教育的重要组成部分，后勤人员的言行举止对保证幼儿园的和谐稳定以及对幼儿的身心健康成长产生重要的影响。因此，安全管理、环境管理、卫生保健管理、膳食管理、信息化管理等工作的规范而有序是后勤管理的重要目标要求。

因此，我们希望通过编写本套管理丛书能够达成构建扁平化的幼儿园管理模式、实现管理理念的变革、实现教师自我管理、建立"家园共育"新模式的发展目标，为幼儿园的管理实践提出一种适宜性的发展图式。

王建平

2021 年 12 月 8 日

本书前言

随着经济社会的发展，幼儿园教育愈发重视幼儿身心健康。《幼儿园教育指导纲要(试行)》中明确指出："幼儿园必须把保护幼儿的生命和促进幼儿的健康放在工作的首位。"因此，幼儿园健康管理是保护幼儿生命安全与促进幼儿健康发展的重要途径。无论是园长还是卫生保健工作者(保健医)都需要深入了解幼儿园卫生保健工作内容以及幼儿园保健工作技能实务。基于以上考虑，为了更好地规范幼儿园的卫生保健工作，提升幼儿园健康管理工作的总体质量和水平，我们特此编写了《幼儿园健康管理指南》一书。

本书是依据《托儿所幼儿园卫生保健管理办法》、《托儿所幼儿园卫生保健工作规范》和《3—6岁儿童学习与发展指南》编写而成，主要面向幼儿园一线保健医以及相关管理人员。本书共分五章：第一章幼儿园保健管理工作概述，第二章幼儿园疾病预防及管理，第三章幼儿园健康检查与预防接种管理，第四章幼儿园膳食营养与体质健康管理，第五章幼儿园健康教育。本书紧密结合幼儿园一线实践案例，以图文并茂的方式，生动、直观地呈现了幼儿园保健医所需的知识和操作技能，全面、系统、规范地对幼儿园健康管理工作进行了阐述。本书具有较强的指导性、实用性和可操作性，既为在岗保健医拓展工作思路提供了切实可行的实践方法，又可为即将成为幼儿园保健医的从业者提供方向指导和参考，还可作为幼儿园园长、保健人员、炊事人员等的岗位培训辅助用书。

在本书编写过程中，编者本着科学、严谨的态度，注重规范性、实用性与指导性，使读者能够全面了解与幼儿园健康管理相关的保健管理工作、幼儿园疾病预防及管理、幼儿园健康检查与预防接种管理、幼儿园膳食营养与体质健康管理以及幼儿园健康教育等内容。编者也希望在未来幼儿园工作中，幼儿园健康工作相关人员带着管理意识去不断丰富园所卫生保健工作内涵，熟悉和掌握实务技能，进一步提升幼儿一日生活质量，全方位促进幼儿身心健康发展。

由于编者水平有限，本书难免存在一些不足之处，恳请广大幼儿园管理者、保健医以及读者批评指正。

编　者

2021 年 10 月

目　　录

第一章 幼儿园保健管理工作概述

【本章要点】

● 明确幼儿园保健医工作的意义与价值；

● 了解保健工作计划与教育工作计划的融合关系；

● 了解保健医的全面监管职责与履职指南；

● 掌握保健医一日工作流程与常规工作的职责；

● 掌握保健医在完善招生工作和入园体检工作中的具体职责和体现；

● 掌握保健室管理与提升保健工作综合管理能力的关系；

● 明确保健室管理工作的重要性与价值；

● 掌握保健室管理的相关工作内容；

● 了解幼儿园创办中需要做的前期准备工作；

● 掌握保健医日常保健工作中必备的医用物品和医用器材；

● 了解保健医需要掌握的信息技术能力以及信息资料的收集与分析能力。

【本章关键词】

保健医；职责；工作流程；保健室管理

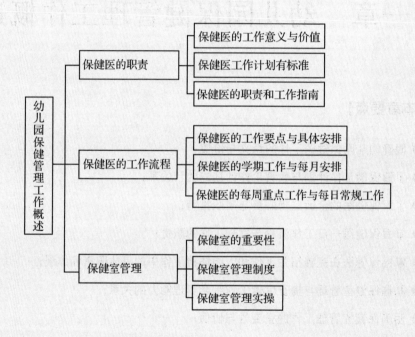

随着时代的发展和进步，我们的饮食习惯与生活方式也随之有了很大的改变。精细加工食物、西式化的食物和快餐的出现，使很多幼儿普遍出现了健康指标异常的现象，超重、肥胖、视力异常等问题已经成为整个家庭和社会的健康问题。

由于幼儿的年龄特点和身心发展特点的特殊性，保健工作成为幼儿园一切工作的重要基础和首要条件，对各项工作的成效起着关键性和决定性作用，更是幼儿园高质量发展的一级指标。

健康是指人在身体、心理和社会适应方面的良好状态。幼儿阶段是儿童身体发育和机能发展极为迅速的时期，也是形成安全感和乐观态度的重要阶段。发育良好的身体、愉快的情绪、强健的体质、协调的动作、良好的生活习惯和基本生活能力是幼儿身心健康的重要标志，也是其他领域学习与发展的基础。

幼儿教师和家长都是幼儿成长路上的健康引路人。保健医作为专业保健工作者，既要管理好幼儿的一日生活，又要帮助教师和家长科学有效地指导幼儿养成良好的生活卫生习惯及健康生活方式。

保健医的具体职责是什么？如何在工作中有效提升保健医的保健工作综合管理能力呢？在本章中，我们将从保健医的职责、保健医的工作流程、保健室管理等三个方面详细阐述提升保健工作综合管理能力的内容与方法。幼儿园全体教师要把幼儿健康和生命安全放在首位，注重生活教育和行为示范，形成家园合力，促进幼儿健康发展。

《幼儿园工作规程》在幼儿园保育和教育的主要目标中指出："促进幼儿身体正常发育和机能的协调发展，增强体质，促进心理健康，培养良好的生活习惯、卫生习惯和参加体育活动的兴趣。"①如何促进幼儿正常发育和机能的协调发展呢？

首先，幼儿园需要为幼儿提供卫生、清洁、优美的生活环境、学习环境和充足的活动场地，设备设施丰富、适宜，安全性、层次性强，让幼儿能够在健康的环境中自由、大胆、快乐地生活和游戏，让身体机能得到更好的锻炼。

其次，幼儿园还要建设一支专业的保教团队，为幼儿提供专业的保育和教育：了解幼儿生理和心理发展特点，设计制作健康、营养、美味的营养餐，保证幼儿营养素摄入均衡，满足幼儿身体正常发育的需求；了解幼儿的身体发育特点和心理需求，熟练掌握专业、科学的保健知识，制定具体措施，有效预防各种传染病和常见疾病的发生和聚集；开展健康教育，帮助幼儿了解生活中的健康常识，养成健康的生活卫生习惯；知道每天晨午检、定期体检和预防接种对身体的益处，积极配合保健医、老师和医生进行健康体检和疫苗接种；从小培养树立安全意识，掌握自我保护、安全逃生的生活技能，学会自我保护。

最后，幼儿园还要为每一名家长、每一个家庭进行健康指导：传染病预防、健康营养餐、科学运动、重视情绪管理、科学育儿，让每一个家庭成员都树立健康意识，重视营养均衡，家园合力，逐步让幼儿养成健康的生活方式，让健康融入生活，为幼儿一生的健康发展奠定坚实的基础。

《幼儿园工作规程》中指出："幼儿园应当严格执行国家和地方幼儿园安全管理的相关规定，建立健全门卫、房屋、设备、消防、交通、食品、药物、幼儿接送交接、活动组织和幼儿就寝值守等安全防护和检查制度，建立安全责任制和应急预案。"②

保健医是幼儿园保健工作的专职人员，是衔接幼儿园其他各部门的重要岗位，担负的责任重大，室内室外的卫生消毒、设备设施的安全监督、每日晨检及全日健康观察、食品安全、药物安全、预防传染病的培训学习和演练、

---

① 中华人民共和国教育部：《幼儿园工作规程》，2016年。
② 中华人民共和国教育部：《幼儿园工作规程》，2016年。

健康教育宣传、保护师生健康和生命安全都需要保健医运用专业的知识和经验。根据市区教委、妇幼的卫生保健规范要求，保健医要与园长、教学主管、后勤主管提出科学、合理、可行的健康保健计划和建议，使各项工作执行符合卫生保健相关程序，顺利达成保教工作目标，这是做好幼儿园各项基础工作的专业保障。

幼儿园保健医的职责：要了解并掌握卫生保健方面的相关法规、规章和制度，并根据幼儿园整体工作的实际需要，制订幼儿园卫生保健工作计划；根据季节交换、节气节日的特点，精心设计营养带量食谱，调配好幼儿膳食，保证三餐两点的食物科学搭配，营养均衡；严格监管食品安全，严管食物采购源头，必须是正规厂家，有正规发票、正规检疫证，保证安全、新鲜、足量；指导炊事员按制作标准进行检查、称重、倒箱、清洗、加工、制作、品尝，做到食品采购、加工、食用全过程清晰，保证幼儿饮食安全。

清晨，保健医会穿着白衣，提着小药箱，装着满满的爱准时在幼儿园门口微笑着等候孩子们的到来，开始"晨检七步曲"：一望面色，二观皮肤，三看指甲，四查嗓子，五问情况，六验异常，七明诊断。晨检环节就像一个"流动小课堂"，保健医会细致地为每个孩子做好健康筛查，给予他们积极的鼓励及适宜的健康策略，指导家长正确面对健康问题，帮助家长掌握健康管理方法。孩子们主动伸出小手让保健医看的同时，自己也跟着一起看。"宝贝，你的小手洗得特别干净，指甲也不长，非常棒！"检查的过程中，保健医会及时与孩子进行沟通和互动，让孩子了解健康的状态和健康行为。孩子们在"流动小课堂"中得到了鼓励和关爱，学到了健康小常识，懂得了文明礼仪，养成了礼貌习惯，获得了快乐成长。保健知识自然融入幼儿生活中，从清晨入园开始，保健医的工作也就开始了，健康管理拉开了一天的序幕。

第一节　保健医的职责

一、保健医的工作意义与价值

保健医的工作贯穿在幼儿一日生活的各个环节中，每个环节都能看到保健医的身影，每个环节都离不开保健医的关注和指导。

晨检环节是所有幼教人和家长都最熟悉和了解的保健医工作之一，短短的 30—40 分钟，对保健医来说是一个不小的考验。为什么呢？因为在晨检环节中，重点检查的对象是幼儿，每一个幼儿的特点都不同，晨检时还会看到这样的孩子——有的噘着小嘴，有的吵吵闹闹，有的不配合检查，有的不主动问候……对待这样的孩子，保健医会这样说："宝贝，怎么不高兴了？你的小辫编得真漂亮，你要是笑一笑肯定更漂亮！""宝贝，快别哭了，你的'小宝石'都掉出来了。老师和小朋友都喜欢你，都愿意和你做朋友，快别哭了，别把你的'小宝石'弄丢了。""宝贝好，你应该跟老师说什么呀？要主动和老师打招呼，老师和爸爸妈妈都喜欢有礼貌的孩子。老师明天等着你呦！"

保健医需要敏锐地观察，耐心和积极地引导每一个有情绪问题的孩子，让孩子感受到心灵的关怀，在亲切的关怀和疏导下逐步调整自己的情绪，快乐地在充满阳光和爱的幼儿园里生活和游戏。

情绪愉悦可以让人笑口常开，更能让人精气神十足；消极的情绪经常让人怒气冲冲，更易让人焦虑抑郁。每天的晨检成为孩子们情绪的充电站，快乐的孩子会主动拥抱老师，变得更加快乐和自信；哭闹的孩子慢慢地变得快乐起来；不爱打招呼的孩子能大声向老师问好；以前不配合晨检的孩子，也能慢慢地伸出小手让老师检查了……

晨检看似只是一个小窗口，却传递着大的健康观，保健医要坚持做到"三个一"：

筛查一定要细心。在晨检的过程中细心地观察孩子的面部五官、皮肤、手心、手背、手腕是否有异常，是否有外伤，如果有任何异常都要主动询问孩子，孩子说不出来或者说不清楚的一定要询问家长，然后再进行相应的处理。如：孩子有结膜炎要提示家长带孩子就医；孩子脸上或脖子上有红包，通过询问后知道是蚊子咬的，即可从药箱里取出防蚊虫的药膏，用棉签蘸取适量药膏抹在红包上，提醒孩子如果痒不要用手揉搓，可拿餐巾纸轻轻擦去药膏，洗净手再轻轻地揉擦。

态度一定要坚决。有的孩子咽部、上颚有明显的异常，但是家长就是不想带孩子去医院检查，理由不是工作太忙就是坚持认为孩子没有问题，只是上火了不用去医院。对于这样的家长，我们既要有耐心，又要坚持原则，态度要坚决。与家长沟通孩子的情况，先让家长一起查看并了解孩子的具体健康问题，和家长达成共识；再站在孩子的健康角度进行分析，指导家长关注孩子的健康，不能忽视小问题，让家长理解和认识健康的重要性，做到指导有站位；最后，还要做到情感有关怀。温馨提示家长别着急，听医嘱，配合医生做检查，没有问题就拿着医生诊断正常来园，使家长在情感上感受到保健医的悉心关怀，积极地到医院就医，并配合交回诊断结果，使保健医能够准确地了解孩子的健康情况，保障师幼的健康安全。

健康一定要督导。通过医生诊断书了解到孩子的具体健康问题后，保健医还要根据具体情况进行督促和指导，持续跟进孩子的健康管理，帮助孩子尽快恢复健康指标，让家长感到幼儿园服务很暖心，既看到保健医的专业性，又能体会到保健医的敬业和爱业，更加尊重和理解保健医的工作，放心和安心地把孩子送到幼儿园，更加主动地配合保健医，更密切地关注孩子健康，助力孩子健康成长。

相信从下面的小案例中，可以让大家感受到保健医与家长的沟通和指导技巧，能清晰地了解到保健医的常态工作，也更能体会到保健医工作的意义和价值。

【案例 1-1】

晨检小插曲

"洋洋妈妈，您好！咱家宝贝嗓子里有几个小疹子，建议您带孩子到医院看看。"在晨检中，保健医发现洋洋的口腔问题并及时与家长沟通。

家长也仔细地查看了一下孩子的口腔，确认了孩子的异常状况，询问道："老师，我也看见了几个小疹子，您说说到底是什么病呀？"

保健医耐心地与家长解释："您先别着急，我们只是进行筛查，具体情况还要请医生进行诊断。307 医院离咱们很近，您就带着孩子去看一下，看完医生把孩子的诊断证明带给我们看一下。如果诊断是上呼吸道感染或者上火、发炎等问题，您就按医嘱给孩子服药，也可以在家中休养几天。如果医生诊断是手足口等传染病，请您尽快告诉我们孩子的具体情况，我们会加强班级消毒，避免传染病聚集和暴发，并严格按照上级部门规定的传染病管理制度进行治疗和居家休息，待孩子痊愈后到医院进行复诊，开具复课证明就可以正常返园了。"

家长听完保健医的详细介绍后，说了声"谢谢老师"就带孩子去医院了。

上午10点多，孩子看病回来了，家长把诊断证明交给保健医："老师，我们看完了，医生说孩子嗓子发炎了，食火重、喝水少，给开了几种药。真的是太感谢您了，要不然我们还不知道呢。"

"不客气！孩子的健康比什么都重要。还要感谢您对孩子健康的重视和积极配合！"保健医微笑着回应家长。

过了几天，洋洋妈妈在晨检的时候说："老师，您再帮忙看看，孩子嗓子已经好多了，幸亏当天看得及时，吃了两天药就好多了。特别感谢保健医。"

"是的，已经不明显了，但是还要多喝水。我们幼儿园保健医就是要保障孩子的健康，您别客气！"保健医仔细查看之后回应道。

（来源：北京市丰台区第一幼儿园）

【分析与点评】

晨检既是保障孩子健康的重要关口，也是保健医向家长普及健康知识和科学育儿的"健康小窗口"。

在晨检过程中，有些家长们刚开始不理解，遇到问题不配合、不愉快，到后来家长们能积极配合保健医带孩子进行居家观察或去医院就诊。因为大家都在晨检的细节中体会到保健医对每一个孩子健康检查的细心和关爱，从而更加尊重、理解保健医的工作和职责，更加重视和配合做好孩子的健康管理工作，这就是家长健康理念转变的重要因素，也充分验证了小窗口可以传递大健康。

保健医在一日生活各个环节中都会给予孩子适宜的指导，喝水、如厕、进餐、刷牙、衣帽柜的服装整理等，可以说是面面俱到。走到孩子身边，与他们聊天，自然开启愉快的交流。在轻松的互动交流中，就能帮助孩子解决生活中的小问题、健康中的小困惑，树立自我健康管理的意识，逐步养成健康管理的习惯，改变不健康的生活方式。例如可以这样说："宝贝，你的嘴唇已经起皮了，要多喝水，我看你接的水有点少，可以再接一点，这样你的嘴唇就滋润了，你就更漂亮了！""孩子，你的米饭还有很多，但是菜剩得不多了，光吃米饭就会特别干，要搭配着吃，这样才能让你的小肠胃更好地帮助你消化，吸收更多的营养，让你的身体更强壮，更有劲儿！""宝贝，你的牙刷上还有牙膏，再涮一涮小牙膏就能变成泡沫被冲跑了，要不然牙刷里的牙膏就会慢慢变硬，下次刷牙的时候就不能刷掉牙缝里的残渣了。"……

生活中的小例子数不胜数，看似都很小，但是对孩子健康的影响可不小，对孩子的健康发展更是举足轻重。通过保健医每天的悉心指导和关注，孩子们开始关注自己的健康，看到保健医还会主动地汇报自己的健康情况："老师，我剪指甲了，已经没有脏东西了。""老师，您看，我的牙刷干净不干净？""老师，我今天吃饭的时候是饭菜搭配在一起吃的。""老师，您看我水杯里的水多不多，我的嘴唇已经不干了。"……从孩子的表达中明显地感受到孩子对健康的认识有变化，意识增强了，行为改变了。"宝贝，你真棒！已经开始学会照顾自己了，老师和爸爸妈妈都特别开心，继续加油哦！每天都要好好喝水，吃饭不挑食，你会成为更健康的宝贝！"保健医的每一次耐心指导、积极鼓励和认可，都会激励孩子不断关注自己的健康行为，促进其养成健康的习惯，逐步形成班级健康小环境。

保健医在一日生活中会为每一个孩子进行健康充电，给每一个孩子传递健康知识，助力每一个孩子健康成长，努力为每一个家庭提供健康指导，让健康生活伴随着每一个家庭，这就是保健医工作的意义和价值！

二、保健医工作计划有标准

保健医的工作非常清晰和严谨，又非常生活化和琐碎，要把卫生保健工作做好、做实、做到位，保健医的工作就要提前做好设计和规划，既符合工作计划基本程序，还要结合园所的工作重点和工作问题进行合理化的制定和安排。计划中要保证内容全面，重点和特色要突出。

很多人都认为卫生保健常规工作按部就班、有序进行就可以了，制订计划不用特别详细，年年都一样，一带而过就行了。其实，工作计划中的每一块内容既需要清晰和全面，还要有新的模式和举措。这样，在开展具体工作中才能较好地进行前期准备，使整个过程分工明确、步骤清晰、有条不紊，数据结果分析到位，家长反馈及时有效，工作小结有理有据，为下一步工作推进提供科学依据，不断促进和完善各项卫生保健工作开展，做到基础扎实。

（一）问题分析到位

工作计划中除了指导思想的表述，还需要分析上学期工作中的成绩和问题，成绩要有平台和数据支撑，问题要有原因和具体改进措施，针对问题有备而来，循序渐进地实施策略，这样才能使共性问题得以解决，使各项工作按照既定目标完成，促进幼儿的健康发展，整体提高教师的保教工作水平。

【案例 1-2】

中大班幼儿使用筷子还不够熟练

午餐开始了，保健医首先巡视中班幼儿使用筷子的情况：有的幼儿大把攥筷子，小嘴贴着盘子用筷子把菜扒拉到嘴里；有的幼儿拿着一根筷子在盘子里划拉着；有的幼儿大拇指、食指、中指把筷子捏到一起，但是掰不开也夹不起来；还有的幼儿拿筷子的方法正确，但是手指配合不灵活，有时能夹起来，有时刚夹起来还没到嘴边又掉了。大班幼儿使用筷子情况跟中班比有明显不同：有几名幼儿使用筷子比较熟练和自然，能够快速夹起饭菜正常进餐；部分幼儿会使用筷子但是不够熟练，动作比较僵硬，夹起来的菜还没吃就会掉下来一些；部分幼儿使用方法不正确，只能夹起稍大块儿的食物，小一点儿或软一点儿的食物就不能一下夹起来；还有的幼儿虽然拿筷子方法正确，但是没有使用筷子夹菜，而是用筷子把菜和饭划拉到嘴里。

（来源：北京市丰台区第一幼儿园）

【分析与点评】

分析原因：

1. 中班幼儿在家里使用筷子较少。

2. 大班幼儿吃饭着急，想快点吃完参加游戏。

3. 教师没有重视使用筷子对于幼儿身心发展的重要性。

4. 家长认为幼儿年龄小，没有重视正确使用筷子的方法。

改进措施：

1. 让教师和家长了解幼儿正确使用筷子的重要性，重视每餐的筷子使用。

2. 开展与筷子相关的游戏，让幼儿在游戏中感受正确使用筷子带来的快乐和自信。

3. 加强家园互动，开展以"我会使用小筷子"为主题的互动活动，让家长和幼儿积极参与，帮助中大班幼儿熟练使用筷子。

4. 了解中国筷子的文化，让幼儿爱用筷子、喜欢用筷子，快乐进餐。

保健医工作改进的思路明确，步骤清晰，通过分析原因，制定措施，使各部门在开展活动中做到有序、有效，执行起来更加顺畅，家园同步达成健康目标。

重点提示：一是问题要突出，一定是制约幼儿、教师或幼儿园整体工作发展中的重要问题。二是分析要精准，一定是通过观察、沟通或科学数据分析找到的真正原因。三是措施要到位，一定是多角度、可操作、有层次、符合孩子年龄的方法和策略。

(二)重点内容突出

工作计划中的重点内容就是上学期出现的工作问题和本学期的园所重点工作。由于上学期出现的问题属于制约教师发展的共性问题，因此它必定是本学期重点工作内容之一。园所重点工作是根据园长工作计划中的工作重点而确定的，它在幼儿园发展中起重要作用，因此要提前制定培训、学习和活动具体方案。

【案例 1-3】

2020—2021 年第一学期卫生保健工作计划

本学期工作目标：深入贯彻落实新冠肺炎疫情防控工作，不断落实幼儿园卫生保健工作全面、深入和细化规范标准，落实规范学习，落实规范执行。卫生保健人员各个环节工作做到"三到位"：班级到位、前后勤到位、保安到位。对于新冠疫情常态化管理预案和防控工作要求人人都清晰，人人懂操作。

一、上学期工作成绩与不足

(一)上学期成绩

1. 疫情居家办公，线上学习做到了"四有"：有计划、有实施、有检查、有成果。

2. 学习内容做到了实际和实用：新型冠状病毒防控知识，新型冠状病毒防控演练，春季传染病防控，体质测试项目标准。

3. 工作落实做到了"三有"：每次学习有笔记，每次考试有新意，每个成果有创意。编制了春季传染病手册、新型冠状病毒各环节防控演练应急预案手册、防控流程思维导图手册，提交体质测试体会 26 篇，创编体育游戏 145 个。

4. 保育工作有挑战，全面指导有提升。玩具制作、保健规范、保教结合，有计划、有标准、有指导、有成长。保育教师进行户外玩具制作共计 1300 余件，丰富娃娃家、建筑区等游戏材料 300 余件，录制计划 24 篇，娃娃家材料研究表 24 篇、视频 78 段。

5. 复园前资料、幼儿生活环境准备齐全到位，成果迎检，大班幼儿顺利返园。

(二)上学期存在问题

由于整个学期幼儿都是在家庭中度过的，因此上个学年的一些问题没有得到较好的解决，这个学期继续改进。

1. 幼儿加餐、进餐速度比较快，正餐整体没有达到 20—30 分钟的进餐时间，加餐时间也是短短几分钟。

2. 中大班幼儿整体在立定跳远、网球掷远、坐位体前屈方面能力比较欠缺。

3. 自我管理意识不强，需要提醒。物品摆放没有形成自觉性，需要提示。

二、日常工作管理

(一)开学准备工作

1. 物质准备

(1)做好疫情防控工作的相关物资储备，准备充足的洗手液、手消毒剂、口罩、手套、酒精、消毒液、测温枪、呕吐包、紫外线消毒灯等物资。

(2)确保手消机正常运行。

(3)窗帘、床罩、电扇罩需要清洗干净备用。

2. 场地准备

(1)从门口刷卡处开始贴 1 米安全线，直至甬道口，保证入园幼儿、家长都有安全的距离。

(2)做好错峰入园，大、小门口两位保健医进行晨检，行政老师和保安人员进行测温、秩序的协调。

(3)设置临时观察区，对体温异常的幼儿进行复测，专人进行管理。

(二)人员安排

1. 所有教职人员进园前都要先进行手部消毒，然后测体温，并进行记录

(记录表放在保安室保管)。

2. 一名保安在甬道口，维持秩序，并检查家长、幼儿是否戴口罩。

3. 一名保安在大门口处提示家长、幼儿站在 1 米线上排队、刷卡、入园；并提示家长入园走小门，出园走大门，避免拥挤。

4. 行政值班老师在校门口协助保健医使用测温枪测量进园家长、幼儿体温，并组织排队，避免拥挤。

5. 两位保健医分别在小门两侧，使用笔灯对幼儿口腔内、双手、面部、颈部进行检查，记录与家长沟通发现的问题。

6. 一名保健医巡查班级准备、接待情况，处理突发事件。

(三)保教人员卫生消毒管理

1. 保持室内空气清新。根据天气情况开窗通风换气，每日不少于 2 次，每次不少于 30 分钟。

2. 物体表面消毒。对教室、办公室、会议室及经常接触的物体表面，如桌椅、门把手、公共扶手、护栏、墙面、地面等，每天开展不少于 1 次的消毒工作，可使用 250mg/L～500mg/L 的含氯消毒液进行擦拭或喷洒消毒，作用 30 分钟后，用清水擦净。

3. 特殊物品消毒。电脑键盘及鼠标、电话、打印机等用消毒湿巾随时擦拭消毒。

4. 手、皮肤消毒。以洗手为主，严格按照洗手七步法进行清洗。在接触可疑污染物后建议选择速干手消毒剂、碘伏擦拭消毒。

5. 卫生洁具消毒。便池及周边可用 500mg/L 的含氯消毒液作用 30 分钟。抹布、拖布等卫生清扫用具要专区专用，不得混用、混放。使用后应浸泡于 500mg/L 的含氯消毒液中，作用 30 分钟后，用清水洗净，晾干备用。

6. 吐物、排泄物及分泌物处理。抹布蘸取 5000mg/L～10000mg/L 的含氯消毒液清理掉并放入黄色医用垃圾袋内。周边地面用 1000mg/L 的含氯消毒液擦拭(擦拭方法为由外向内)。

三、健康教育

(一)促进幼儿习惯养成

1. 卫生习惯——洗手、打喷嚏、擤鼻涕、戴口罩、勤洗澡、勤更衣、勤剪指甲，鼓励家长指导幼儿认真按照七步法进行洗手，鼓励幼儿主动管理自己，养成良好的生活卫生习惯。

2. 正确使用餐具——创设游戏形式，家园同步，让幼儿在快乐的游戏中掌握正确用勺、用筷子进餐的方法。

3. 正确刷牙——结合生活、爱牙日、健康课堂、家园互动，鼓励幼儿认真刷牙和有效漱口。指导家长带孩子到口腔医院进行牙齿检查和涂氟，保障幼儿口腔健康。

4. 科学饮水——了解饮水与身体健康的关心，鼓励引导幼儿主动饮水，帮助幼儿养成主动饮白开水的健康习惯。

(二)幼儿健康管理

1. 预防接种管理。按时通知家长进行接种，避免漏种。

2. 体弱儿管理。每月第二周对于超重、肥胖、低体重的幼儿进行身高、体重的监测，提前通知家长，在家里为幼儿进行身高体质的监测、记录。有针对性地与家长沟通管理策略，保持幼儿体重正常增长。

3. 健康教育课程。指导各班级按时按计划开展各类健康教育课程，并用视频、图片、公众号等形式，宣传健康节日、节气，让幼儿和家长关注身心健康与节气的关系，同步参与健康教育，共同成长。

(三)培养幼儿养成劳动习惯

1. 开展"我是小主人"活动。根据幼儿的年龄特点和能力水平，研讨幼儿一日生活中可以参与的劳动内容，家园同步，如摆碗筷、擦桌子、整理自己的书柜等等，鼓励幼儿参与家庭劳动，成为家庭的小主人。

2. 根据幼儿年龄特点，制定家庭值日生的服务工作内容，引导幼儿积极进行自我服务和管理，帮助家人做一些力所能及的家务劳动，养成健康独立的习惯。

3. 每月一天为"劳动日"，幼儿与家长共同制订劳动计划，学习劳动方法，提高劳动能力。尊重劳动者，尊重别人的劳动，争做劳动小能手。

4. 每月开展一天职业体验活动，让幼儿参与保育老师和保洁老师工作，感受不同职业劳动的特点，学会劳动并尊重他人的劳动成果。

(四)教师管理

1. 学习健康习惯的规范标准，如打喷嚏、咳嗽的文明礼仪，擤鼻涕、洗手的具体要求。

2. 学习秋冬季护理常识，如开窗通风的时间、时长与方式。

3. 学习并养成健康饮食和健康饮水习惯，如教师食谱设计、健康讲座或推荐权威公众号和微视频。

4. 增加教师体育活动，每月开展一次趣味体育活动，以传统体育游戏为主，如跳房子、踢沙包、划旱船、编花篮等。

(五)营养膳食管理

1. 重视节气和节日食谱。保健医团队根据季节和节气特点科学制定健康食谱，做到有特点、有新意。利用公众号或微视频进行宣传。

2. 重视膳食制作和创新。每月进行一次主食花样创新或菜品创新，留存文本、视频和照片，逐步积累。利用园所大屏进行宣传，用专业引领家长进行家庭健康饮食的调整。

3. 加强幼儿的食育教育课程。全园总动员，了解食物的营养、制作，参与光盘行动。

(六)岗位技术练兵

1. 经典花样——做到互学、共练、通会。两周练习一种主食花样，每次1～2个，追求高质量。

2. 专业刀工——做到次次达标，人人精细。重视每餐，认真每步，做到每人。每月一次基本功练习。

3. 经典菜品——做到人人有，各个精。每月推出一个精品菜。

[来源：北京市丰台区第一幼儿园2020—2021年第一学期卫生保健工作计划(节选)]

【分析与点评】

工作计划在幼儿园发展中起重要作用，尤其是对上学期工作的总结和本学期幼儿园的重点工作的分析，让幼儿园各岗位职工更加了解幼儿园的工作和目标。健康教育作为幼儿园重点工作，不仅充分体现在整体工作部署和教职工共同学习方面，还体现在精心设计的系列健康教育的活动上，让全园教职工知晓幼儿园健康教育的意义和价值，更加重视此项工作开展的每一个环节，加强提升个人责任意识，提高执行能力，较好地促进重点工作的全面推进和完成。

(三)方法策略具体

工作计划中的方法、策略是经过调查、研究并深思熟虑的，相对来说是比较全面和周到的，它是帮助教师顺利开展各项工作的有力保障，使大家在遇到问题时不会慌张和无计可施，而是游刃有余地逐步破解，最终把问题解决好。

【案例 1-4】

幼儿膳食管理

1. 全新早餐。重视早餐的营养搭配，增加食物的品种和类别。如：紫米面南瓜包、茭白豌豆鸡蛋、浓香牛肉汤面。

2. 全面午餐。加强午餐的营养均衡，菜菜出"色"，餐餐出"彩"。食物做到粗细搭配，荤素搭配，茎叶搭配，色彩搭配，口味搭配，适量搭配。如："五谷丰登"饭、红豆香芋米饭、什锦炒面、油菜豆泡汤、蜂蜜烤翅中、豆丝烩时蔬、鸡丝海带等。

3. 光盘行动。按人数调整带量，保证菜品新鲜足量、肉类美味均量、主食可口适量。不剩饭菜，盘光碗光。

北京市丰台区第一幼儿园食谱

时间：2020-11-16 至 2020-11-20

	星期一（Mon.）	星期二（Tue.）	星期三（Wed.）	星期四（Thu.）	星期五（Fri.）
早餐	紫米面南瓜包 茭白豌豆鸡蛋 鲜蔬菌粥	糯米面发糕 卤鸡蛋 牛奶	果仁车轮饼 鸡蛋炒香芹 浓香牛肉汤面	宫廷小窝头 肉丝炒油麦菜 牛奶	双色豆沙卷 五香花生米 鸡茸菠菜粥
加餐	牛奶	冰糖雪梨百合水 自制蔓越莓蛋糕	牛奶	冰糖陈皮菊花水 自制曲奇饼干	牛奶
午餐	五谷丰登饭 五彩鸡翅根 鸡蛋炒小白菜 白萝卜银耳汤	猪肉胡萝卜烧卖 绿豆薏仁粥 五香豆干	红豆香芋米饭 鸡丝海带 西红柿炒鸡蛋 油菜豆泡汤	什锦炒面 蜂蜜烤翅中 二米粥	红枣玉米粒饭 焦熘丸子 豆丝烩时蔬 丝瓜紫菜鸡蛋汤
午点	柚子 鸭梨	丑橘 哈密瓜	苹果 火龙果	果冻橙 香蕉	风水梨 猕猴桃
晚餐	紫荆花 红烧羊肉 白灼苦菊 玉米糁粥	藜麦红薯饭 山药焖鸭肉 木耳炒双笋 红萝卜魔芋汤	荞麦面芸豆包 太阳肉 干贝圆白菜 黄米燕麦粥	青豆莲子饭 鹌鹑蛋烧牛肉 素炒三丝 茼蒿平菇汤	老北京牛肉卷 板栗糙米粥

（来源：北京市丰台区第一幼儿园）

【分析与点评】

通过营养餐的管理原则和设计方案，都以 2022 年版《中国学龄前儿童膳食指南》的膳食标准为依据，做到荤素搭配、米面搭配、动物蛋白与植物蛋白搭配、粗细搭配、蔬果搭配、甜咸搭配、软硬搭配、干稀搭配、色彩搭配，让膳食管理落实、落细、落地，真正地实现健康管理。

(四)健康管理创新

2020 年 6 月 1 日，《中华人民共和国基本医疗卫生与健康促进法》实施，"国家实施健康中国战略"被写入法律，为健康中国建设提供了法治保障。[①]

幼儿园的卫生保健管理工作更是卫生健康事业发展的重要基础。健康理念、健康习惯和健康方式会成就孩子的健康人生，人人学健康、人人懂健康、人人会健康，实现健康中国，健康强国。

习近平总书记在深入分析我国卫生健康事业发展大势的基础上，提出了新时代卫生与健康工作方针：以基层为重点，以改革创新为动力，预防为主，中西医并重，将健康融入所有政策，人民共建共享。[②]

"原地踏步""一潭死水""一成不变"的现状是幼儿园保健工作正向发展的阻力和阻碍，也是保健工作故步自封的表现，还会让教师和保健医觉得工作只是一味地重复，工作起来没有动力，甚至会养成拖沓的坏习惯，慢慢地就会使常规工作变得模式化和形式化。实现高质量发展的根本路径在于把创新作为第一动力，向创新要活力。如果想把常规工作做得有意思、有成效，提升工作能力，那就需要有想法、肯钻研、敢创新。只有不断地创新保教结合思路，创新保教结合方式，创新保教结合做法，才能让保健管理有新意，保教结合有潜力，保教工作有动力，教师有能力，保健有实力，让创新助力保健工作稳步、快速、健康地发展。

---

① 马晓伟：《全面推进健康中国建设》，《人民日报》，2020 年 11 月 30 日第 9 版。
② 马晓伟：《全面推进健康中国建设》，《人民日报》，2020 年 11 月 30 日第 9 版。

【案例 1-5】

幼儿节气健康教育

1. 节气教育小信箱

健康信箱对于常态化疫情防控来说是非常实用的方式。书信往来更是一种传统的交流方式，手写的文字和图画会带给我们真实的情感和温暖，每个人特有的字体让我们感受到爱的传递，被惦记的小幸福。我们经常说：见字如面。

节气当天，保健医会给每个班级的孩子写信，以绘画为主。孩子在和老师分享的过程中能够说出自己的理解和感受。如：寒露节气多吃红枣和山药等，孩子们在阅读的过程中轻松地了解了与节气有关的健康知识。

结合传统和现代的技术手段，孩子们回信的方式有绘画书信、手工书信、立体书信、视频书信、音频书信。孩子们不仅在书信交流中获得健康和幸福的感受，还懂得用多种方式进行书信交流，拓展孩子的思维，拓宽孩子的视野，学习情感表达，提高表达能力，增长见识，增进了师幼之间的情感。

2. 单向多向相结合

健康信箱激发了保教人员及幼儿对于健康知识分享互动的动力。保健医从开始的单向传递，到班级之间健康信息的分享，到保健医在写信的同时邀请各班幼儿进行有主题的回信，再到各班幼儿主动给保健医写信介绍节气，进而升级到以年级为单位，分类收集、梳理成完整的符合幼儿年龄特点的节气介绍书信和视频，分享给保健医、班级教师、后勤老师、行政老师、家长，让每一名幼儿都成为健康宣传员。

幼儿的前书写活动对于幼儿发展至关重要，前书写能力为：幼儿用笔或者其他书写替代物，通过感知、涂画、涂写、模拟运用文字或符号等形式，用图形和文字向周围的人传递信息、表达感情及构建前书写经验的游戏和学习活动。[①] 在健康教育活动中，多为幼儿提供机会，让幼儿通过各种活动设计和制作书信、宣传海报、健康画册、主题吉祥物等，培养幼儿的前书写能力，让幼儿大胆自如地运用绘画、剪纸、手工、文字或符号传递文化、传递情感、传递健康，养成健康管理的自主意识，转变健康管理的观念，关注生活中的细节，形成自我健康管理的行为，成为健康管理的发展者和受益者。

---

① 孙丽娜：《贯彻〈指南〉精神论幼儿前书写的身心准备》，《读写算》，2018 年第 13 期。

冬至节气教育实施步骤：

第一步，认识冬至节气。保健医、班级教师和孩子一起了解冬至节气的气候特点，了解冬至节气的特色饮食。

第二步，制作节气美食。大厨走进班级和孩子们一起制作五彩饺子、南瓜饼、小饭团、彩色汤圆，感受特色美食的健康因素和制作方法，学习制作健康美食。

第三步，诵读冬至童谣。用轻松的方式了解数九的气候变化，以及数九与生活、身体保健的密切关系，学习健康知识。

第四步，趣味互动游戏。通过触屏连线的方式，让幼儿更加熟悉冬至节气南北方的特色美食，从而了解南北方的饮食差异，了解相关的饮食文化，丰富节气知识。

第五步，家园健康同步。通过每天的离园环节与家长进行互动，让家长了解节气、重视节气、顺应节气，与幼儿园同步管理幼儿的节气健康，帮助幼儿养成早睡早起、均衡饮食、适量运动的生活习惯，减少疾病的发生。

冬至节气的系列活动后，幼儿园大、中、小班都用不同的形式给保健医和家长写了一封信，书信中利用轻黏土、贴纸、卷纸、废旧材料，呈现了水墨画、油画、水彩画、彩色铅笔画、剪纸等艺术形式，展现出节气生活的多姿多彩。幼儿自选制作，小组相互分享，让节气有动感、有活力，给予幼儿很多的健康指导，让幼儿每天都关注天气。节气系列活动后，幼儿如厕后能主动整理自己的服装，不露小肚皮；积极运动；剩饭剩菜的现象少了。家长对于幼儿健康习惯更加关注了，幼儿服装的薄厚更适宜了，每天提前来园和准时来园的幼儿多了。

（来源：北京市丰台区第一幼儿园）

【分析与点评】

在节气教育的全过程中体现出幼儿对于节气气候特点的了解，通过参与各种活动感受节气中传统的民俗活动、饮食文化，最后分类表达自己对节气的整体认识。

冬至的节气教育活动给教师、幼儿、家长一种全新的感受和体验，改变了教师的单一教育，转变成全园总动员、保健医进课堂、大厨讲师团、游戏连连看、家园健康共育，形成了正向的良性循环，使师幼联动更广泛，家园联动更深入，使健康促进成为共识，成为师幼的健康保障。

卫生保健工作关系着全体幼儿和教职员工的生命安全，它是专业的，更是严谨的，容不得一点马虎，更不容许打折扣。因此，每一项工作都不能忽视和随意，卫生保健管理计划需要有标准，并严格按照标准执行，全园师生健康安全才能有保障。

三、保健医的职责和工作指南

《幼儿园工作规程》中指出：幼儿园卫生保健人员对全园幼儿身体健康负责，其主要职责如下：

协助园长组织实施有关卫生保健方面的法规、规章和制度，并监督执行；

负责指导调配幼儿膳食，检查食品、饮水和环境卫生；

负责晨检、午检和健康观察，做好幼儿营养、生长发育的监测和评价；定期组织幼儿健康体检，做好幼儿健康档案管理；

密切与当地卫生保健机构的联系，协助做好疾病防控和计划免疫工作；

向幼儿园教职工和家长进行卫生保健宣传和指导；

妥善管理医疗器械、消毒用具和药品。

对于幼儿园卫生保健各项工作中保健医的岗位职责，将从以下几个方面进行系统的阐述：

（一）卫生保健制度管理

1. 工作职责

（1）负责制订和完善幼儿园卫生保健工作计划、各项卫生保健制度及工作标准，并检查落实情况，及时向园长汇报工作，确保卫生保健工作达标。保健工作计划于学期初完成，每月底汇报。

（2）负责制定幼儿园疾病预防制度及预案，降低患病率，确保没有传染病暴发。

（3）负责制定幼儿一日生活常规细则，细则科学合理，便于理解，指导性强，促进幼儿良好的生活卫生习惯的养成。

（4）负责制订幼儿园膳食管理的计划和要求，符合《中华人民共和国食品安全法》及学龄前儿童膳食营养素摄入量标准，保障食品卫生安全和营养均衡，促进幼儿各项健康指数达标。

2. 工作指南

（1）制度依据

《北京市托儿所、育儿园卫生保健工作常规》《3—6岁儿童学习与发展指南》。

(2)关键控制点

①制度修订时，需考虑本年度新出台政策及需要细化和完善的部分。

②制定幼儿园各种应急预案时，需根据上级卫生部门的要求。

③制定的幼儿一日生活常规细则要科学合理，符合幼儿身心发展规律及卫生保健要求，便于理解和操作。

④制订膳食计划一定要根据上学期期末营养量计算数据结果及分析有针对性地进行调整。

(3)需配置的人力或物力资源

①制订幼儿园卫生保健计划时，保健医需参照本园上学期工作不足或弱项及新学期重点工作安排。

②保健医提供正确的营养量计算数据。

(4)工作产出

《卫生保健工作制度》《保健医实用手册》《保育员日常工作规范》《一日生活养成教育目标》《保育员实用手册》《新入职保育员上岗培训要求》。

(二)卫生消毒工作管理

1. 工作职责

(1)负责卫生消毒工作的检查和部门工作协调。每天来园、离园及三餐定点巡视。

(2)负责幼儿园保教人员、医务人员、炊事人员及其他工作人员的卫生保健业务培训，使大家熟练掌握并认真按照卫生消毒工作标准执行。每学期集体培训1—2次。

(3)负责接待上级卫生部门的检查，收集、准备相关材料，及时向园长反馈检查情况，跟进改进措施。定期收集相关资料，材料齐全。

(4)负责监督检查医务室执行卫生保健制度落实情况。如：按时进班检查工作、每次检查有记录等。

2. 工作指南

(1)制度依据

《北京市托儿所、育儿园卫生保健工作常规》《次氯酸钠类消毒剂卫生质量技术规范》。

(2)关键控制点

①餐前检查保育员是否按桌面消毒比例进行84消毒液的配比，消毒作用

时间达到 10 分钟。

②与各部门行政领导进行协调，严格按标准执行，发现问题及时反馈和整改，保证制度落实到位。

③每周五公布检查工作情况。

④梳理卫生消毒工作规范。

⑤每次培训要有讲稿并需要留存文字记录和照片，作为工作过程记录保存。

⑥每月抽查 1—2 次保教人员交接班本、缺勤记录表、消毒记录表的填写，每月底按时上交。

⑦各种卫生保健资料及时分类留存，保证数据准确，资料齐全。

⑧每次上级单位检查工作都要留存照片及检查情况反馈，并及时向园长汇报，如有问题及时与相关部门协商制定改进措施。

(3)需配置的人力或物力资源

①每月底保教人员上交相关表格。

②每次培训前配合制作课件，进行文稿整理，指定专门人员负责照相。

③需要后勤主管配合提供食堂管理的相关资料，包括炊事人员培训记录、留样记录等。

(4)工作产出

《各种物品卫生消毒规范》《卫生消毒制度》《各种物品摆放标准》。

(三)健康教育管理

1. 工作职责

(1)负责传染病的预防和管理，制定常见病、传染病、意外伤害的处理预案，并进行登记和统计。每次事故处理都进行分析。预案科学合理、操作性强。

(2)负责指导班级教师及幼儿进行常规培养，使教师和幼儿养成良好的生活卫生习惯。策略得当，成效显著且持续稳定。

(3)负责指导全园健康教育课程的开展。课程需定期开展，以有利于幼儿习惯养成。如开展"我会刷牙""我会洗手""诺如病毒我知道"等课程。

(4)负责指导保教人员定期学习季节性护理及防病知识，熟悉并掌握相关护理技巧，降低幼儿患病率。

(5)负责幼儿体格检查工作的整体部署。安排具体检查时间和地点、班级检查顺序、需要配合的人员等。检查项目、费用及具体实施方案要提前告知班级教师。教师要告知家长体检必检项目、选做项目及各项费用，方便家长根据幼儿个性需要参加选做项目。

【案例1-6】

幼儿大体检项目说明

幼儿大体检检查的时间是5月18日检查视功能，5月19日检查内科、外科、血红蛋白、龋易感、维生素D，5月20日检查骨密度。音乐教室检查的项目是血红蛋白、龋易感、维生素D、骨密度、视功能；图书馆检查项目是听力；音乐教室旁边的班级睡室检查项目是内科、外科。龋易感60元、视功能80元、骨密度100元、免费检查内科、外科和检测血红蛋白、维生素D60元。检查顺序是大班、中班、小班；需要三位教师相互配合，主班教师负责带领幼儿先查必检项目，配班教师带领参加选做项目的幼儿分别进行检查。主班教师负责看管完成体检的幼儿，保育老师负责引导检查完毕的幼儿整理好服装后回到主班教师身边。

（来源：北京市丰台区第一幼儿园）

【分析与点评】

大体检的具体体检项目提前让教师和家长了解，可以方便教师的工作和解答家长的问题。提前通知便于家长清晰了解体检的时间、项目、费用和检查的目的，可以根据自身需求进行体检的项目的选择，保证幼儿出勤，满足幼儿健康需求。

(6)负责指导全园定期开展体格检查和幼儿体质测试工作，并负责整体分析和评定。体格检查及体质测试方法正确，分析深入，能解决弱项问题。

(7)负责指导全园教师有目的地开展丰富多样的体育游戏活动，确保幼儿体格检查指数达标，体质测试优秀率不低于60%。

(8)负责全园幼儿疫苗接种管理。保健医安全保管幼儿接种本，定期提醒家长带幼儿到指定医院进行疫苗的接种，提前发放接种本和通知单，并详细记录幼儿接种时间。幼儿接种及时，无漏针，接种本无丢失。

2. 工作指南

（1）制度依据

《北京市托儿所、育儿园卫生保健工作常规》《3—6岁儿童学习与发展指南》。

（2）关键控制点

①依据上级卫生部门的要求，制定幼儿园传染病预防预案，及时了解疫情。

a. 做到"六早"——早发现、早诊断、早隔离、早治疗、早报告、早预防。

b. 把好"三关"：晨、午、晚检关，对无故缺勤的儿童要及时联系，详细记录缺勤原因；幼儿入园体检及工作人员上岗定期体检关；消毒、隔离、检疫关。

c. 抓好三个环节：控制传染源、切断传播途径、保护易感人群。

②根据季节进行防病及护理知识的培训。如：手足口病的症状及传播途径、春季室内通风技巧等。

③每年4—5月份大体检，包括：内外科检查，听力检查，血红蛋白及骨密度、龋易感检查，口腔检查，视力视功能检查，测量身高体重等。

④游戏活动要包含上下肢、身体协调性及力度和速度的练习。

（3）需配置的人力或物力资源

①需要班级保教人员配合细致进行晨、午、晚检，排查身体异常幼儿，使幼儿及时得到诊治。

②与保教主任协商制定形式多样、内容丰富的体育游戏，使幼儿身体各个部位动作协调、均衡发展。

③需要保健医在幼儿入园前查验接种本，及时提示缺针幼儿家长尽快为幼儿补种疫苗。要提示4岁、6岁幼儿的家长带幼儿到指定医疗机构接种疫苗，并准确进行登记，领取接种本的记录要清晰完整。

（4）工作产出

《健康教育课程手册》《四季护理手册》《特殊儿童一日生活护理》。

（四）营养膳食管理

1. 工作职责

（1）负责营养膳食管理，制定科学合理的营养带量食谱，做到粗细搭配、荤素搭配、色彩搭配、干稀搭配、营养均衡，每月两套食谱，各种营养素要达到80％。

（2）负责定期召开伙委会，召集保健医、后勤主任、食堂管理员、教师、保育员共同参与，找问题，提建议，定措施。工作记录详细，问题明确，所定措施得到伙委会全体成员认可。

（3）负责定期召开家长伙委会，征求家长的意见和建议，并及时利用家长资源做好膳食的改进与调整。家长参与积极，每次都能有花样创新。

（4）配合后勤主任指导炊事员定期开展岗位练兵活动，创新花样品种，提高炊事员厨艺水平和技能。基础技能娴熟，控温准确。

（5）负责全园幼儿营养膳食评价，分析评价并制定改进措施。膳食评价真实，改进措施得力。

（6）负责对食堂食品进行监督管理。每餐查看食品留样及食材的新鲜程度。

（7）负责幼儿进餐常规及摄入量的管理。如：培养幼儿良好的进餐习惯，教会幼儿餐具的正确使用方法等；确保桌面整洁，幼儿不剩饭菜。

2. 工作指南

（1）制度依据

《北京市托儿所、育儿园卫生保健工作常规》。

（2）关键控制点

①食谱制定要根据季节特点进行更新和调整。

②与后勤主任一起把好采购环节的安全卫生关，杜绝"三无"食品（无生产厂家、无生产日期、无保质期限）进入食堂，保证食材新鲜，确保食品安全。

③注重食谱花样创新。同种食材，制作方法不同，配料不同，加工方式不同，口感不同。

④订阅多种营养或美食杂志，借鉴有创意的食谱，根据幼儿特点进行改良，丰富食谱花样。

⑤每学期培训保教人员幼儿进餐常规、餐具使用方法及餐具规范摆放至少1次，期末考核。

（3）需配置的人力或物力资源

①需要后勤主任组织相应的岗位练兵活动，促进创新能力，提升基本厨艺及技能水平。如：基本技能，切丝粗细均匀、切片薄厚一致等；提高厨艺水平，油焖大虾油量合适、外形完整、色彩漂亮，虾肉嫩有质感。

②需要与食堂管理员、采购员进行配合，定点采购，定量采购，保证幼

儿正常营养摄入量。

(4)工作产出

《幼儿园四季保健食谱》。

(五)招生工作管理

1. 工作职责

(1)负责幼儿园的招生工作及园籍管理。每年 4 月制订招生计划，每年 6 月底留存全园幼儿基本信息。

(2)负责全园幼儿档案信息的管理。每年 6 月底前完成全园幼儿健康档案登记。

(3)负责全园幼儿分班工作管理。每年 7 月底根据幼儿年龄及性别比例进行分班。

(4)负责解答招生工作中家长提出的各类问题。所做回答完全解决家长疑问并符合招生政策。

2. 工作指南

(1)制度依据

《北京市托儿所、育儿园卫生保健工作常规》。

(2)关键控制点

①制订符合教委相关政策的幼儿园招生计划，包括招生的具体要求——年龄、户口、幼儿发展水平、招生人数等。

②对于家长提出的招生问题，一定要依据教委相关政策、幼儿园招生计划及幼儿身心发展特点耐心进行答疑。

③幼儿录取后，根据全体幼儿人数、年龄及性别比例进行分班，使各班男女幼儿、年龄差比例均衡。

④幼儿入园后，填报与幼儿相关的具体信息，利用学前二期和妇幼三期系统进行学籍管理，保证信息完整准确。

3. 需配置的人力或物力资源

(1)需要与保教主任协调做好招生工作。如：指定 2—3 名教师进行面试工作，在游戏中了解孩子的发展水平。

(2)需要做好入园幼儿的园籍管理，信息准确，无错漏。

(六)保育员队伍管理

1. 工作职责

(1)负责对保育员进行职业道德和思想教育培训。每学期初进行集体座谈，个别问题随时教育。

(2)负责对保育员进行专业知识和技能的培训。每学期初进行集中培训，每学期末进行考核。

(3)负责指导保育员进行课题研究，提高保育员素质。每学期初公布课题研究内容及意义。

(4)负责指导保育员开展岗位练兵活动。如：叠被子、铺床单、桌面消毒等。每学期开展2—3次岗位练兵活动。

(5)负责对保育员工作的考核和评价。如：态度、专业技能等。每学期初公布考核标准，每学期末依据工作表现客观评价。

2. 工作指南

(1)制度依据

《北京市托儿所、育儿园卫生保健工作常规》《幼儿园保育员考核评价标准》。

(2)关键控制点

①每学期对全园保育员进行师德培训1—2次，主题明确，内容具体，事例真实，弘扬正气，传递正能量。

②每学期集中培训1次保育方面的专业知识和技能。如：清洁暖气片的方法、整理床铺的方法等。

③每周组织1次保育员业务学习，请有经验的保育员介绍工作小窍门、护理好方法等。

④每次换季时集中培训保育员床铺整理标准。如：厚被整理、薄被整理等。

⑤每学期开展2—3次岗位练兵活动，方案具体，活动后有反馈，取得的成绩作为期末考核和评价依据之一。

⑥每月食堂管理员根据每餐班级摄入情况对班级保育工作进行评价，作为保育员日常工作评价依据之一。

⑦保教主任每月反馈保教配合工作，也作为保育员考核评价依据之一。

保健医的岗位职责条目繁多，类别覆盖到园所的各个部门和各项工作，充分体现了保教结合、保教融合的核心，健康无小事，细节显担当。

第二节　保健医的工作流程

一、保健医的工作要点与具体安排

保健医工作内容多，业务范围广，关系到幼儿园整体工作质量。保健医的工作既需要提前谋划，更需要深入实践，制定卫生保健工作制度和年度工作计划，做好统筹安排，时间安排也是相对固定的，基本上在新学期开学前就开始谋篇布局了。

定期检查各项卫生保健制度的落实情况是紧跟其后的工作要点。首先制度制定要科学合理。其次保健医要不断地在工作实践积累中总结和反思，进一步改进完善并梳理出符合科学依据的工作标准和规范，这就需要保健医把具体工作类别和要求纳入到每年、每季度、每月、每周、每日的工作内容当中，只有安排合理、有序，基础工作做扎实了，才能使重点工作高效完成。

保健医的工作要点有哪些呢？具体工作内容安排如表 1-1 所示。

表 1-1　幼儿园保健医每年、每季度工作要点一览表

时间	工作内容
每年一次	幼儿体质测试、分析
	幼儿大、小体检及分析
	统计全园出勤率及分析
	卫生保健年报表
	招生工作
	保育员聘任考核
	卫生保健各项制度调整和完善
	大班毕业季营养餐展示
	幼儿入园分班、升班管理（全国学籍系统、北京市妇幼三期系统）

续表

时间	工作内容
每年两次	口腔检查及矫治
	预防龋齿(氟化泡沫)
	测量身高体重
	召开家委会
	开展家长专题讲座(线上或线下)
	计划、总结(保健工作、班级工作、保育工作、食堂工作、保洁工作)
	学期卫生保健档案整理
	办理转园、退园(北京市学前教育信息管理系统、北京市妇幼三期系统)
每季度一次	营养计算
	视力低常幼儿视力监测

从表 1-1 可以看出各项内容都是与幼儿健康指标和园所卫生保健工作专业发展评估密切相关的,是体现幼儿园卫生保健管理工作水平的重要指标和评价标准,因此,保健医要认真执行、规范操作,全面提升园所卫生保健管理能力。

二、保健医的学期工作与每月安排

幼儿园每个学期的工作内容既有相同点也有差异,但是开学前的准备和学期初、学期中、学期末的工作都是围绕着本学期工作计划和卫生保健工作常规而制定的,标准和要求是一致的,既要层次清晰,又要心中有数,这样才能精心做好准备,做好人员调配,有力保障卫生保健各项工作顺利开展并达成目标(见表 1-2 和表 1-3)。

表 1-2 幼儿园保健医开学前和学期初、学期中、学期末常规工作一览表

时间	工作内容
开学前	全园卫生大扫除及检查
	班级生活物品、卫生用品、设备设施及小班床上用品配备
	全园设备设施检查维修
	合理安排各岗位岗前培训

时间	工作内容
开学前	调整伙食计划，制定好食谱
	小班招生：分班、发信息、人员安排、表格制作、收集幼儿接种本、幼儿保健记录本、入园体检表、托费划款账号复印件、发放入园录取通知书
	全国幼儿学籍系统、童帮幼儿园膳食健康管理平台、北京市妇幼三期系统信息重新调整
	完成新小班结核筛查
	办理成人健康证，检查每位老师的健康证是否齐全，分类统计体检日期，提前15天进行健康证的办理
	食堂各种物品准备：标签、餐具盒数、更换炊事用具等
学期初	给家长发放幼儿开学温馨提示
	进行季节性防病宣传
	进行预防接种查漏补种工作
	召开小班家长会
	新入园幼儿及转园幼儿信息录入全国幼儿学籍系统
	制订和公布保健计划、伙食计划并收取班级、各岗位学期计划
	检查各班常规工作落实情况
	确定伙委会人员构成
	落实各项保健工作制度
学期中	保育员管理：定期召开保健工作会议、培训学习、评比。检查工作计划执行情况
	炊事员管理：会议、培训、评比
	开展形式多样的健康教育活动
	针对各项工作进行督导评估
	户外体质测试
	完成临时性任务
	营养量计算
	检查指导各项保健制度及常规落实情况

续表

时间	工作内容
学期末	工作总结：保健、保育、后勤
	考核评估：保教和后勤人员考核优秀评比
	卫生保健资料整理
	体检结果评价、汇总、家长反馈，录入妇幼三期系统
	安排成人体检、幼儿大体检，做好分析评价登记，并向家长公布
	下发假期中需要接种的幼儿接种本
	完成库房整理
	户外玩具材料修补、消毒、晾晒
	食堂伙食花样创新展示
	按需列出卫生用品、生活用品采购清单

表 1-3 幼儿园保健医每月常规工作一览表

时间	工作内容
每月一次	体弱儿(肥胖、消瘦等)身高体重测量：建专案，及时反馈家长，信息登记统计
	预防接种：及时核实当月接种幼儿，完成接种本下发和回收工作
	召开伙委会
	全园擦玻璃
	全园擦暖气片
	全园整理消毒户外玩具
	全园刷地垫
每月两次	相应岗位专题培训(如：全园进行诺如病毒培训及考核)
每月月底	收集班级保健表格、健康教育资料(健康教案、健康教育活动记录)
	收集保育笔记(每月一篇)
	下发班级物品交接本及保健各种表格或表册
	卫生用品盘库并做好记录
	根据库存按需订购下月卫生用品
	食堂盘库并做好记录
	幼儿床上用品带回家清洗晾晒

开学前的准备工作不仅是常规工作，也是重要工作，保健医的工作一定要精心，保证卫生消毒到位，设备设施安全，岗位培训规范，这既是整个学期工作的重要开端，也是顺利开展各项工作的重要基础。学期中的各项工作都要合理安排到各月当中，才能使每一项常规工作得到全面的开展落实，有平行、有递进，层次分明，效果显著。从保教人员培训到幼儿健康管理，从保健工作管理到保教工作管理，从理论研究到实践反思，最终梳理好工作经验，整理好各种信息资料，使卫生保健工作助力园所工作整体提升。

三、保健医的每周重点工作与每日常规工作

坚持晨、午、晚检及全日健康观察工作，需要保健医深入各班巡视，了解班级幼儿的健康状况及幼儿健康习惯的养成情况。每周的重点工作与每日的常规工作是有效衔接、相互融合、相互促进的关系。每天的工作稳步开展，每周的计划才能得以实现；每周工作提前做好规划，安排、落实、细化到每一天，为每项工作如期完成提供保障。表 1-4 和表 1-5 分别是幼儿园保健医每周和每日的常规工作。

表 1-4　幼儿园保健医每周常规工作一览表

时间	工作内容
每周一次	按季节制定幼儿带量食谱，突出节气食谱和创新食谱
	深入班级进行重点环节指导（三餐及过渡环节）
	组织保育员学习
	对本周发现的问题及时上报园领导，协调解决
	对后勤各岗工作进行指导
两周一次	组织保育员卫生观摩
	组织炊事员学习

表 1-5　幼儿园保健医每日常规工作一览表

时间	工作内容
每日	晨检，离园大门口检查，值班保证来、离园安全
	每日早、中、晚三餐进班巡视幼儿进餐、教师陪餐及营养介绍情况
	深入食堂检查炊事员工作规范执行情况，发现问题及时处理和解决
	检查户外体育活动开展情况

时间	工作内容
每日	检查班级及公共环境通风、卫生、消毒情况
	检查保教人员工作规范执行情况
	检查班级幼儿生活护理情况
	检查班级幼儿生活常规和习惯养成情况
	检查中大班幼儿值日生指导情况
	检查班级特殊幼儿护理和指导情况(体弱儿、过敏幼儿、个性幼儿)
	检查教师、幼儿及班级各种物品分类管理情况
	过渡环节进行巡班,检查保教配合情况
	盥洗环节巡视,检查幼儿洗手情况
	如厕环节巡视,检查幼儿男女分开如厕情况
	如厕环节巡视,检查女孩子便前取纸情况
	如厕环节巡视,检查幼儿便后洗手情况
	午睡环节巡视,检查幼儿入睡及教师看睡情况
	起床环节巡视,检查班级教师午检情况
	离园环节巡视,检查班级卫生情况(台面、地面及垃圾桶卫生等)
	离园环节巡视,检查班级关窗、断电、物品收整情况

　　幼儿养成良好的生活卫生习惯,幼儿园规范的卫生消毒,保教人员严格执行幼儿晨、午、晚检和缺勤制度,是每一天到每一周循环反复才能形成的健康机制,更是传染病预防控制工作有力的保障。

　　保健医要根据各年龄段幼儿的生理、心理特点,在一日生活各环节中,加强对保教人员和幼儿的生活指导。走进班级、食堂,巡视室内公共教室和室外活动及整体环境,每个环节都要做到管理内容清晰和管理要求统一,深入了解各项工作的规范化和标准化执行情况,使幼儿一日生活制度得到落实,真正做到为幼儿健康快乐发展服务,为教师专业成长服务,服务更精准、更专业(见表1-6和表1-7)。

表 1-6　幼儿园保健医一日工作流程

生活环节	检查工作重点	执行标准
入园	1. 晨检（一名保健医）	有异常情况及时与家长沟通和确认，有疑似传染病症状家长带离就医，非传染病持医生诊断证明返园。传染病按照市区疾控规定的隔离期进行隔离，返园前持地段保健科开具的复课证明。
	2. 餐前卫生消毒工作规范（餐桌、开饭桌、餐车）	桌面消毒配比浓度为 250mg/L，按照清—消—清程序消毒，方向是从左到右，从上到下。毛巾每擦拭一排需换面，擦桌边时由远及近，第二遍清水与消毒水间隔 10 分钟，第三遍擦拭后折叠两次放在桌子中间。
	3. 班级卫生工作	饮水机出水口使用酒精擦拭，消毒洗手池台面、水龙头、钢琴、窗台、窗槽、玩具柜、幼儿衣帽柜、楼道责任区扶手及装饰物等。
	4. 食堂出餐情况（另一名保健医）	主食副食带量符合食谱带量，发面充分，松软弹性好。
盥洗如厕	1. 男孩女孩分开如厕	男女分开如厕不混用。
	2. 女孩先取纸再如厕，男孩大便前先取纸	幼儿主动取纸或教师提示。
	3. 便后冲厕，会整理服装	幼儿便后主动冲厕或教师提示。幼儿主动整理服装，不露肚皮和后背。
	4. 如厕时保教人员有看护	保教人员在门口看护，根据需要进行指导。尤其是幼儿大便后，保教人员需关注幼儿大便情况是否正常及幼儿擦拭情况，需要时协助幼儿擦干净。
	5. 幼儿洗手情况	幼儿会用七步洗手法认真洗手，把手擦干净，衣服、地面干净。
早餐	1. 保育员按时推餐	根据小、中、大班推餐时间按时推餐，所有食物加盖推至班级。围裙、三角巾整齐佩戴。
	2. 规范发放餐具	中、大班幼儿辅助发放餐具，每桌 6 个盘子、6 个碗，勺子摆放靠右手边，离桌边 1 寸远。
	3. 随洗随吃	幼儿洗手时后面可以等待 1 名幼儿，幼儿进入活动室时开始盛餐，人不等饭，饭不等人。
	4. 按量分餐	根据幼儿年龄特点按照基本量为幼儿盛餐。

生活环节	检查工作重点	执行标准
早餐	5. 进餐护理	(1)为教师或中、大班幼儿进行营养介绍,符合幼儿年龄特点,突出营养,激发食欲。 (2)指导幼儿正确使用餐具(小勺),正确使用小勺盛菜、牛肉、豆干、大芸豆等副食。 (3)指导幼儿细嚼慢咽,干稀搭配。 (4)关注特殊幼儿:食物过敏、肥胖、消瘦、低体重、贫血、偏食挑食等幼儿。
	6. 餐后整理及送餐具情况	(1)幼儿随吃完随送餐具,不等待。 (2)检查桌面,先捡后擦。 (3)分类收放餐具,轻拿轻放,勺把对齐,勺面朝上。 (4)了解饭菜剩余量,不超过 5%。 (5)幼儿光盘行动,特殊情况允许有少量厨余垃圾,并与其他垃圾分别收放。
餐后盥洗	1. 幼儿卫生习惯养成情况	(1)餐后正确使用七步洗手法洗手。 (2)从饮水机接 1/3 杯水,有效漱口 3 次,确保口腔内清洁。 (3)使用餐巾纸用正确方法擦嘴:第一遍由外到内擦;第二遍对折成长方形再擦一遍;第三遍折成小方块转圈擦,嘴巴及下巴周围干净无饭菜残留。
	2. 教师指导情况	教师指导幼儿正确洗手、漱口、擦嘴,保持良好的个人卫生习惯。
	3. 勺盒卫生情况	保育员在幼儿进餐后把勺及勺盒刷洗干净,保持光亮、无油渍。
活动区	1. 保教人员指导区域情况	保教人员配合默契,幼儿参与性强。
	2. 幼儿园活动区光线情况	各区域环境光线适宜,做好幼儿视力保健,有五官健康教育内容。
	3. 玩具的卫生和安全情况	各区角玩具、玩具柜、玩具筐清洁无死角,无破损。
	4. 幼儿情绪和身体情况	幼儿健康状况教师心中有数,有问题及时处理,做好幼儿身心保健。
	5. 毛巾晾晒情况	幼儿毛巾挂在户外固定位置在阳光下暴晒。时间不少于 6 小时。
	6. 教师分组指导情况	分组收整区域,玩具分类摆放整齐。

续表

生活环节	检查工作重点	执行标准
盥洗如厕	同上盥洗如厕重点	同上盥洗如厕标准。
喝水	1. 幼儿使用个人专用水杯	幼儿双手端好水杯，接水不少于2/3杯。保持地面干净。
	2. 幼儿水杯毛巾卫生情况	幼儿毛巾干净透亮，水杯内外干净无死角。
教育活动	1. 幼儿活动教具准备及环境安排情况	教具卫生、清洁、安全、充足，光线适宜。
	2. 幼儿身体及情绪状态	幼儿情绪愉快稳定，参与活动主动积极，身体健康状况良好。发现异常及时处理。
	3. 保教人员指导情况	保教人员既能关注到集体，还能关注到个体，教态亲切，让每一名幼儿都能开心愉悦地参与游戏活动。
盥洗如厕	同上盥洗如厕重点	同上盥洗如厕标准。
加餐	1. 桌面消毒情况	标准同餐前卫生消毒工作规范。
	2. 保教人员分餐情况	加餐前做好食物或饮品降温(保健水或豆浆)或加温(冬春季盒装奶)。
	3. 幼儿加餐情况	中、大班幼儿自取，独立插入吸管，加餐不剩，分类投放。
户外活动	1. 幼儿生活护理情况	幼儿全部如厕做好户外准备，服装整齐、适宜；夏季喷洒花露水，防蚊虫叮咬；冬春季抹油，防止皴手。
	2. 教师上下楼组织情况	上下楼要求明确，幼儿一队或两队有序上下楼，不推挤打闹。
	3. 班级卫生及通风情况	班级物品摆放整齐，所有台面、地面、洗手池、便池干净无异味。夏季全天开窗通风，冬季开窗每次不少于30分钟，最少两个方向对流。
	4. 户外活动质量	(1)户外活动准时进行。 (2)集体游戏不少于20分钟，活动部位包含上肢、下肢。 (3)特殊幼儿有专人指导。如肥胖、低体重、过敏等幼儿，运动量适宜。
	5. 食堂午餐制作情况	现场查看，炊事人员服装整齐，分工明确，操作规范，物品标志清晰，随用随收分类摆放，地面干净，主食、菜品带量精准，色香味形达标。

生活环节	检查工作重点	执行标准
盥洗如厕	同上盥洗如厕重点	同上盥洗如厕标准。
喝水	同上喝水重点	同上喝水标准。
午餐	同早餐重点	(1)中大班幼儿会正确使用筷子，教师有指导。 (2)送筷子时筷子柄对齐朝下。 其他同早餐标准。
餐后盥洗	幼儿刷牙情况	(1)幼儿独立挤适量牙膏。 (2)用正确方法刷牙，时间不少于1分钟。 (3)能独立把牙刷涮干净，按固定方向摆整齐。
	其他同早餐后盥洗重点	其他同早餐后盥洗标准。
散步	1.幼儿散步情况	幼儿情绪愉快地缓慢行走，不打闹蹦跳。
	2.教师指导情况	教师指导幼儿轻松愉快地边走边交流或欣赏园内景色。
午睡	1.幼儿服装整理情况	幼儿独立脱衣服，并摆放整齐。
	2.幼儿睡前及入睡情况	幼儿上床前拖鞋摆齐，被子盖好不蒙头、不露后背。入睡率不低于90％。
	3.教师指导情况	(1)教师检查幼儿脱衣服及整理情况，个别幼儿教师指导帮助摆齐。 (2)指导幼儿钻被窝睡觉，个别幼儿教师帮助盖被。 (3)幼儿床上无异物。 (4)个别幼儿教师中间提醒如厕，保证幼儿不尿床。
	4.食堂加餐准备情况	加餐准备准时、按量，水果新鲜，块状统一。
起床	1.班级午检情况	保教人员分工明确，用笔灯查看幼儿口腔，查看幼儿体温、前胸后背、手心脚心，有异常进行复查并上报保健医。
	2.幼儿服装整理情况	幼儿独立有序穿好衣服，秋衣秋裤塞好，服装平整无穿反衣裤、穿反鞋的情况。
	3.教师指导情况	(1)教师指导幼儿整理服装，有提示、有帮助，组织有序。 (2)为长发的女孩子梳小辫，使用幼儿专用梳子。

37

续表

生活环节	检查工作重点	执行标准
起床	4. 开窗通风及床铺整理	幼儿全部离开后开窗通风，保持空气对流。床铺整理后扫床，从里到外方法正确，动作熟练。床单平整无残渣。最多扫10张床就需要把毛巾套洗干净再扫。
	5. 周安排卫生工作	根据园所卫生工作周安排进行各项卫生工作： (1)擦床。从上到下，从里到外，边、角、棱、面干净无尘、无渣。 (2)刷拖鞋。先把拖鞋浸泡在含洗衣粉的水里10分钟，由内及外进行刷洗，刷洗后浸泡在浓度为250mg/L的84消毒液里15分钟，清水冲洗干净在大盆里控干。 (3)洗枕套。加适量洗衣粉放在洗衣机里，浸泡枕套5—10分钟后再清洗，清水冲洗并甩干，晾在床栏杆上，不触碰床上用品。 (4)洗玩具。加适量洗涤灵放在大盆里，玩具分类浸泡，刷洗干净后浸泡在浓度为250mg/L的84消毒液里10分钟，清水冲洗干净在大盆里控干。 (5)擦桌椅。用抹布浸泡在配好的洗涤灵水里，拧半干进行擦拭，面、边、棱、角，每处都擦拭到位，无死角，再用浓度为250mg/L的84消毒液擦拭消毒，10分钟后再用清水擦拭。
盥洗如厕	同上盥洗如厕重点	同上盥洗如厕标准。
午点	1. 桌面消毒情况	同进餐桌面消毒标准。
	2. 幼儿加餐情况	幼儿根据要求按数取水果，不挑食，不剩水果。
	3. 教师指导情况	(1)保教人员提前把加餐盘准备好，便于幼儿取加餐。 (2)保教人员指导幼儿按数取水果，注意关注过敏幼儿，准备好替代水果。 (3)指导幼儿把餐盘冲洗干净，台面地面无水或少水。
	4. 加餐后整理情况	(1)保育员检查并冲洗餐盘，送食堂蒸汽消毒。 (2)清洁梳子。用流动水刷洗梳子，每周用浓度为250mg/L的84消毒液浸泡消毒10分钟，清水冲洗干净，控水晾干。

生活环节	检查工作重点	执行标准
教育活动	同上教育活动重点	同上教育活动标准。
盥洗如厕	同上盥洗如厕重点	同上盥洗如厕标准。
喝水	同上喝水重点	同上喝水标准。
户外活动	同上户外活动重点	同上户外活动标准。
盥洗如厕	同上盥洗如厕重点	同上盥洗如厕标准。
喝水	同上喝水重点	同上喝水标准。
晚餐	同上午餐重点	同上午餐标准。
餐后盥洗	同上餐后盥洗重点	同上餐后盥洗标准。
准备离园	1. 幼儿服装整理情况	幼儿发型整洁、服装干净整齐，无穿反衣裤、穿反鞋的情况，无湿衣裤。
	2. 幼儿个人卫生状况	幼儿面部、手部皮肤干净，润滑。
	3. 班级晚检情况	检查幼儿身体状况，体温、五官及皮肤，幼儿身体状况及情绪良好，发现异常及时处理。
	4. 食堂餐具清洁和消毒	餐具清洁彻底，无残渣，全部消毒无遗漏。
离园	1. 幼儿组织情况	幼儿穿戴整齐，带好个人物品愉快离园。
	2. 家长工作	(1)根据需要进行健康教育。如健康节日、节气。 (2)保教人员与个别幼儿家长交流(幼儿身体状况、幼儿情绪、幼儿点滴进步等)。
	3. 离园前收尾工作	盥洗室、卫生间、活动室、楼道地面、玻璃清洁消毒，垃圾倾倒和垃圾桶消毒，物品摆放到位，关窗、断电。

表 1-7 幼儿园推荐幼儿饮食基本量标准一览表

食物		食物量化	小班	中班	大班
蛋类	鸡蛋	60g/个左右	半个	半个	半个
	鹌鹑蛋	15g/个左右	2个	3个	3个
水果	一种水果	150g	4块	4块	4块
	两种水果	150—200g	2块/种	2块/种	2块/种
	小蜜橘	80g/个左右	2个	2个	2个
	香蕉(小)	150g/个左右	1个	1个	1个
	香蕉(大)	300g/个左右	半个	半个	半个

续表

食物		食物量化	小班	中班	大班
加餐	威化饼干	10g/块	1块	1块	1块
	自制饼干	5g/块左右	2块	2块	2块
	海苔	1g/片	2片	2片	2片
早餐面点		约25g/块	1块(薄)	1块(稍厚)	1块(厚)
中晚餐面点		约35g/块	1块	1.2块	1.5块
包子		50g/个左右	3个	4个	5个
饺子		25g/个左右	6个	8个	10个
肉类	酱牛肉	20g/片左右	1片	1片	1片
	火腿	20g/片左右	1片	1片	1片
	肉丸	15g/个左右	2个	2个	3个
	四喜丸子	20g/个左右	2个	2个	3个
	小肋排	25g/块左右	2块	2块	单纯排骨3块(有配菜2块)
	鸡翅	20g/个左右	2个	2个	单纯鸡翅3个(有配菜2个)
大虾		27g/只左右	2只	2只	3只
无骨鱼		25g/块左右	2块	2块	3块

第三节 保健室管理

幼儿园是孩子生活、学习的场所,幼儿园保健室或医务室的设立是幼儿园开展保教工作的必备条件。幼儿园的保健室或医务室开设要按照《北京市卫生局 北京市教育委员会关于加强托幼机构卫生保健工作的通知》(京卫老妇幼字〔2013〕16号)、《中华人民共和国食品安全法》(以下简称《食品安全法》)、《中华人民共和国行政许可法》(以下简称《行政许可法》)、《中华人民共和国食品安全法实施条例》(以下简称《食品安全法实施条例》)等相关法律法规的规定进行创建与管理。

一、保健室的重要性

幼儿园是幼儿接触的第一个社会环境，是培养幼儿社会适应能力、良好习惯，良好常规养成的场所。3—6岁(学龄前)幼儿处于主动发展阶段，行为有明显的主动性，表现为爱探究、易激惹、喜欢自我表现等特点。这个时期的幼儿身体持续发育、免疫功能逐渐成熟，但由于缺乏生活经验，容易发生意外伤害，容易被细菌、病毒感染，影响身体的正常发育，因此幼儿园的保健管理肩负着保障幼儿在幼儿园健康生活、游戏、生长的重任。图1-1展示了幼儿园保健室的管理内容。

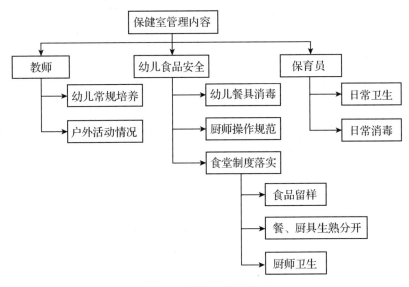

图 1-1 保健室管理内容

二、保健室管理制度

(一)作用

幼儿园保健室承担着全园幼儿及全体教职员工身心健康发展的管理的重任，保健室是保证幼儿园各项工作正常进行的重要部门，是教育教学工作开展的保障。

(二)管理对象

全园幼儿及全体教职工。

（三）相关内容

1. 幼儿园需要配备专用的保健室(医务室)及隔离室，有流动水设施，有条件的要设立独立的卫生间。

2. 保健室(医务室)由保健老师负责管理，如远离幼儿园大门，要在幼儿园大门口设置晨间接待室。

3. 保健室(医务室)按照卫生保健要求配备药柜、观察床、小桌椅、消毒灯、体重秤、身高计、视力灯箱，并由保健医负责管理，并进行登记记录。

4. 认真执行《学校卫生工作条例》，坚持预防为主的方针。建立健全各项工作制度，严格按章办事。

5. 每学期(学年)卫生保健工作要有计划，有检查评比，有总结汇报。

6. 做好一般伤病事故的医疗用品、药品管理。只有专职人员才能对幼儿的外伤进行处理。

7. 做好幼儿每年体格检查，建立和健全幼儿健康档案。制定科学的幼儿病假、因病缺课登记制度。

8. 建立传染病上报制度。发现疫情，立即上报当地防疫部门和教育行政部门，并及时做好终末消毒工作、隔离和转诊工作，严防传染病的扩散与蔓延。

9. 认真开展健康教育。上好健康教育课，向幼儿、家长、教职工传授卫生知识，通过宣教、幼儿常规培养、幼儿良好习惯的培养让幼儿养成良好的卫生习惯。

10. 健全晨检制度。坚持对幼儿实行晨检制度，发现幼儿身体不适，应密切观察并及时送往医院检查就医，同时通知家长和老师。

11. 督促幼儿搞好个人卫生，从小养成良好的卫生习惯。做到常剪指甲、勤洗手、勤洗头、勤洗澡、勤换衣。

三、保健室管理实操

(一)幼儿园卫生管理方面的资质

幼儿园的开办是需要取得相关的合格资质的，这些合格的资质是验证幼儿园在卫生保健工作、食品卫生工作、设施设备安全等方面保证幼儿在园健康生活、游戏、进餐的安全指标。幼儿园具备合格的资质才能让家长放心地把幼儿送到幼儿园来，才能成为让家长安心、社会认可的幼儿园。幼儿园在卫生管理方面需要取得如下相关资质：

1.《北京市托幼机构卫生保健工作综合评价报告》(需要妇幼保健院对幼儿园进行考察与评定发放)。

2. 餐饮服务许可证。

3. 保健室(医务室)需有医疗机构执业许可证。

4. 室内空气质量监测合格证明。

(二)保健室(医务室)医用药品及医用器材管理

保健室(医务室)是一个独立性、专业性较强的科室。《幼儿园教育指导纲要(试行)》指出，幼儿园必须把保护儿童生命和促进儿童的健康放在首位。幼儿天真活泼、好奇心强、爱动爱玩，但自控能力和应变能力较差，遇到紧急情况难于应付，因而发生意外伤害的概率较大，因此保健室(医务室)需要配备一些简单药品、消毒敷料、简单的医疗器材来帮助幼儿进行专业有效的处置。保健医要会正确地选择和使用医用药品和器材，这样才能有效防止幼儿伤口创面的扩大。保健室所需医用药品及医用器材如表 1-8 所示。

表 1-8　保健室医用药品及医用器材

名称	图片	使用说明
一次性医用棉签		可用于皮肤表面及黏膜面的消毒，以伤口为中心向外画圆处置伤口，消毒面积要大于伤口面积。
外科无菌纱布敷料		用于伤口的清洗、包扎使用。
碘伏消毒液		用于皮肤创面及黏膜的消毒。

名称	图片	使用说明
芦荟胶		对于皮肤擦伤、刺伤、烫伤、挫伤可以收敛伤口，促进伤口的愈合。
创可贴		用于小的外伤伤口的保护，具有防水作用。
绿药膏		用于蚊虫叮咬后的涂抹，具有止痒、消炎作用。
医用手电筒		帮助保健医清楚地观察幼儿口腔及咽喉部位的情况。
水银体温计		能够准确测量人体的体温。测量前温度要甩到35℃以下，测量至少5分钟，测量后用75%的酒精擦拭消毒，并置于75%的酒精密闭容器中保存。
医用胶布		3M医用胶布具有防过敏的效果，减少在固定过程中对幼儿皮肤的刺激。
幼儿观察床		隔离室观察床，可以隔离幼儿，做一些简单的诊疗，如腹部检查。

名称	图片	使用说明
一次性压舌板		帮助保健医正确观察幼儿咽喉部位的情况。
温湿度计 (按班配置)		可以掌握室内适宜的温湿度，并及时进行调整。
灭蝇灯 (食堂各操作间配置)		有效消灭蚊子、苍蝇，防止通过虫媒对食物造成污染。
空气净化器 (按班及科室配备)		可以在雾霾、沙尘等空气污染严重时开启，保证室内空气的质量，防止呼吸道疾病的发生。
中心温度计 (食堂专用)		用于食堂烹饪中，检测食物的成熟程度，防止出现未煮熟现象，避免造成食物中毒。

注：

1. 所有的医用物品，必须从正规药店进行订购，并在有效期内使用。

2. 开封的敷料、医用棉签需要在 4 小时内用完，未用完的下次不能使用。

3. 采买中注意购买数量，尽量采买小包装医用物品，防止过期浪费现象。

4. 制作食物时，中心温度计上显示的温度应达到 70℃以上。

5. 图片仅供参考。

(三)防疫物资管理

新冠肺炎疫情的出现，改变了许多人已有的生活方式，如戴口罩、使用七步洗手法、使用公筷等，提高了人们的自我保护能力，人们养成了良好的卫生习惯。我们每个人都要做自己健康管理的第一责任人，健康管理需要着眼于生活中每一个细小环境和细微之处。幼儿园服务的对象是身体正处于生长发育阶段的幼儿，他们对病毒、细菌的抵抗力低，容易被病毒、细菌所感染，所以幼儿园需要配备充足的防疫物资来保障幼儿园日常防疫、卫生消毒工作的顺利开展。保健室防疫物资的具体种类及使用说明如表 1-9 所示。

表 1-9　保健室防疫物资的具体种类及使用说明

物资名称	图片	使用说明
84 消毒液		含氯消毒液，适用于日常的玩具、物品、台面、地面、抹布、墩布的擦拭或浸泡。
含氯消毒泡腾片		含氯消毒泡腾片，配比简便、不易于挥发，保证有效氯浓度，同样适用于日常的桌面消毒和玩具、物品、水龙头、门把手等的擦拭或浸泡。
儿童一次性医用口罩		可以有效过滤空气中的灰尘及阻挡呼吸道中的飞沫，防止传染病的发生。幼儿在园出现感冒、发热、呕吐等呼吸道疾病和消化道疾病时在隔离室应佩戴一次性医用口罩。
成人一次性医用口罩		可以有效过滤空气中的灰尘及阻挡呼吸道中的飞沫，防止传染病的发生（注意：4 小时更换一次或处理呕吐物及腹泻的排泄物后需要更换）。
免洗手消毒液		用于幼儿来园、教师来园、外来人员进入园内的简易手部消毒处置。它可以有效杀灭手上的病原微生物，防止将病毒带入园内及教室。
防护服		在接触疑似病例时用于自身防护，降低感染的风险。

物资名称	图片	使用说明
护目镜		在接触疑似病例时使用，防止飞沫进入眼睛黏膜，可以有效降低感染的风险。
移动紫外线消毒灯（数个）		用于对日常空气的消毒使用，可以有效去除空气中的致病微生物。
呕吐包		用于处理幼儿呕吐物。

注：

1. 所有的医用物品，需要分类放置在固定位置，并在有效期内使用。

2. 采买中注意购买数量，尽量采买小包装医用物品，防止过期浪费现象。

3. 含氯易挥发的化学消毒剂要现用现配，防止有效浓度的降低。

4. 移动紫外线消毒灯的消毒时间、保养、灯管的监测、累计时间的监测严格按照常规书要求执行。

5. 图片仅供参考。

(四)体检、体质测试器材管理

北京市托幼机构要求 3—6 岁幼儿每年要进行体检、体质测试。体检与体质测试的工作是我们了解幼儿生长发育、身体素质的科学依据，通过体检、体质数据的分析让我们了解幼儿生长发育程度，班级开展的体育锻炼活动存在哪些问题，并如何进行调整，以便在今后的体育锻炼活动中进行改进，从而促进幼儿全面生理发育及身体素质的提高。保健室（医务室）需要配备充足、合格的体检、体测器材，来进行科学的测试工作，体检、体测器材如表 1-10 所示。

表 1-10　保健室配备的体检、体质测试器材

器材名称	图片	说明
儿童身高计(1台)		反映人体骨骼纵向的生长水平。
儿童体重计(1台)		体重是反映幼儿营养状况的重要指标,选择幼儿体重计,用正确方法进行测量。
视力灯箱(1台)		体检中需要对4—6岁幼儿进行视力的监测。
坐位体前屈测试仪(1台)		体质测试中用于检测幼儿身体柔韧性的器材。
平衡木(1台)		体质测试中用来测试幼儿平衡能力的器材。

器材名称	图片	说明
网球(数个)		体质测试中用于检测幼儿投掷能力的物品。
软方包(10个)		体质测试中用于检测幼儿双脚连续跳的物品。
软卷尺(2个)		体质测试中用于投掷、10米折返跑场地的划分,以及测试中投掷距离超过规定范围时用其进行丈量。
秒表(数个)		体质测试中用于记录速度的器材。
立定跳远测试器		立定跳远中测量距离的工具。立定跳远能反映人体的爆发力。

注:

1. 所有体检、体测器材的配备均需符合幼儿园测试标准。

2. 测试的方法均需要对照《北京市托儿所、育儿园卫生保健工作常规》要求与标准进行落实。

3. 图片仅供参考。

(五)电脑软件管理

随着社会在不断发展、进步，幼儿园信息化工作内容越来越多、越来越重要。作为幼儿园的保健医，我们需要掌握多种软件的内容、功能、操作方法来帮助我们做好一日的保健工作，通过电脑软件的数据分析来帮助我们更全面地掌握幼儿的信息，科学的数据储存和分析系统方便我们对幼儿进行健康生长的统计、分析，以此来提升保健工作的效率。作为幼儿园保健医，我们需要掌握的电子信息系统如下：

①北京市妇幼保健网络信息系统。

②全国学前教育管理信息系统。

③幼儿园膳食营养健康管理系统。

④有医务室的需要掌握医疗机构电子化注册信息系统。

(六)登记册及登记表信息收集管理

在幼儿园里，幼儿会出现哪些状况，我们又是如何掌握、记录一日中幼儿的情况和变化呢？这就需要及时、详细、准确记录所有幼儿在园的异常情况，这些数据和具体翔实的内容能反映儿童在园的突发状况和异常情况，能反映保健工作的规范管理和岗位职责的执行情况，有利于保健工作的分析、追溯，有效保障卫生保健工作的顺利开展。

1. 目的

通过卫生保健登记统计，采集真实、准确的数据，反映在园儿童的身心发育状况，分析卫生保健工作质量，不断发现问题、改进工作，促进儿童健康发展。

2. 管理对象

健康档案、工作记录、登记册、统计表、年报等资料，详见表 1-11 至表 1-13。

表 1-11　健康档案的管理内容

序号	保健医健康管理内容	管理方法	要求与说明
1	托幼机构工作人员健康合格证	1. 根据幼儿园所处的区县按照区级保健科要求，去指定的保健科检查。 2. 医务室根据幼儿园教职工人员情况提前进行预约。 3. 按照教师体检要求进行上岗前的身体、心理检查。 4. 检查合格方可持证上岗。	1. 每年进行一次教职工的健康体检，保证健康上岗。 2. 新一年的体检预约要在前一年体检日期前 10—15 天安排。 3. 预约时间最好安排在假期进行，保证班级正常工作开展。
2	儿童入园(所)健康检查表	1. 根据幼儿园所处的区县按照区级保健科要求，去指定的妇幼保健院。 2. 按照幼儿入园体检内容进行常规的健康体检。	1. 新生入园前进行。 2. 体检要在入园两个月内进行。 3. 入园时必须持纸质的合格的健康体检单入园。 4. 保健医按当地保健科要求整理、留存。
3	儿童保健记录	1. 入园时家长要上交幼儿园医务室或保健室。 2. 幼儿园按照 3—6 岁幼儿的健康管理要求进行幼儿的管理与信息的登记。	1. 保健医及时了解幼儿入园前的身体发育情况。 2. 结合幼儿入园体检及时进行登记，如肥胖儿管理登记等。
4	儿童转园(所)健康证明	转园的幼儿需持之前的幼儿园开具的转园证明。	1. 转园证明开具的时间要在两个月内有效。 2. 转园证明必须是由市妇幼保健网络信息系统转出才能有效。 3. 新入园的保健医需及时进行转入操作。

续表

序号	保健医健康管理内容	管理方法	要求与说明
5	儿童预防接种本	入园时幼儿必须上交预防接种本。	1.保健医应认真核查疫苗接种情况。 2.对缺项、漏项的应问明情况后通知家长及时补种，不能接种的要注明原因。

表1-12 幼儿园保健登记本内容及要求说明

序号	保健登记本	登记要求及说明
1	晨、午、晚检及全日健康登记册(保健医登记)	(1)此登记册供园(所)卫生保健人员使用，为保健医对儿童在园日常疾病处理的记录。 (2)记录内容：晨、午、晚检及全日健康观察中发现的儿童健康问题。 (3)记录中"诊断"栏填写疾病名称。同一儿童在同一诊断的连续病程中，需在"诊断"栏疾病病名的右下角注明病程时间。 (4)统计学年儿童常见病的发病例数。
2	交接班登记册(教师登记)	(1)由教师负责记录。 (2)记录内容：儿童出勤情况，晨、午、晚检及全日健康观察中发现的与儿童健康有关的问题(精神状态、饮食、睡眠、大小便、服药、外伤等)以及全托夜班情况。 (3)记录事件发生时间、儿童健康状况及处理结果。
3	健康教育册(保健医登记)	(1)由保健医负责填写。 (2)填写内容：目的和活动目标。 (3)活动方式：参见"健康教育"。 (4)对象：参加人员的范围及人数。 (5)内容摘要：园(所)内保健人员指导的各项健康教育活动及与家长联系的主要内容。
4	疾病及传染病防控工作登记册(保健医登记)	(1)填写内容包括： ①传染病的防控措施； ②免疫规划外的疫苗接种情况； ③班级或全园(所)进行的相关疾病预防工作(防龋、防暑等)。 (2)防控方法或措施：包括消毒剂的使用方法、剂量及疗程的记录等。

序号	保健登记本	登记要求及说明
5	儿童膳食管理委员会会议记录册(保健医登记)	(1)由负责召开膳食委员会的会议人员记录。 (2)会议议题：主要讨论及需要解决的问题。 (3)决议：对讨论问题所做出的最后决定。 (4)会议主要内容：围绕会议议题讨论的主要内容。
6	体弱儿童及肥胖儿童登记册(保健医登记)	(1)登记的对象：入园或健康体检发现的体弱儿或肥胖儿。 (2)对需建立体弱儿童和肥胖儿童专案记录者，在登记册中"建专案"处注明。
7	儿童伤害与事故登记册(保健医登记)	(1)在地点、性质及部位中填写相应的序号；在统计范围及伤害类型栏中画"√"。 (2)统计范围：符合下列三条标准之一者，纳入统计范围。 ①因伤害导致到各类医疗单位就诊(包括医院/保健中心/诊所)；②因伤害虽未就诊，但未能上幼儿园一天及以上；③由于伤害导致伤者自己不能吃饭、穿衣、洗澡、上厕所、移动物体一天及以上。 (3)伤害时间：用 24 小时计时法。 (4)伤害类型：按以下伤害类型进行分类。 各种中毒、溺水、触电、气管异物、烧伤、烫伤、其他外伤[切割伤与裂伤(缝合者)、骨折、脱臼、脑震荡、血肿]、窒息、死亡、走失、失明等。 (5)伤害地点：活动室、操场、盥洗室、楼道、其他。 (6)伤害性质。 (7)伤害部位。
8	传染病登记册(保健医登记)	(1)登记范围：国家法定 39 种传染病及水痘、皮肤传染性疾病、沙眼。 (2)统计各传染病的发病人数。
9	大型玩具检查登记册(保健医、后勤检查后一起进行登记)	(1)由园(所)内负责对大型玩具检查者(保健医或后勤)检查、维修后登记。 (2)对各种大型玩具分类填写。 (3)检查记录：填写检查中发现的问题及处理结果。
10	视力矫正登记册(保健医登记)	(1)登记范围：体检视力筛查异常的儿童。 (2)提供大体检年报表的汇总数据。 (3)医院确诊与矫治情况：在该年度 8 月底统计。 (4)备注一栏填写儿童转归及离园日期等情况。

续表

序号	保健登记本	登记要求及说明
11	龋齿矫治登记册(保健医登记)	(1)登记范围:每次口腔检查患有龋齿的儿童。 (2)龋齿与矫治:用相应符号表示龋齿○和矫治⊖。 (3)提供大体检年报表的汇总数据(以 3—8 月口腔检查为基准)。

注:

1. 登记表的书写要保持书面的整洁、干净,登记要及时、准时、完整、真实。

2. 能够真实地反映老师工作的痕迹、细致的护理内容,具有科学的逻辑关系。

3. 登记表的书写方法根据卫生保健《工作常规》要求进行书写。

表 1-13　幼儿园登记表种类、登记内容及要求

序号	登记表	登记内容	要求
1	幼儿出勤登记表(教师登记)	每日幼儿出勤情况的记录。	登记方法见保健医《工作常规》。
2	因病缺勤登记表(教师登记)	每日生病、事假幼儿情况的记录追访。	登记真实、逻辑关系明确。
3	幼儿缺勤追访表(教师登记)	每日对未来园的幼儿进行追访、问询,了解幼儿健康状况。	登记真实,与因病缺勤登记逻辑关系明确,教师详细掌握幼儿居家身体情况,做到心中有数。
4	直饮机消毒记录表(保育员登记)	每天清洗并登记。	按照园内消毒要求每日进行清洗,并检查水质; 每学期更换滤芯要进行如实登记。
5	每日消毒记录表(保育员、保洁登记)	班级及公共区卫生清洁情况记录。	根据幼儿园消毒要求进行每日、每周的卫生消毒后登记。
6	食堂出勤晨检表(保健医与食堂管理员登记)	望诊:看面色及精神状态、看手有无伤口; 问诊:问有无身体的不舒服; 听诊:听说话的声音是否有力、思维是否清晰。	食堂人员必须坚持每天来园时的健康检查,保证健康上岗。
7	幼儿食物出入库登记册(保健医、食堂班长登记)	按照当天全园幼儿出勤情况、带量食谱情况严格进行出入库的登记。	严格按照食品、药品监督管理局及妇保所对于幼儿膳食出入库标准进行摆放、出入库及登记。

续表

序号	登记表	登记内容	要求
8	热菜烹饪中心温度记录表（当天上灶人员登记）	幼儿、教职工三餐热菜烹饪后用中心温度计进行测试，中心温度计插入烹饪后的食物中。	三餐烹饪必须严格执行中心温度测量； 中心温度计用完清洗，干燥保存； 烹饪后的中心温度计要达到70℃。
9	食堂热力消毒登记表（食堂人员登记）	三餐前将清洗控干的幼儿餐盘、餐碗、水杯、筷子、勺子进行消毒。	保证控干； 保证餐具之间有适当空隙； 保证消毒时间。
10	幼儿三餐留样登记表（食堂人员登记）	将烹饪好的幼儿三餐分别盛到留样盒中； 放凉后再盖盖，放到留样冰箱中。	留样盒每日进行清洗消毒； 留样量保证200—250克； 水果无须留样； 留样保留72小时后处理； 留样冰箱要上锁。
11	幼儿库房盘库表（保健医与食堂管理员）	月底对幼儿食品进行盘点。	检查数量、日期，包装袋有无破损现象等； 登记清楚，准确，需要称重的要进行电子秤的称重记录； 避免结余过多。

注：

1. 登记表的书写要保持书面的整洁、干净，登记要及时、准时、完整、真实。

2. 能够真实地反映老师的工作轨迹、细致的护理内容，具有科学的逻辑关系。

3. 登记表的书写方法根据卫生保健《工作常规》要求进行书写。

3. 内容与方法

（1）根据上级单位的要求，结合幼儿园实际，建立全园卫生保健信息收集制度，明确各类人员分工，责任到人。

（2）健康档案包括托幼机构工作人员健康合格证、儿童入园（所）健康检查表、儿童保健记录、儿童转园（所）健康证明、儿童预防接种本等。

（3）卫生保健工作记录内容包括出勤、晨午检及全日健康观察、膳食管理、卫生消毒、营养性疾病、常见病、传染病、伤害和健康教育等记录。

（4）定期对儿童出勤情况、健康检查、膳食营养、常见病和传染病等进行统计分析，掌握儿童健康及营养状况。应用统计结果分析园（所）内相关问题，写入每年工作总结，指导实际工作。

（5）工作记录和健康档案应当真实、完整、字迹清晰。工作记录应当及时归档，至少保存3年。

（6）按要求完成北京市妇幼保健网络信息系统的数据录入工作。

（七）保健健康宣教资料的整理收集

大力开展健康宣教作为一项低投入、高产出、高效益的保健措施，可以有效促进卫生保健工作开展，同时也是我们通过信息传播和行为干预帮助幼儿、家长、教师掌握卫生保健知识，转变健康观念，消除不良行为，达到预防疾病、促进健康的有效途径。

保健医每学期负责制订幼儿园健康教育工作计划，开展内容丰富、形式多样、针对性强的健康教育。通过资料积累、分析以及效果评估，做到每月有教育目标和内容，根据季节变化及时向幼儿、家长及教师进行保健和疾病预防措施的宣传。表1-14总结了健康教育的基本内容。

表 1-14　健康宣教基本内容

健康宣教对象	健康宣教形式	健康宣教途径	健康宣教内容	健康信息的收集
幼儿家长教师	（1）一日生活中对幼儿进行指导。 （2）通过其他的宣传媒介进行指导：展板、橱窗、墙饰、网站、微信、角色表演、游戏、儿歌。 （3）通过家园合作进行指导：开家长座谈会，与家长沟通、交流。 （4）请专家到园进行讲座。	（1）医务室每月向家长宣传营养、保健、防病等知识。 （2）根据幼儿年龄特点，教育培养幼儿养成良好的生活卫生习惯，建立各项卫生常规。 （3）根据幼儿年龄每月制定健康教育目标和主题，有目的地开展健康教育。 （4）根据教师的层次、卫生保健工作重点进行相关的培训、指导、学习。	（1）良好生活与卫生习惯的培养。 （2）生活自理能力的培养。 （3）心理健康教育。 （4）食育教育。 （5）性教育。 （6）环境与健康教育。	将开展健康教育工作中的相关通知（家长会、教师培训）、签到表、讲义、下发的宣传材料附在表格的后面，并做好宣教中照片资料的留存（照片从教育视角进行拍摄），作为一次完整的资料留存。

注：

1. 幼儿园面对不同层次的家长，在开展健康宣教时需要具有科学性、专业性、针对性。

2. 充分利用家委会成员的带动性，促进宣教的开展。

3. 健康宣教需要保健工作长期不懈的坚持，所以要持续性地向幼儿、家长、教师去宣教，来改变他们固有的思想以及不良习惯。

4. 保健医开展健康宣教工作要以"知、信、行"模式去开展。

【案例 1-7】

健康宣教活动经验分享

良好的习惯对孩子的身体健康和学习生活影响很大，而且我们相信良好的习惯会给孩子们带来自信心与好运气。作为幼儿园的保健医，我们自知责任重大，但在实际工作中也不免出现一些困难。

以口腔健康为例。有一个词叫"明眸皓齿"，荧屏中明星们灿烂的笑容下都有一口整齐、洁白的牙齿，但如果小时候没有做好牙齿健康预防，就容易出现牙龈问题、牙列不齐甚至反颌的情况，直接影响人的面容美观以及心理健康。有的家长会说等孩子长大再矫正吧，我们先不说费用有多高，单说治疗时间和所受的痛苦就是非常大的！如果能及早预防，就能有效防止这种情况的发生。但是，有的家长会觉得未来的事情还很远，以后多的是机会弥补。

作为幼儿园保健工作者，我们有义务在问题未发生时就以各种形式进行健康宣教，教育家长做好幼儿的预防，这也就是《黄帝内经》中提倡的"不治已病治未病"。做成这样一件事其实并不容易，它需要我们有正确的认识态度和足够的耐心，并渗透到一日生活中，然后日复一日地坚持。

1."一对一"说

保健医：晨检是保健医日复一日进行的工作，每日清晨保健医看得最多的就是孩子们的口腔、手和天真的笑脸。"宝贝！嗓子有点儿红，要多喝水哟！""呀！宝贝的牙齿有个小洞，我们需要给它看看病了！要告诉爸爸妈妈带着你去给它看看病，还要记得好好按时刷牙呀！"

教师：教师是健康宣教的传递者，是家长与保健医建立良好关系的桥梁、媒介。"家长，您好！保健医说孩子有龋齿了，需要您抽空带孩子去治疗龋齿，别影响孩子的恒牙发育，早晚让孩子认真刷牙。"

2. 一日教育的融入

3—6 岁幼儿爱模仿，对周围事物充满好奇心与新鲜感，有强烈的求知欲，思维方式主要以具体形象思维为主。教师们要根据孩子们的年龄发展特点，将健康宣教融入一日生活中。

（1）创设生动形象的健康环境

孩子们对班级的环境充满好奇，"这是七步洗手法，上面还有小动物呢！真有意思！""看书时要身体坐正，才能保护视力，这个墙上画着呢！""原来打喷嚏应该这么做。"⋯⋯生动形象的健康环境不仅起到了健康宣教作用，更激发幼儿模仿、学习、实践的兴趣！

（2）开展丰富的教育活动

每周开展丰富有趣的健康教育活动：预防诺如病毒、预防流感⋯⋯孩子们了解到更多的健康知识，预防大于治疗。

（3）树立榜样的作用

一日生活中，教师善用表扬和肯定的"巧"方法："诺诺真棒！一口菜一口饭搭配吃，营养均衡身体好！""嘟嘟，小嘴巴擦得真干净！"⋯⋯孩子们个个都是小榜样，在榜样的带动下，孩子们养成了良好的健康习惯。

（4）日常生活中的爱心提醒

不论健康宣教有多到位，班中还会出现个别小朋友不健康的生活习惯现象，这就需要老师们的细心观察和爱心提醒。如右右总爱用右边牙齿咬食物，导致右边脸部咬肌较大，脸部不协调。老师们就在进餐时，常常对右右进行提醒："宝贝，用左边的牙齿吃会更香的，你试试。"暖心的提醒帮助孩子们矫正不良的咀嚼习惯，培养良好的饮食习惯。

3. 家长会集中说

当人们生病后会根据不同的病症选择不同的科室进行治疗，这就是所谓的"对症治疗"才能达到"药到病除"的效果。当今的家长都有较高的文化水平、学识、见识，所以就需要我们通过专业的健康宣教让家长了解疾病预防的重要性。通过不同方面的健康宣教，掌握多种健康知识。家长会内容涵盖口腔健康、视力保护、肥胖儿童干预、儿童生长发育迟缓等等，通过家长会让家长了解幼儿的生理特点、常见疾病及传染病理表现以及对幼儿生长发育的危害因素。通过科学的数据分析和真实的案例，提高家长积极配合幼儿园进行管理的意识，来体现我们健康宣教的价值。

在宣教过程中家长们会有理解的和不理解的，我们要做到今天跟孩子和家长说，明天还跟孩子和家长说，希望通过我们不断的重复，让重复形成一种习惯，从而影响孩子与家长的潜意识，在不知不觉中改变不良的行为习惯。

（来源：北京市丰台区第一幼儿园）

【分析与点评】

健康宣教工作要有计划、有目的地去开展，要通过有效的宣教让幼儿、教师、家长建立良好的健康意识，养成良好的健康行为习惯。这个案例中保健医通过多种途径、方法去开展健康宣教，希望通过家园共育的手段来提升幼儿的健康水平，从过程及结果中也能看到，有一定的成效。

健康宣教工作的开展，要以爱为前提，爱我们的工作，更爱我们的孩子，而且需要保健医具有专业的知识做支撑。作为保健医还需要具有敏锐的洞察力、细微的观察力，制定适宜的策略，通过自我检视、活动开展的效果评价去落实保健工作，让孩子在游戏中养成健康的生活习惯；通过润物细无声的宣教，让家长看见自己孩子身体的健康发展，最后理解并配合保健医开展工作。

【拓展阅读】

推荐文件：

《中华人民共和国基本医疗卫生与健康促进法》，公布时间：2019 年 12 月 28 日。

《"健康中国 2030"规划纲要》，发布时间：2016 年 10 月 25 日。

推荐理由：

《中华人民共和国基本医疗卫生与健康促进法》第六章"健康促进"，对教育机构实施健康教育、普及健康知识方面做了细致的总结和梳理。《"健康中国 2030"规划纲要》让大家更清晰地了解国家制定的卫生与健康工作方针，重视健康优先、改革创新、科学发展、公平公正的原则，可以让保健医深刻认识到自身岗位的重要性，系统地指导保健医的工作，根据幼儿年龄特点进行分类开展，精准施策，培养幼儿良好的卫生习惯和健康的行为习惯，减少、改善幼儿近视、肥胖等不良健康状况，全面促进幼儿健康发展。

推荐图书：

古桂雄、戴耀华：《儿童保健学》，清华大学出版社，2011 年。

推荐理由：

本书是供临床医学、预防医学专业使用，系统地讲解发育儿科学、预防科学、社会儿科学和临床儿科学的基本内容，包括体格生长、神经心理行为发育、生长发育评价、儿童营养学基础、婴儿喂养、儿童饮食行为、营养状况评分、儿童各年龄期保健、儿童护理等，特别适合保健医专业化、规范化培训，是提升和拓展保健医专业能力和水平的专业书籍。

推荐图书：

武长育、栾琳：《托幼园所卫生保健工作实用手册》，中国农业出版社，2013 年。

推荐理由：

本书围绕卫生保健工作阐述了卫生保健工作规范、卫生保健工作职责和内容，常见问题解析与处理，很全面、专业；还有常用的表单示例，供保健医在工作中学习和借鉴，尤其对新入职的保健医有一定的指导意义。

【本章小结】

推进健康中国建设，既是全面建成小康社会、基本实现社会主义现代化的重要基础，也是人民群众最关心、最关注的民生问题。全面提升中华民族健康素质要从幼儿园的娃娃抓起，人人重视健康，不断转变健康观念，重视生活方式的改变，养成生活卫生习惯，从生活中做起，科学管理健康。保健医是健康管理的专业保障，加强对保健室及各项卫生保健工作的规范管理，认真履职，创新活动，倡导健康，家园携手，人人参与，共同创造卫生、清洁、健康的生活环境，养成健康文明的生活方式，身心健康同步，共享健康。保健医要不断提升专业素养，有不断学习的动力、不断探究的能力，有为幼儿、家长服务的决心，为提升幼儿、教职工的身心健康发展做出努力。

【讨论与思考】

1. 卫生保健计划制定和落实与教学计划之间如何有效融合？

2. 阐述保健医的工作规范，结合实际工作案例列出具体表现。

3. 保健医工作中的创新点在哪里？如何融入家园共育？

4. 保健医如何把保健室的规范管理纳入日常生活环节中？

5. 健康宣教内容广泛，保健医如何运用专业的知识、合理的策略去开展健康宣教工作？

第二章　幼儿园疾病预防及管理

【本章要点】

● 掌握幼儿园疾病预防制度；

● 了解幼儿园常见病种类、鉴别、防治、护理以及管理；

● 提升保健医对常见病知识的掌握，促进其日常对幼儿的健康管理；

● 科学灵活地运用传染病基本知识，指导家长与班级科学防控；

● 熟练掌握幼儿园常见传染病的鉴别要点；

● 通过对寄生虫病的初步了解，掌握蛔虫及蛲虫病的防控措施，培养幼儿养成良好卫生习惯；

● 在实际工作中能够熟练掌握基本的消毒方法，规范操作，防范传染病；

● 明确五官保健的管理要求及预防措施。

【本章关键词】

预防及管理；常见病；传染病；卫生消毒；五官保健

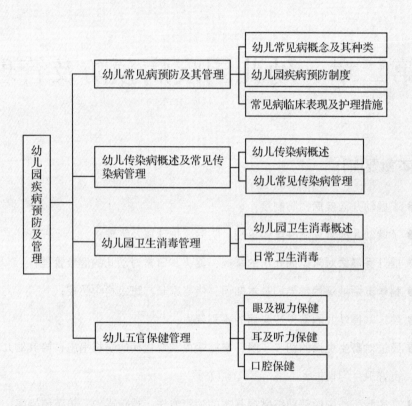

随着社会的发展和人们生活方式的改变，年轻一代家长们的健康及育儿理念也在不断更新，幼儿常见病、传染病及五官保健管理相关知识得到了广泛普及，尤其是近几年不断出现新型传染病，如新冠肺炎、"非典"。幼儿园也在根据疾病流行趋势调整、落实常见病、传染病防控及五官保健管理的思路和策略。

幼儿园是 3—6 岁幼儿集体生活、游戏的地方。由于幼儿正处于生长发育阶段，身体各器官发育尚不完善，适应环境的能力较差，疾病的抵御能力不强，非常容易感染疾病。因此，有效预防传染病的发生、降低常见病及五官疾病的发病率、培养幼儿健康的生活习惯、保障幼儿身心健康成长，是幼儿园工作的重点。

本章通过对幼儿园常见疾病、传染病、卫生消毒的基本措施要求的介绍，倡导健康的生活方式，养成良好的体育锻炼和卫生习惯，特别是加强对幼儿和家长的健康宣传指导，提高预防传染病的意识和水平。始终把尊重生命、保障广大师幼的生命安全和身体健康放在首位，强化管理，多措并举，在幼儿园传染病防控工作中形成人人重视、全员参与、家园配合的良好氛围，牢固树立"健康第一，预防为主"的理念，为幼儿的生命安全保驾护航！

第一节　幼儿常见病预防及其管理

幼儿园的孩子处在 3—6 岁年龄阶段，较 3 岁以前，身体发育速度相对缓慢，但这个时期由于儿童的各项生理指标的发育速度很快，因此新陈代谢比较旺盛。由于幼儿身体机能发育还不成熟，对外界环境的适应能力以及对疾病的抵抗能力都较弱，因此，幼儿园的保健医要掌握幼儿常见病的种类、鉴别方法、防治与护理方法，来促进幼儿的身体健康。

一、幼儿常见病概念及其种类

常见病是在临床上比较常见的疾病，而不是罕见的疾病或少见的疾病。幼儿常见病就是幼儿比较多患的疾病。

幼儿常见病主要有：营养性疾病(缺铁性贫血、蛋白质营养不良、维生素D缺乏性佝偻病)、泌尿系统疾病(泌尿系统感染、急性肾小球肾炎)、呼吸系统疾病(急性上呼吸道感染、急性支气管炎)、消化系统疾病(腹泻、便秘)等(见图 2-1)。

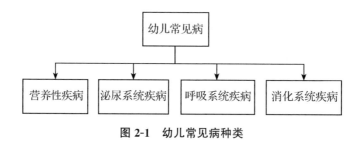

图 2-1　幼儿常见病种类

二、幼儿园疾病预防制度

1. 贯彻"预防为主"的方针，做好常见病的预防工作。

2. 保持教室室内空气清新，幼儿睡眠时不能有对流风。

3. 冬季幼儿户外活动时注意增减衣服，防止感冒。

4. 幼儿入园前必须按规定查验预防接种证，无证的幼儿要及时到卫生防疫部门补证，补证后方能入园。接种本及儿童保健本由保健室统一管理。

5. 及时了解疫情，发现传染病要及时报告，做到早预防、早发现、早报告、早诊断、早治疗、早隔离。实行及时正确的检疫措施，对所在班级进行严格的消毒。

6. 对患病幼儿及时做好妥善处理，指导体弱幼儿护理工作，发现传染病后应指导保育员做好消毒工作并及时报告防疫部门，做好传染病的防治工作。

7. 密切联系当地卫生保健机构，及时做好计划免疫和疾病防治等工作。

8. 负责指导调配幼儿膳食，检查食品、饮水和环境卫生。

9. 向全园工作人员和家长宣传幼儿卫生保健等常识。

10. 妥善管理医疗器械、消毒用具和药品。

三、常见病临床表现及护理措施

(一)呼吸系统疾病

呼吸系统疾病是一种常见病、多发病，主要病变在气管、支气管、肺部及胸腔，病变轻者多咳嗽、胸痛，呼吸受影响，重者呼吸困难、缺氧，甚至会因呼吸衰竭而致死。表 2-1 为呼吸系统疾病的病因、症状及护理措施。

表 2-1 呼吸系统疾病的基本内容

疾病种类		病因	症状	护理措施
上呼吸道疾病	急性上呼吸道感染	90%由病毒引起，如呼吸道合胞病毒（RSV）流感、副流感病毒、柯萨奇病毒、腺病毒感染。	局部症状为流涕、鼻塞喷嚏、咳嗽、咽部不适和咽痛；全身症状为发热、畏寒、头痛、烦躁不安甚至高热惊厥。	①保持空气流通、空气清新，坚持开窗通风。 ②发热中注意水分的补充，饮食清淡。 ③衣服不要过多、过紧，以免影响散热。 ④体温超过38.5℃可以物理降温。 ⑤少到人多的公共场所。 ⑥保证充足的睡眠。 ⑦日常加强体育锻炼，增强幼儿体质（急性期需要休息）。
	急性感染性喉炎	病毒或细菌感染引起。	起病急、症状重，有不同程度的发热，会出现声音嘶哑、特有的犬吠样咳嗽，吸气性喉音及三凹征。	①保持空气流通，坚持开窗通风。 ②维持正常体温，及时给予降温。 ③日常加强体育锻炼，增强幼儿体质。 ④按时预防接种。 ⑤积极预防上呼吸道感染。

续表

疾病种类		病因	症状	护理措施
下呼吸道疾病	急性支气管炎	病原体主要为各种病毒或细菌感染所致。	"咳嗽"为主要症状,初为干咳,常有发热、乏力、食欲减退、呕吐、腹泻等全身症状出现。	①保持空气流通,坚持开窗通风。②急性期注意休息,保证充足的水分(有利于稀释痰液)及营养的供给。③体温超过38.5℃可以物理降温。
	小儿肺炎	致病菌为病毒、细菌、支原体、真菌感染。	主要表现为发热、咳嗽、气促和全身症状,发热为不规则热,呼吸快(正常呼吸频率为20—25次/分)、鼻翼翕动、点头呼吸。	①保持呼吸道通畅,保持室内温湿度适宜。②少食多餐,饮食清淡,不勉强进食。③高热幼儿及时补充水分。
	支气管哮喘	与遗传和环境因素有关。	咳嗽、胸闷、喘息、呼吸困难为典型症状,以夜间及清晨最为严重。	①取舒适的坐位或半坐位。②给幼儿营造安静、舒适的环境。③室内避免摆放鲜花。④春季出门戴好口罩做好防护。

注:

1. 用物理降温方法(温水或 50％的酒精)擦拭大动脉(耳后动脉、颈动脉、腘动脉),禁止擦拭腹部、前胸,以免引起幼儿的心慌及胃肠道不适。

2. 标准室内温度为 18—22℃,湿度为 50％—60％。

3. 幼儿患病急性期需要居家休息,有利于身体更快恢复,同时避免造成其他幼儿之间的感染。

图 2-2 介绍了幼儿在园出现发热症状时的处理流程。

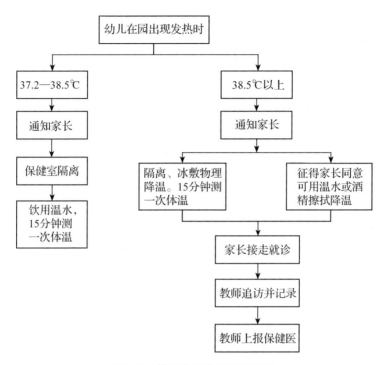

图 2-2 幼儿在园发热处置流程

(二)营养性疾病

1.营养性缺铁性贫血

营养性缺铁性贫血是指因为各种原因引起的铁缺乏出现的贫血多见于婴幼儿。表 2-2 为营养性缺铁性贫血的基本内容。

表 2-2 营养性缺铁性贫血的基本内容

病因	临床表现	护理措施
①早产、双胎或多胎、胎儿失血和妊娠期母亲贫血，导致先天铁储备不足。 ②未及时添加富含铁的食物，导致铁摄入量不足。 ③不合理的饮食搭配和胃肠疾病，影响铁的吸收。 ④生长发育过快，对铁的需求量增大。	①皮肤黏膜苍白，以口唇、结膜、甲床最明显。 ②消化道反应如食欲减退、恶心、呕吐症状。 ③严重时会出现抵抗力下降，易发生感染。 ④血常规检查中血红蛋白值低于 110g/L。	①合理安排幼儿饮食，避免挑食。 ②遵医嘱服用铁剂（铁剂在两餐之间服用；不能与牛奶、果汁、钙剂同服；服用时用吸管或服用后漱口，防止对牙齿的染色）。

针对营养性缺铁性贫血幼儿，幼儿园管理时需注意以下几点：

①对新入园和定期健康检查中发现的营养性缺铁性贫血患儿均应在"体弱儿童及肥胖儿童登记册"上登记，中度及中度以上贫血患儿进行专案管理，填写"北京市儿童保健记录"中营养性缺铁性贫血患儿专案管理记录。

②随访：轻中度贫血儿童补充铁剂后2—4周复查血红蛋白（Hb），并了解服用铁剂的依从性，观察疗效。

③转诊：重度贫血儿童、轻中度贫血儿童经铁剂正规治疗1个月后无改善或进行性加重者，应及时转上级妇幼保健机构或专科门诊会诊或转诊治疗。

④结案：Hb值正常后（正常值＞130g/L）即可结案。

2. 维生素 D 缺乏性佝偻病

维生素 D 缺乏性佝偻病是由于日晒少（皮肤经紫外线照射后，可使维生素 D 前体转变为有效的维生素 D）、维生素 D 摄入不足（奶、蛋、肝、鱼等食物）、维生素 D 吸收障碍（小肠疾病）及维生素 D 需求量增加（小儿、孕妇、乳母）等因素，使体内维生素 D 不足而引起的全身性钙、磷代谢失常和骨骼改变。表 2-3 为维生素 D 缺乏性佝偻病的基本内容。

表 2-3　维生素 D 缺乏性佝偻病的基本内容

病因	临床表现	护理措施
①日照不足。 ②维生素 D 摄入不足。 ③生长过速。 ④疾病或药物影响。	①神经、精神症状，易激惹，烦躁，睡眠不安，夜间啼哭，多汗。 ②骨骼改变，O 形腿、X 形腿等。 ③运动功能迟缓。 ④会留有不同程度的骨骼畸形。	①户外活动：在日光充足、温度适宜时保证每天活动 2 小时，且充分暴露皮肤。 ②钙剂补充：膳食中钙摄入不足者，可适当补充钙剂。 ③加强营养：培养幼儿不挑食、多饮奶的健康饮食习惯，应注意多种营养素的补充。

针对维生素 D 缺乏性佝偻病幼儿，幼儿园管理时需注意以下几点：

①对新入园和定期健康检查中发现的维生素 D 缺乏性佝偻病患儿均应在"体弱儿童及肥胖儿童登记册"上登记，活动期佝偻病应进行专案管理，并填写"北京市儿童保健记录"中佝偻病患儿专案管理记录。

②随访：活动期佝偻病每月复查 1 次，恢复期佝偻病 2 个月复查 1 次，至痊愈。

③转诊：若活动期佝偻病经维生素 D 治疗 1 个月后症状、体征、实验室

检查无改善，应考虑其他非维生素 D 缺乏性佝偻病(如肾性骨营养障碍、肾小管性酸中毒、低血磷抗维生素 D 性佝偻病、范可尼综合征)、内分泌、骨代谢性疾病(如甲状腺功能降低、软骨发育不全、黏多糖贮积症)等，应转上级妇幼保健机构或专科门诊明确诊断。

④结案：活动期佝偻病症状消失 1—3 个月，体征减轻或恢复正常后观察 2—3 个月无变化者，即可结案。

3. 蛋白质能量营养不良

蛋白质能量营养不良其实就是营养缺乏症，它的主要特征是生长发育停滞，免疫功能低下，器官萎缩等。表 2-4 为蛋白质能量营养不良的病因、临床表现和护理措施。

表 2-4 蛋白质能量营养不良的基本内容

病因	临床表现	护理措施
①蛋白质长期摄入不足(不良饮食习惯、挑食、偏食)。②蛋白质需求量增加(生长过快)。③反复呼吸道感染和腹泻。	①食欲减退是营养不良的重要依据。②早期会出现体重不增。③皮下脂肪减少，顺序：腹部→躯干→臀部→四肢→面部。④患者的精神在早期是正常的，但随着病情的加重，会出现精神萎靡、反应迟钝、食欲不振等表现。	①改变不良饮食习惯，避免挑食、偏食现象。②预防感染。③增强体魄，合理运动。

针对蛋白质能量营养不良的幼儿，幼儿园管理需注意以下几点：

①对新入园和定期健康检查中发现的蛋白质能量营养不良患儿均应在"体弱儿童及肥胖儿童登记册"上登记并进行专案管理，填写"北京市儿童保健记录"中营养不良专案管理记录。

②随访：每月进行营养监测，测量身长(身高)和体重、生长发育评估和指导，直至恢复正常生长。

③转诊：重度营养不良幼儿、中度营养不良幼儿连续 2 次治疗后体重仍增长不良，或营养改善 3—6 个月后但身长或身高仍增长不良者，需及时转上级妇幼保健机构或专科门诊进行会诊或治疗。转诊后，应定期了解儿童转归情况，出院后及时纳入专案管理，按上级妇幼保健机构或专科门诊的治疗意

见协助恢复期治疗，直至恢复正常生长。

④结案：一般情况好，体重/年龄或身长（身高）/年龄或体重/身长（身高）≥M−2SD即可结案。

4. 超重和肥胖儿童

表 2-5 为超重和肥胖儿童的基本特点和护理措施。

表 2-5　超重和肥胖儿童的基本特点和护理措施

营养性疾病种类	肥胖标准	病因	护理措施
超重和肥胖儿	超重：M＋2SD＞体重/身长（身高）≥M＋1SD 或 M＋2SD＞体质指数（BMI）/年龄≥M＋1SD 肥胖：体重/身长（身高）≥ M ＋ 2SD 或 BMI/年龄≥M＋2SD BMI＝体重（公斤）/［身长（身高）(m)]2	①过度喂养和进食，膳食结构不合理。②运动量不足及行为偏差。③内分泌、遗传代谢性疾病。④遗传。	①饮食调整，控制食物总量，控制脂肪的过多摄入，限制甜食、零食的摄入，避免过度喂养。②生活方式调整，减少静坐的时间，培养劳动习惯的养成。③运动锻炼，选择适合儿童年龄特点并富有趣味性的运动，提高肥胖儿童对运动的兴趣。④每月给肥胖儿测量一次身长（身高）和体重，监测体格生长情况。

针对超重儿童和肥胖儿童，应增设下列健康教育活动。

第一，开发多种形式的健康教育材料，提供适合儿童特点的肥胖预防相关的健康教育教材；设计制作适合儿童特点的健康教育玩教具，供儿童课堂及活动中使用；通过板报、多媒体、"互联网＋"等方式传播预防肥胖相关知识。

第二，将肥胖预防健康教育内容融入课程和儿童一日生活之中，使儿童在快乐活动中接受营养、体格锻炼等健康知识。采用绘本故事、连环画、棋类、拼图、儿歌、情景剧等多种形式为儿童提供通俗易懂、活泼新颖的健康教育课程。

第三，通过家长会、讲座、小组讨论等方式，向家长传播儿童肥胖的危害和预防肥胖的重要性，将家长健康教育和儿童健康教育课程同步进行，家园配合，亲子互动，互相督促，提高儿童及家长对健康教育的依从性。

第四，定期召开工作人员讲座，讲解与儿童肥胖相关的知识；了解儿童的饮食习惯、生活方式和体育活动等情况，掌握对不良饮食习惯和生活方式的纠正方法。

(三)消化系统疾病

消化系统疾病的临床表现除消化系统本身症状及体征外，也常伴有其他系统或全身性症状，有的消化系统症状还不如其他系统的症状突出(见表2-6)。

表 2-6　消化系统疾病的基本内容

消化系统疾病种类	病因	临床表现	护理措施
腹泻	由多种病原、多因素引起，80％由病毒感染引起。	①大便次数增多及性状改变。②腹痛、恶心、呕吐。	饮食护理：①宜吃清淡、易消化的食物，比如米粥、菜粥、藕粉、米粉、米糊等，避免油腻的食物。②避免食用纤维素过多的食物或凉性的水果，如芹菜、香蕉等；避免饮用功能性果汁，如市面所售的橙汁、苹果汁等。③忌豆类食物及豆制品，这类食品因富含粗纤维及丰富的蛋白质，会引起宝宝肠道蠕动增强而致胀气，并加剧腹泻。日常护理：①按照医生的指导积极配合治疗，按时按量用药，清淡饮食，营养喂养。②照顾患儿时家人也要注意防止受到感染，清理呕吐或排泄物时最好戴手套、口罩，处理之后立即洗手，并用酒精擦拭双手。③家里如果还有其他儿童应注意做好隔离措施，避免发生交叉感染。

消化系统疾病种类	病因	临床表现	护理措施
结肠炎	感染因素：可由病毒、细菌、真菌、原虫等引起，以病毒、细菌为多见。	典型症状是大便次数增多和性状改变，甚至出现脱水以及全身中毒症状，严重者可出现休克、抽搐等症状。	①宜吃清淡、易消化的食物，比如米粥、菜粥、藕粉、米粉、米糊等，避免油腻的食物。②忌吃辛辣刺激的食物，如辣椒、生姜、大蒜等会刺激胃肠道；忌吃生冷食物和牛奶及乳制品。③肠炎期间多休息，减少身体消耗。

注：

1. 加强幼儿园食品安全管理，从进货、验货、储存、烹饪到留样，抓好每一个环节，保证饮食的卫生、安全，杜绝因食物造成的胃肠道疾病。

2. 加强食堂人员的健康监测，持健康证上岗；每日健康检查后上岗，不留长指甲、不戴戒指。

3. 培养幼儿正确的七步洗手法，培养良好卫生习惯，杜绝病从口入。

4. 夏季、秋季肠道疾病高发季节，做好家长、幼儿的健康宣教，不喝冷饮，不吃生冷海产品，水果洗净、削皮等。

(四)泌尿系统疾病

泌尿系统各器官(肾脏、输尿管、膀胱、尿道)都可发生疾病，并波及整个系统。泌尿系统的疾病既可由身体其他系统病变引起，又可影响其他系统甚至全身。表2-7为泌尿系统疾病基本情况、护理措施及预防。

表2-7　泌尿系统疾病的基本内容

泌尿系统疾病种类	病因	临床症状	护理措施
泌尿系感染	①致病菌如细菌、真菌、支原体、病毒，80％为大肠埃希菌感染。②女孩：尿道短，并接近肛门，易受粪便污染。③男孩：包皮长，易积垢，引起上行感染。	小儿以"遗尿"为首发症状，并伴有发热及尿路刺激征(尿频、尿急、尿痛)。	饮食护理：①注意清淡饮食，避免吃辛辣、刺激食物，比如辣椒、火锅、烧烤、油炸食物。②多饮水，勤排尿、冲洗尿道。日常护理：①注意保持会阴部清洁，每日清洗。②及时更换衣物和被褥，穿着吸汗透气的棉质内裤，保持宽松、干燥。

泌尿系统 疾病种类	病因	临床症状	护理措施
肾盂肾炎	肾盂肾炎是由致病菌直接引起的肾盏、肾盂、肾实质性炎症，以大肠杆菌多见。	发热、尿频、尿急、尿痛以及腰背部疼痛。	日常护理： ①急性发作期患者应卧床休息，多饮水、勤排尿，有助于冲洗尿道的细菌，减轻肾脏的负担。 ②女性患者应注意会阴清洁，每天清洗会阴，减少尿道口菌群，内裤清洗后阳光暴晒。 饮食护理： ①忌食肥腻、辛辣以及温热性食物，同时也要控制盐的摄入量，防止伤肾。 ②宜食清淡、营养丰富、易消化食品，可多食新鲜蔬菜、水果。

注：

1. 培养女孩子学会正确便后擦拭的方法（从前向后）。

2. 培养孩子饭前便后正确洗手的卫生习惯养成。

3. 幼儿园膳食制定科学、合理，富含各种儿童所需营养素。

4. 培养幼儿午睡穿内裤的习惯。

5. 做好幼儿饮水的护理，指导幼儿按时、按需、按量饮水，保证在园的日饮水量。

6. 培养幼儿按时排尿的习惯，不憋尿。

第二节　幼儿传染病概述及常见传染病管理

气候、环境污染和流动人口增多等客观因素，导致了托幼机构发生聚集性传染病疫情的数量呈逐年增高趋势，严重危害了学龄前儿童的身心健康。

针对当前幼儿园传染病防控工作的严峻形势，为有效地做好幼儿园传染病预防与防控工作，加强全体保教人员的防病意识，保障幼儿身体健康，根据《中华人民共和国传染病防治法》《北京市托幼机构卫生保健工作常规》及各部门会议精神，为逐步完善传染病预防管理及突发性公共卫生事件的应对措施，及时掌握幼儿园传染病发病情况和流行动态，规范传染病疫情报告、健康教育和疫情处理，第一时间控制传染源、切断传播途径、保护易感人群，以预防控制传染病在幼儿园蔓延，并协助做好流行病学调查、采集、检疫工作。

当然，为了更好地防控传染病，卫生消毒与清洁工作是托幼机构减少疾病发生和预防传染病的有效措施之一。为幼儿提供舒适、安全、整洁的生活环境，按照相关规定，幼儿园依据自身特点制定合理的卫生消毒制度，保教老师遵照执行，促进幼儿身心健康和谐发展。

一、幼儿传染病概述

(一)传染病的基本知识

1. 传染病的概念

传染病是由各种病原体引起的能在人与人、动物与动物或人与动物之间相互传播的一类疾病。

2. 传染病的基本特征

(1)具有特异性病原体。

每种传染病都有其特异的病原体，一种病原体只能引起一种传染病，如麻疹的病原体是麻疹病毒。

(2)具有传染性和流行性。

①传染性。传染病患者排出的病原体通过一定的传播途径使另一个易感者患病，称为传染性。所有传染病都具有传染性。

②流行性。传染病在人群中传播蔓延，称为流行性。根据流行广度的不同，可分为以下四类。

a. 散发：指传染病在时间或空间上没有显著的关联，没有明显的相关性，是在人群中呈散在发生的状态。

b. 流行：指某一地区或某一单位在某一时期内某种传染病的发病率超过历年同期发病水平。

c. 大流行：指某种传染病在短时期内迅速传播、蔓延，超过了一般的流行强度。

d. 暴发：指某一局部地区或单位在短期内突然出现众多患同一种传染病的病人。

③具有地方性和季节性。某些传染病受气温等地理条件影响，常局限在

一定的地理范围内，如长江流域的血吸虫病。某些传染病的传播受气候条件或媒介昆虫生活习性的影响，表现出季节性，如流行性乙型脑炎主要发生在蚊虫活跃的夏秋季。

④具有不同程度的免疫性。人体在患过某种传染病后，能在一定时期内具有不再感染此种传染病的能力，这种能力我们称之为免疫。不同传染病的免疫时限各不相同，有的传染病病愈后可获得终身免疫，如水痘；有的传染病免疫时限较短，病愈后可再次感染，如流感。

⑤病程发展具有一定的规律性。从病原体侵入人体至病情恢复，一般需要经过潜伏期、前驱期、症状明显期、恢复期四个阶段。

a. 潜伏期。潜伏期是指从病原体侵入人体到开始出现临床症状的这个时间段。潜伏期的长短根据病原体的种类、数量及人体免疫力的不同而不同。根据某种传染病的最长潜伏期，可确定该传染病接触者的检疫时限。如幼儿园某班发现一名水痘患者，根据水痘的最长潜伏期 21 天可知，自患儿确诊之日起，该班需检疫 21 天。

b. 前驱期。随着病原体的不断生长繁殖，产生毒素，患者会出现发热、乏力、头痛等一般性的全身反应，此时还没有特殊的临床症状出现，这段时期即前驱期。前驱期的患者已具有传染性。有的患者感染较重，发病急骤，可能不会出现前驱期。

c. 症状明显期。患者逐渐表现出所患传染病的特有症状，这段时期即症状明显期，如病毒性腮腺炎患者表现出腮腺肿大。

d. 恢复期。传染病症状逐渐消失，生理功能和症状损伤逐渐恢复，这段时期称为恢复期。

⑥具有可预防性。通过控制传染源，切断传染途径，增强人的抵抗力以及接受接种免疫等措施，可以有效预防传染病的发生和流行。

3. 传染病传播的三个基本条件

传染病在人群中传播必须具备传染源、传播途径、易感人群三个基本条件。

(1)传染源。

当病原体进入人体后，在体内生长、繁殖，这种被感染的人或动物即为传染源。传染源分为传染病患者、病原携带者以及病动物。

①传染病患者，是指感染了病原体并表现出一定症状和体征的人。患者是主要的传染源，其排出病原体的整个时期叫传染期，据此可确定患者的隔

离期限。

②病原携带者，是指无症状但携带并排出病原体的人，包括潜伏期病原携带者、病后病原携带者、健康病原携带者(潜伏期病原携带者：指受感染后到临床症状与体征出现之前能排出病原体的人；病后病原携带者：临床症状与体征已经消失但仍继续排出病原体的人；健康病原携带者：无任何症状与体征及病史，却排出病原体的人，这种病原携带者通常只能靠化验方法检出)。

③病动物，即以动物为传染源传播的疾病称为动物源性传染病(即人畜共患病)，如狂犬病、鼠疫。

(2)传播途径。

传播途径是病原体离开传染源后传播给另一个易感者所经过的路线。主要有以下途径。

①空气飞沫、尘埃传播。空气飞沫、尘埃传播是呼吸道传染病常见的传播方式。病人讲话、呼吸、咳嗽时，喷出大量大小不同的唾液飞沫，这些飞沫飘在空中，被他人吸入后使健康人感染。此外，病人吐的痰干燥以后可以混入尘埃中，当人行走或打扫时，尘埃扬入空气被人吸入呼吸道而致病。所有呼吸道传染病都是借助这些方式通过空气传播的。

②接触传播。可分为直接接触传播和间接接触传播两种方式。直接接触传播指的是易感者直接接触传染源而被传染；间接接触传播指的是易感者接触了被病原体污染的物品而被传染。

③食物传播。食物传播是消化道传染病常见的传播方式。被病原体污染的食物或水，经口进入健康者体内被感染，如痢疾。

④水源传播。病原体污染水源并能在水中存活一段时间，使饮用此水的人感染疾病，如痢疾、伤寒、血吸虫病等。

⑤土壤传播。寄生虫和细菌，随人的粪便等进入土壤，其他人因土壤黏在手上，使病原体经口进入人体致病；也可因土壤污染伤口致病，如破伤风；此外，在土壤中的寄生虫幼虫，可自人的皮肤钻入人体致病，如钩虫病。土壤传播与人们接触土壤的机会及个人卫生习惯有关。

⑥虫媒传播。病原体通过媒介昆虫直接或间接进入易感者体内造成感染，如蚊虫传播乙型脑炎。

⑦医源性传播。指在医疗、预防工作中，由于未能严格执行规章制度和操作规程，人为地造成某些传染病的传播，如器械消毒不严可造成乙肝传播。

(3)易感人群。

易感人群是指对某种传染病缺乏免疫力，容易被感染的人。病原体入侵人体后，如果人体没有免疫力，病原体就能繁殖使人致病，所以，易感者的存在是传染病流行不可缺少的环节。

如果某种传染病易感人群多，则容易发生该传染病的流行。幼儿是多种传染病的易感人群。

(二)传染病管理要求及办法

1. 具体要求

(1)建立制度。

针对幼儿园实际情况，建立可行的传染病管理制度。定期检查执行情况、记录备案。

(2)设立隔离室。

幼儿园内按照要求设立隔离室，其位置应远离健康班，通风、采光、保暖设施齐全。尽量留有直接通向园内户外场地的通道；隔离室用品一日一用一消。

(3)及时发现。

园内一旦发现疑似传染病及传染病人，要对传染病患者立即隔离，立即按传染病程序逐级报告，并进行登记管理。根据不同病种对污染环境及时彻底做好消毒处理。

(4)卫生保健人员应会诊断及鉴别常见传染病。

(5)严格执行传染病管理制度，降低传染病发病率，做到传染病无暴发、肝炎、痢疾无续发，确保防控措施落到实处。

2. 预防措施

(1)做到"六早"。即早预防、早发现、早报告、早诊断、早隔离、早治疗。

(2)把好"三关"。即晨、午、晚检关；入园体检关；消毒、隔离、检疫关。

①晨、午、晚检关要求对缺勤的幼儿要及时联系。

②入园体检关要求工作人员上岗要定期体检，幼儿入园前先到区妇幼保健院进行入园体检，体检合格后入园。

③消毒、隔离、检疫关。

a. 消毒：按照卫生消毒制度的要求做好日常和传染病发生时的消毒工作（包括食堂卫生消毒工作），并记录备案。

b. 隔离：对诊断和疑似传染病的幼儿和工作人员应立即隔离，按传染病规定的隔离期进行隔离（参考卫生保健工作常规中传染病的潜伏期和隔离检疫期限）。

c. 检疫：对密切接触传染病的幼儿及工作人员，应立即采取检疫措施，按传染病规定的检疫期限进行检疫，其间不与其他班级接触，暂停办理入园、入托手续。

3. 抓好三个环节，即控制传染源、切断传播途径和保护易感人群。

(1)控制传染源。

①对诊断或疑似传染病的幼儿及工作人员应立即送往隔离室进行观察隔离，上报地段保健科，根据各传染病相关管理办法，进行彻底消毒，隔离期满后幼儿持复课证明和医院开具的痊愈证明方可复课。

②对于病人的接触者或病原携带者，应及时进行登记和管理，并视具体情况进行检疫观察或隔离，其间该接触者或病原携带者暂不入园，如检疫隔离的，需在检疫期满后确定无症状方可解除隔离。

(2)切断传播途径。

①切断呼吸道疾病的传播途径，冬季每半日室内通风 10—15 分钟，每天至少通风两次。班级配备空气净化器或新风系统，保持空气新鲜、流通，传染病流行期不带幼儿去公共场所。

②切断消化道疾病传染途径，培养幼儿良好的卫生习惯，饭前便后用肥皂洗手，不吃生冷腐败、变质不洁食物，做好地面、餐具、餐桌、水杯、毛巾等物品消毒。消灭蚊、蝇、老鼠等传染疾病的害虫。

(3)保护易感人群。

保健医要及时掌握园内易感幼儿情况并进行登记；对传染病有密切接触史者要进行登记追访，并根据情况采取相应措施。

二、幼儿常见传染病管理

保健医日常接触较多的幼儿传染病就是手足口病、疱疹性咽峡炎了。两者初期症状极为相似。

以下我们就从实际工作出发，重点介绍手足口病及疱疹性咽峡炎，通过系统介绍、鉴别诊断及大量的图片来解决保健医在实际工作中遇到的问题。

(一)常见肠道传染病

1. 手足口病

手足口病由肠道病毒(CoxA16、EV71)、Echo 病毒等多种肠道病毒感染导致，多发生于学龄前儿童，主要症状表现为手、足、口腔等部位的斑丘疹、疱疹。图 2-3 至图 2-5 所示为手足口病的症状。

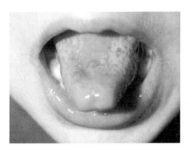 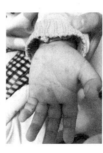 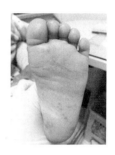

图 2-3　口腔内表现　　　　图 2-4　手掌上　　图 2-5　脚底

(1)手足口病的概况(见表 2-8)。

表 2-8　手足口病发展历程

时间	发展历程
1957 年	新西兰首次报道该病。
1958 年	分离出柯萨奇病毒，主要为 CoxA16 型。
1959 年	该病被命名为"手足口病"。
1970 年	EV71 在美国被首次确认。
1981 年	上海首次报道该病。
2008 年	手足口病被列为我国法定报告传染病中的丙类传染病。

(2)手足口病临床分期分型示意图如图2-6所示。

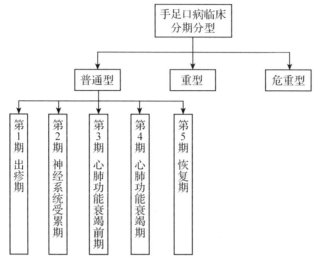

图 2-6　手足口病临床分期分型

(3)手足口病典型皮疹形态。

斑疹、斑丘疹、水疱疹，不同形态皮疹可能出现在同一名患者身上，水疱可由斑疹或斑丘疹演变而来(见图2-7、图2-8)。

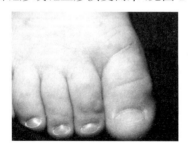

图 2-7　脚面皮疹

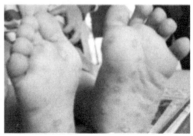

图 2-8　脚底皮疹

(4)手足口病的典型皮疹部位(见表2-9)。

表 2-9　手足口病的典型皮疹部位

序号	分布	皮疹常见部位	图例
1	口腔	最常见于舌部及颊黏膜。	

序号	分布	皮疹常见部位	图例
2	手足	最常见于手指背侧、手指间区域、手掌、足趾背侧、足外侧缘、足底以及足跟部。	
3	臀部	斑丘疹较水疱更常见。	

（5）手足口病不典型皮疹形态及部位（见表 2-10）。

表 2-10　手足口病不典型皮疹形态及部位

序号	分布	皮疹常见部位	图例
1	囊疱疹	膝盖、肘部、躯干、口周、耳周、四肢，部分皮疹可融合。	

序号	分布	皮疹常见部位	图例
2	小婴儿 CoxA16 感染	手脚心、手指足趾、下肢及臀部。	

（6）手足口病的确诊。

在临床诊断病例基础上，具有下列之一者即可确诊。

①肠道病毒特异性核酸检测（咽拭子/粪便）阳性。

②分离出肠道病毒，并鉴定为 CoxA16、EV71 或其他可引起手足口病的肠道病毒。

③急性期血清学标本检查相关病毒的 IgM 抗体阳性。

④恢复期血清相关肠道病毒的中和抗体比急性期有 4 倍及以上的升高。

（7）手足口病的治疗。

①注意隔离。

②避免交叉感染。

③清淡饮食。

④口腔护理。

⑤病情观察。

⑥对症支持治疗。

(8)手足口病防控策略。

①一般预防策略。

a. 保持良好的个人卫生习惯是预防手足口病的关键。

b. 勤洗手，不要让幼儿喝生水、吃生冷的食物。

c. 儿童玩具和常接触到的物品应定期进行清洁消毒。

d. 避免幼儿与患手足口病和疱疹性咽峡炎的儿童密切接触。

②疫苗接种。

无特性免疫措施(2015 年 5 月我国研制 EV－A71 型病毒疫苗首次临床应用)。EV－A71 型灭活疫苗可用于 6 月龄至 5 岁幼儿预防 EV－A71 感染所致的手足口病，基础免疫剂次为 2 剂次，间隔 1 个月，鼓励在 12 月龄前接种。

③加强防控。

a. 加强预检分诊，标准预防措施，严格执行手部卫生。

b. 加强环境和手的消毒，选择中效或高效消毒剂，如用含氯(溴)消毒剂等进行消毒，75％的乙醇和 5％的来苏水对肠道病毒无效。

2. 疱疹性咽峡炎

(1)疱疹性咽峡炎定义。

疱疹性咽峡炎的病原体同样为肠道病毒，其诊断依据为口腔黏膜可见充血性黄色或灰白色丘疱疹，位于咽腭弓、软腭、扁桃体及悬雍垂，常伴有发热。[1] 在实际工作中，手足口病早期病人(仅有口腔疱疹尚未出现皮疹)与疱疹性咽峡炎不易区分。

(2)结合发病部位鉴别(见表 2-11)。

表 2-11　疱疹性咽峡炎鉴别部位及要点

序号	部位	鉴别诊断	鉴别要点	图例
1	口腔	水痘病人口腔疱疹。	结合皮肤皮疹特点来鉴别。	

---

① 中华医学会儿科学分会感染学组，国家感染性疾病医疗质量控制中心：《疱疹性咽峡炎诊断及治疗专家共识(2019 版)》，《中华儿科杂志》，2019 年第 57 卷第 3 期，第 177—180 页。

续表

序号	部位	鉴别诊断	鉴别要点	图例
1	口腔	水痘病人口腔疱疹。	结合皮肤皮疹特点来鉴别。	
2	口腔	阿弗他溃疡,单发或多发,大龄儿童多见。	病人一般没有皮疹,病程早期难以临床鉴别。	
3	口腔	疱疹性龈口炎,单纯疱疹感染,伴发热时常常发热持续时间较长。	口腔溃疡明显,以口腔前部受累为主,注意牙龈肿胀及糜烂。	
4	四肢	丘(疱)疹样荨麻疹,夏季高发,痒感明显。	皮疹形态与典型手足口病有差异,皮疹常反复出现,四肢为主,不伴口腔疱疹。	

序号	部位	鉴别诊断	鉴别要点	图例
5	嘴周边，手指等	单纯疱疹感染，疱疹性瘭疽。	疱疹较小，成簇分布，儿童尤其是小婴儿手指单纯疱疹感染往往为吃手部位，成人口周单纯疱疹感染常反复。	
6	暴露在外的皮肤处	接触性皮炎，过敏或刺激所致，痒感明显，皮损边缘不清。	皮损部位常为暴露于刺激性物质的部位（一处或多处），口腔多无疱疹。	

（3）疱疹性咽峡炎临床处置流程①（见图 2-9）。

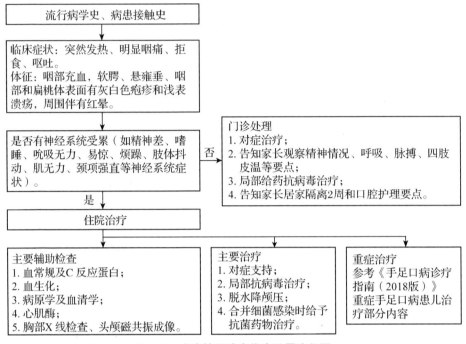

图 2-9　疱疹性咽峡炎临床处置流程图

（4）手足口病/疱疹性咽峡炎聚集和暴发疫情停、复课要求。

①聚集性病例。

a. 同一托幼机构一周内发生 5 例及以上，但不足 10 例。

b. 同一班级一周内发生 2 例及以上。

②暴发疫情。

同一托幼机构一周内发生 10 例及以上手足口病病例。

③处理措施。

a. 停班：出现 1 例重症病例；1 周内同一班级 1 例病例建议停班，2 例病例必须停班 10 天。

b. 停园：1 周内 10 例或 3 个班级分别出现 2 例及以上病例。

3. 急性胃肠炎

（1）急性胃肠炎疑似病例定义。

24 小时内排便多于或等于 3 次且大便性状有改变者，和/或 24 小时内出现呕吐者为急性胃肠炎疑似病例。

----

① 中华医学会儿科学分会感染学组、国家感染性疾病医疗质量控制中心：《疱疹性咽峡炎诊断及治疗专家共识(2019 版)》，《中华儿科杂志》，2019 年第 57 卷第 3 期，第 177—180 页。

（2）流行病学特征。

①病原体：诺如病毒（NV）。常见病原最长潜伏期为：诺如病毒 3 天，星状病毒、轮状病毒 4 天，札如病毒 5 天，肠道腺病毒 10 天。

②传染源：病人和携带者。

③传播途径。

a. 粪—口途径。饮用诺如病毒污染的水。食用诺如病毒污染的食物（贝类食物：牡蛎）。接触到诺如病毒污染的物体或表面，然后手接触到口。

b. 人—人直接接触传播：直接接触到感染者（如照顾病人，与病人同餐或使用相同的餐具）。

c. 病人的呕吐物形成的气溶胶。

④易感人群：人群普遍易感，老人、婴幼儿、免疫力低下的人。

（3）临床表现。

①恶心、呕吐、腹痛和腹泻；此外头痛、轻度发热、寒战和肌肉痛也是常见症状，严重者出现脱水症状。

②儿童患呕吐普遍，成人患腹泻为多，24 小时内腹泻 4—8 次。

（4）预后和并发症。

为自限性疾病，通常病程在 12—72 小时。目前尚无特效的抗病毒药物，不需用抗生素，预后良好。

（5）预防措施。

预防肠道传染病"九字真经"：吃熟食、喝开水、勤洗手。

（6）急性胃肠炎病例隔离期。

①病例：诺如病毒、轮状病毒、札如病毒、星状病毒和肠道腺病毒感染病例从发病至症状完全消失后 72 小时内进行隔离。

②隐性感染者：自病毒核酸检测阳性后 72 小时内进行居家隔离。

③从事食品操作岗位的员工或托幼机构老师，如为病例或隐性感染者，均需连续 2 天粪便或肛拭子病毒核酸检测阴性后方可重新上岗。

【案例 2-1】

幼儿园呕吐物的处理[①]

背景：

一天在过渡环节中，老师正在进行教育游戏，一名儿童精神欠佳，吐了，

---

① 北京市丰台区疾病预防控制中心：《丰台区急性胃肠炎疫情现场操作指南（2021 版）》，第 4—14 页。

转班中的保健医马上予以处理。

处置：

1. 保健医工作内容

(1)先把患儿带到隔离室休息(为患儿穿戴鞋套，避免患儿在行走过程中残留呕吐物污染周围环境)。

(2)到达隔离室，呕吐患儿应冲洗口鼻、漱口并彻底清洗双手。

(3)保健医与家长取得联系，要求家长带患儿去医院进行诊治。

(4)患儿离园后，保健医再次清洗双手，消毒隔离室。

2. 教师工作内容

教师停止游戏，疏散其他幼儿到安全的教室隔离，稳定幼儿情绪。

3. 保育老师工作内容

(1)打开门窗通风。

(2)取出应急处置包，做好防护。

①应急处置包里物品(见图2-10)。

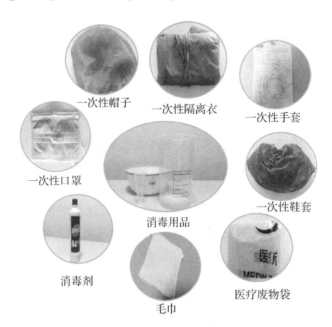

图 2-10　应急处置包物品

②保育员依次戴上一次性口罩、一次性帽子，戴第一层一次性手套，穿上一次性隔离衣，戴第二层一次性手套，穿一次性鞋套(见图2-11)。

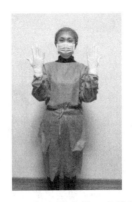

图 2-11 保育员穿戴一次性用品

③注意事项

佩戴一次性口罩时，应将有金属软条的一端朝上，口罩佩戴后用双手紧压鼻梁两侧的金属条，使口罩上端紧贴鼻梁，然后向下拉伸口罩。佩戴好的口罩应遮住鼻和下巴，并紧贴面部(见图 2-12)。

佩戴帽子时注意两侧耳后及脑后发髻不可外露(见图 2-13)。

第二副一次性手套应套在隔离服衣袖外面(见图 2-14)。

隔离衣后边缘重叠，将里侧衣服完全遮盖(见图 2-15)。

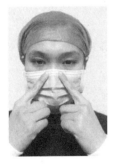
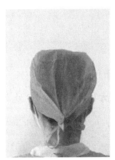
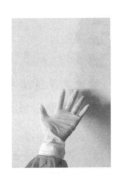
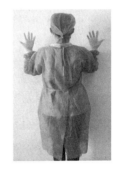

图 2-12 口罩紧贴
鼻梁图

图 2-13 一次性帽
包住发髻

图 2-14 一次性手套
包住隔离服

图 2-15 隔离服完全
覆盖里侧衣服

(3)使用"消毒液配比指导盘"规范配制消毒液(见图 2-16)。

"消毒液配比指导盘"使用步骤：

①本指导盘适用于 84 消毒液等原液有效氯含量为 4%—7% 的次氯酸钠类消毒液。

②参考背面表格，依据目的确定待配制消毒液的浓度。

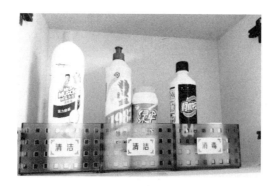

图 2-16 清洁用消毒液

③根据实际情况，确定待使用的配液体积。

④通过旋转，使指导盘正面大圆上的配液体积刻度与小圆上的使用浓度刻度相对应，此时小圆显示窗内指示数值即为所需的原液体积。

配制不同浓度消毒液的实际应用：

①配制 1L 浓度为 10000mg/L 的 84 消毒液——清水 800ml 和 84 消毒液原液 200ml；

②配制 1L 浓度为 1000mg/L 的 84 消毒液——清水 980ml 和 84 消毒液原液 20ml；

③配制 1L 浓度为 5000mg/L 的 84 消毒液——清水 900ml 和 84 消毒液原液 100ml。

温馨提示：

①84 消毒液不能与洁厕灵等清洁剂混合使用。

②消毒剂应放置在儿童不易触及的地方，并在阴凉处避光、密闭保存，所需溶液应现配现用。

③注意量取消毒液时，视线与液面保持一致(见图 2-17)。

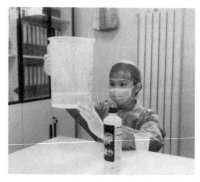

图 2-17 视线与液面持平

（4）按照规范处理呕吐物。

用一次性吸水材料（如抹布、纱布等）完全覆盖呕吐物（见图 2-18）。

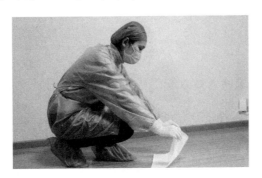

图 2-18　覆盖呕吐物

配制 5000mg/L—10000mg/L 的含氯消毒溶液，均匀倾倒在一次性吸水材料上（见图 2-19）。

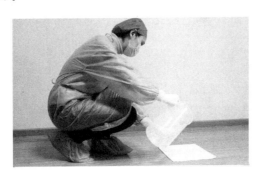

图 2-19　倾倒消毒液

在作用 30 分钟后，小心收拢一次性吸水材料清理干净呕吐物，并将一次性吸水材料放入医疗废物袋中（注意避免手触碰医疗废物袋）（见图 2-20）。

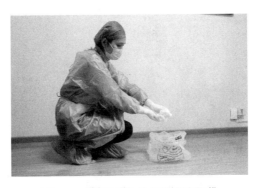

图 2-20　将呕吐物放入医疗废物袋

做手部消毒后，将外层一次性手套放入医疗废物袋，扎紧袋口后，再次消毒双手(见图2-21)。

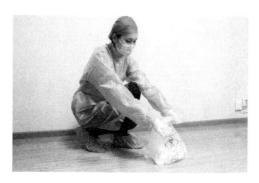

图2-21　扎紧医疗废物袋

将盛放呕吐物的医疗废物袋放入室外另一个提前备好的医疗废物袋中(见图2-22)。

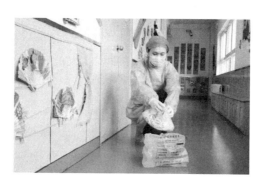

图2-22　将装有呕吐物的医疗废物袋放入干净的医疗废物袋中

用1000mg/L含氯消毒液喷洒被呕吐物污染的地面，注意不要留有缝隙，作用30分钟(见图2-23)。

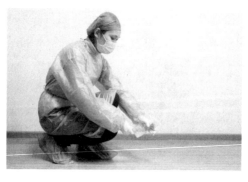

图2-23　清洁地面

用 1000mg/L 含氯消毒液对教室整体环境进行消毒，并作用 30 分钟(见图 2-24)。

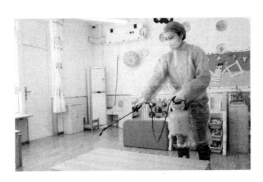

图 2-24 对教室进行消毒

对手部进行消毒后，依次脱下一次性帽子、一次性隔离衣、一次性鞋套、内层一次性手套，再次对手部进行消毒后脱下一次性口罩，上述所有一次性防护物品均放入医疗废物袋内并扎紧袋口，将装有一次性防护物品的医疗废物袋和装呕吐物的医疗废物袋放入同一个医疗废物袋内，并用 1000mg/L 的含氯消毒液喷洒消毒内层医疗废物袋外表面，最后扎紧外层医疗废物袋袋口。

用 5000mg/L 含氯消毒液对使用后的清洁用具浸泡消毒 30 分钟，冲洗后晾干。

注意：未经消毒处理的抹布、拖把严禁拿到别处使用；抹布、拖把专区专用，不能混用。

将装有垃圾的医疗废物袋交给社区卫生服务机构保健科，按医疗废物集中处置。

按照七步洗手法洗净双手，用肥皂和流动水至少洗 20 秒。消毒纸巾和免洗手液不能代替洗手。

(5)温馨提醒。

①按照程序对呕吐物消毒完毕后，教师应关注密切接触者，做好晨、午检，因病缺勤追访登记，发现问题及时处理。

②如果出现急性胃肠炎症状的学生较多，构成疫情上报标准，及时上报社区卫生服务机构保健科和教委体委中心或教委主管部门，在相关专业人员指导下进行疫情调查和处置。

③全面彻底对园所内环境——厕所、公共楼道和教室进行消毒，重点部位为桌面、厕所按钮、门把手、水龙头、楼梯扶手等。

④应加强传染病健康宣教工作，监督幼儿做好个人卫生，保持良好的手部卫生。

⑤认真检查食品从业人员的健康状况，发现问题，暂停从事接触直接入口食品的工作，必要时进行临时健康检查，待查明原因并将有碍食品安全的疾病治愈后方可重新上岗。

⑥对于聚集性疫情中的患儿或诊断为传染病的患儿，待症状消失 72 小时后，到学校或幼儿园所属的社区卫生服务机构保健科开具复课证明方可复课。

(二)常见呼吸系统传染病

呼吸道传染病是指病原体从人体的鼻腔、咽喉、气管和支气管等呼吸道感染侵入而引起的有传染性的疾病。其传染源为病人和隐性感染者。呼吸道传染病主要通过空气飞沫传播，也可通过直接密切接触或间接接触传播，人群对多数呼吸道传染病普遍易感，尤其是学龄前幼儿及体弱多病者。儿童常见呼吸道传染病包括麻疹、风疹、流行性腮腺炎、水痘、猩红热等。

随着人们健康意识的增强，幼儿计划免疫接种率的提高，曾经威胁人们生命健康的疾病发病率呈逐年下降趋势，尤其是在城市，每年报告病例极其分散，因此，幼儿园的出疹性呼吸道传染病也是极其少见的。但是对于幼儿园保健医来讲，具备相关传染病知识和鉴别能力还是我们的必备技能之一。

1. 麻疹

麻疹是由麻疹病毒引起的、具有高度传染性的急性出疹性呼吸系统传染病，如图 2-25 所示。一年四季均可发病，以春季为多，它的特点是传染性强，人群普遍易感，发病多以小儿为主。

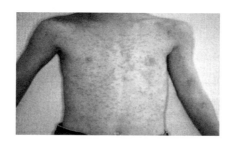

图 2-25 麻疹

(1)流行病学特征。

①病原体：麻疹病毒对热、强光、干燥和一般消毒剂敏感，在日光照射

下或流动空气中经 20 分钟即失去致病力，但耐低温。

②传染源：麻疹病人是本病的唯一传染源。

③传播途径：主要通过直接接触和呼吸道飞沫传播，自潜伏期末至出疹后 5 天内都具有传染性。

④易感人群：未接种疫苗与未患病者普遍易感，儿童普遍易感，发病主要为学龄前儿童。

（2）临床表现。

①发病后 2—4 天，发热、咳嗽、流涕、流泪等类似感冒症状，口腔出现针尖大小灰白色斑点，周围黏膜充血称为柯氏斑，是麻疹的特征性表现（见图2-26）。

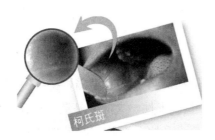

图 2-26　柯氏斑

②顺向性发疹，起自发际，沿颈部、耳后向面、颈、躯干及四肢蔓延，手足心均可出现大小不等的充血性丘疹，可融合成片，疹间皮肤正常，自上而下逐渐遍布全身。

③皮疹出现后 3—5 天体温开始下降，消退次序与出疹次序相同，一般在退热后 2—3 天内全部退去，遗留浅褐色斑痕，再经 1—2 周开始完全消失。退疹时原皮疹部位有糠麸状细小脱屑。无并发症的麻疹病程，一般 10 天左右。

（3）预防措施。

接种麻疹疫苗，是预防麻疹的最有效方法。

（4）隔离期限。

病人隔离至出疹后 4 天（出疹当日为疹后 0 天），并发肺部感染者延长至疹后 14 天，接触者检疫日期为 21 天。

（5）应急接种。

对于 45 岁以下，5 年内未接种过麻疹疫苗且无麻疹患病史者，均应进行应急接种。3天内接种率应达到95％以上。

2. 风疹

风疹是儿童期常见的病毒性传染病，特点是：全身症状轻微，皮肤红色斑丘疹及枕后、耳后、颈后淋巴结肿大伴触痛，合并症少见。母亲孕期如果感染，风疹病毒可通过胎盘传给胎儿而致各种先天缺陷，称为先天性风疹综合征。

(1)流行病学特征。

①病原体：风疹病毒不耐热，在室温中很快失去活力。

②传染源：病人和携带者。

③传播途径：口鼻、眼部分泌物直接或经飞沫通过呼吸道传播。

④易感人群：儿童和未经免疫的成人普遍易感。

(2)临床表现。

潜伏期为14—21天，前驱期有低热及卡他症状，出疹期的典型临床表现为耳后、枕部及颈后淋巴结肿大并伴有触痛，持续一周左右。皮疹在淋巴结肿大后24小时内出现，呈多形性，大部分是散在斑丘疹，也可呈大片皮肤发红或针尖状猩红热样皮疹，开始在面部，24小时内迅速遍及颈部、躯干、手臂，最后至足部。

(3)预后及免疫。

病程一周左右，预后良好，病后获终身免疫。

(4)隔离期限。

隔离至出疹后5天，有呼吸道症状；并发肺部感染者延长至疹后10天。

(5)应急接种。

对于20岁以下，5年内未接种过风疹疫苗且无风疹患病史者，均应进行应急接种。3天内接种率应达到95％以上。

3. 流行性腮腺炎

流行性腮腺炎是由流行性腮腺炎病毒引起的以腮腺肿胀及疼痛为主的非化脓性炎症，是常见的呼吸道传染病。

(1)流行病学特征。

①病原体：流行性腮腺炎病毒，对理化因素敏感，酒精及紫外线照射下很快死亡，低温下存活时间较长。

②传染源：病人和隐性感染者，患儿自发病6天至腮腺肿胀消失之前均

具有传染性。

③传播途径：通过呼吸道飞沫传播，接触传播较少见。

④易感人群：儿童易感，5—15岁儿童多见，已在幼儿园造成流行。

（2）临床表现。

①以发热、腮腺肿胀为主要表现。

②一侧或两侧腮腺肿胀、疼痛；以耳垂为中心弥漫性肿胀，张口加剧，下颌骨后沟消失，局部皮肤不红。

③部分患儿有舌下腺和颌下腺肿胀。

（3）并发症。

胰腺炎、睾丸炎、卵巢炎、脑炎等，年长儿易发生。

（4）预后及免疫。

感染后终身免疫。

（5）隔离期限。

隔离期为发病后21天，接触者检疫日期为21天。

（6）应急接种。

20岁以下密切接触者中，凡5年内未接种过流腮疫苗，且未患过流腮者均应进行麻风腮疫苗的应急接种。

4. 水痘

水痘属于病毒性传染病，由水痘－带状疱疹病毒引起，是传染性极强的呼吸道传播疾病，如图2-27所示。

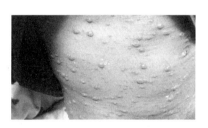

图 2-27　水痘

（1）流行病学特征。

①传染源：患儿是唯一的传染源，自发病起7天都有传染性。

②传播途径：呼吸道飞沫传播，传染性强。

③易感人群：人群普遍易感，幼儿及学龄前儿童对此病最敏感。

（2）临床表现。

①轻、中度发热，食欲差、头痛、腹痛等。

②皮疹成批出现，初期是强烈痒感的红色丘疹（见图 2-28），然后发展为充满液体的水疱疹，24—48 小时内泡内液体变浑浊、出现脐凹，随后结痂，伴明显的痒感，同时存在不同时期的皮疹是水痘的特点。

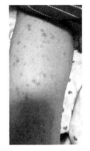

图 2-28 红色丘疹

③皮疹向心性分布，首先出现于头皮面部，逐渐向躯干蔓延，四肢少见。

④年龄越小疹数较少，较大儿童出现皮疹较多，持续时间长。

（3）预后及免疫。

预后良好，一般不形成疤痕，病后终身免疫。

（4）隔离期限。

隔离期至疱疹完全干燥结痂为止（至少 7 天），接触者检疫日期为 21 天。

（5）应急接种。

发生 1 例，全班或全楼层易感人群作为应急接种对象；发生 5 例及 5 例以上病例，全校学生作为应急接种对象。应急接种与其他疫苗之间不考虑时间间隔。

5. 猩红热

猩红热是细菌感染引起的急性发疹性疾病，冬春季多发，夏秋季较少。

（1）流行病学特征。

①病原体：A 组 β 型溶血性链球菌。

②传染源：患儿和带菌者。

③传播途径：通过飞沫经呼吸道传播，也可通过直接密切接触或污染的玩具、用具、手及食物等间接污染。

④易感人群：人群普遍易感，任何年龄均可获病，2—10 岁发病最多。

（2）临床表现。

①发热、头痛、恶心、呕吐、咽痛等症状。

②发热 1 天后出疹，24 小时出齐。

③发疹，全身皮肤黏膜弥漫性粟粒样猩红色充血性密集丘疹，疹间皮肤正常弥漫性充血；皮肤褶皱部位如腋、腕、腹股沟、肘等处，皮疹密集，形成线状疹，称为帕氏线。

④面部潮红，口周皮肤呈苍白色，形成口周苍白圈。

⑤舌乳头充血肿大，被舌苔覆盖，出现草莓舌，随后舌苔脱落出现杨梅舌。

（3）预后和并发症。

远期并发急性肾小球肾炎及风湿热，无终身免疫。

（4）预防措施。

①及时就医：在高发季节，尤其是周围出现猩红热病人时，家长要密切关注儿童的身体状况，一旦发觉儿童出现发热或皮疹，应及时送往医院进行诊断和治疗。

②治疗和隔离患者：患儿应注意卧床休息，进行住院治疗或居家隔离，隔离期为 7 天，不要与其他儿童接触；其他人接触患者时要戴口罩。抗生素治疗必须足程足量。

③通风和消毒：患儿居室要经常开窗通风换气。患儿使用的食具应煮沸消毒；用过的手绢等要用开水煮烫。患儿痊愈后，要进行一次彻底消毒，玩具、家具要用肥皂水或消毒液擦洗一遍，不能擦洗的，可在户外暴晒 1—2 小时。

④加强园所卫生：在猩红热流行期间，托幼机构要认真开展晨、午检工作，发现可疑者应请其停课、就医和隔离治疗。患儿接触过的食具要煮沸消毒，用具、桌椅等用消毒液擦拭消毒。保证室内做到充足的通风换气。应每日做好教室、玩具和餐具的清洁，一旦发现病例，应对病例接触的物品进行及时消毒。

（5）隔离期限。

隔离至咽部细菌培养 3 次阴性为止，一般不少于 1 周。

（三）常见出疹性传染病的鉴别要点

表 2-12　常见出疹性传染病鉴别要点一览表

鉴别要点	麻疹	风疹	幼儿急疹	猩红热	水痘	手足口病	药物疹
常见发病年龄	6月至5岁	1—5岁	6月至2岁	2—8岁	6月至3岁	4岁以下	
发热与出疹的关系	发热3—4天出疹	发热1—2天出疹	发热3—5天后，热退疹出	发热1天左右出疹	发热1—2天出疹	发热同时出疹或多不发热	

鉴别要点	麻疹	风疹	幼儿急疹	猩红热	水痘	手足口病	药物疹
出疹顺序	耳后—颜面—躯干—四肢，3—4天出齐	面部—躯干—四肢，1天内布满全身	躯干—全身，1天出齐，次日疹退	颈部—前胸—躯干—四肢，颜面部无疹，1天出齐	呈向心性分布，躯干多于四肢，头皮多于颜面	手掌、足趾较多，四肢、躯干少	
疹形	口腔黏膜可见柯氏斑，暗红色斑丘疹，疹间有正常皮肤，亦可融合	淡红色、细小均匀、斑丘疹，3天左右消退	玫瑰色斑丘或斑丘疹，1—2天消退	皮肤呈弥漫性潮红，点状红疹，压之褪色	丘疹—疱疹—结痂，分批出现，同一部位可见各期皮疹	斑丘疹—疱疹，圆形或椭圆形，较水痘皮疹为小，质较硬	有药物史，服药2—3天后出现，停药2—3天后消失。可见各种类型皮疹，斑疹、斑丘疹、疱疹、荨麻疹或溃疡，分布不一。出疹无规律
脱屑	糠秕样	细糠样或无	无	糠屑状至大片脱皮	无	无	
色素沉着	有	无	无	无	无	无	
淋巴结肿大	颈部	耳后、颈部、枕后	颈部、耳后、枕后	颈部颌下	浅表淋巴结	无	
并发症	肺炎、脑炎、喉炎	少见	少见	少数于病后2—3周并发肾炎或风湿热	皮肤感染、肺炎、脑炎、心肌炎	无	
白细胞	减少	减少	减少	增高	正常		

(四)常见出疹性传染病的潜伏期、隔离期与检疫期

表2-13　常见出疹性传染病的潜伏期、隔离期与检疫期一览表

病名	潜伏期		患者隔离日期	接触者检疫日期
	常见	最短—最长		
麻疹	10天	7—21天	出疹后4天，并发肺部感染者延长至14天	21天
风疹	18天	14—21天	出疹后5天，有合并症者延长至出疹后10天	不检疫

病名	潜伏期		患者隔离日期	接触者检疫日期
	常见	最短—最长		
水痘	14 天	12—21 天	隔离至水痘疱疹全部结痂为止	21 天
流行性感冒	1—3 天	数小时至 4 天	体温恢复正常、其他流感样症状消失 48 小时	7 天
流行性腮腺炎	18 天	14—25 天	自发病后 21 天	25 天
病毒性肝炎（甲型）	30 天	15—45 天	自发病之日起 21 天	45 天
病毒性肝炎（乙型）	60—90 天	28—180 天	急性期应隔离至 HBsAg 阴转，恢复期不阴转者，按 HBsAg 携带处理，动态隔离，定期观察有无 HBV 复制指标，直至抗 HBs 产生	45 天
流行性乙型脑炎	10—14 天	4—21 天	隔离至体温正常为止	不检疫
脊髓灰质炎	5—14 天	3—35 天	隔离期不少于发病后 40 天	20 天
细菌性痢疾	1—3 天	数小时至 7 天	症状消失后 7 天，或粪便培养 2—3 次阴性	7 天
百日咳	7—10 天	2—21 天	发病后 40 天	21 天
流行性脑脊髓膜炎	2—3 天	1—10 天	临床症状消失后 3 天，但从发病日计算不得少于 7 天	10 天
猩红热	2—5 天	1—12 天	症状消失后，咽拭培养连续 3 次阴性，解除隔离，但自治疗起不少于 7 天	7—12 天
手足口病	3—5 天	2—10 天	管理时限为自发病起至症状消失后 1 周	10 天
幼儿急疹	10—15 天		隔离 15 天	15 天

(五)常见传染病标准预案

表 2-14　常见传染病标准预案一览表

病种		聚集	暴发	消毒浓度	复课、结案
集中发热	发热病例（体温≥37.5℃）	同一班级 2 天内出现 5 例及以上	1 周内出现 10 例及以上	500mg/L	同一班级连续 3 天新发每天不足 3 例
	流感样病例（发热，腋下体温≥38℃，伴咳嗽或咽痛）	同上	同上	500mg/L	连续 1 周无新发病例
麻疹		—	10 天内发现 5 例及以上	500mg/L	出疹后 4 天，并发肺部感染者延长至 14 天
风疹		—	14 天内发现 5 例及以上	500mg/L	出疹后 5 天，有合并症者延长至出疹后 10 天
流行性腮腺炎		—	发生 10 例及以上	500mg/L	最后一例新发病例 2 周内无新发病例
水痘		病例之间在发病时间和地点方面无明显联系，表现为散在发生	7 天内发生 5 例及以上	500mg/L	直至最后一例病例发病 21 天后，未出现新病例
手足口病与疱疹性咽峡炎		一周内发生 5 例及以上，但不足 10 例；或同一班级发生 2 例及以上	7 天内发生 10 例及以上	500mg/L	同一班级一周内出现 1 例，建议停班 10—14 天；出现 2 例及以上必须停班 14 天
猩红热		发生 5 例及以上或同一班级发生 3 例及以上	发生 10 例及以上	500mg/L	连续 7 天无新发病例
诺如病毒感染		3 天内发生 3 例及以上	7 天内发生 20 例及以上	500mg/L,处理患儿呕吐物和粪便时浓度为 5000—10000mg/L	症状完全消失后 3 天，食堂工作人员便检 2 次阴性

第三节　幼儿园卫生消毒管理

为了促进幼儿的健康和谐发展，降低疾病在园流行的概率，除了掌握丰富的传染病相关知识，做好幼儿、教师及家长的健康宣教外，有效的卫生消毒和清洁也是防控传染病流行的重要方法之一。幼儿园各岗应严格执行卫生消毒制度，做好室内外环境、餐饮具清洁消毒工作，保证个人卫生。做到制度有依据，消毒有标准，保障幼儿在园健康安全。

一、幼儿园卫生消毒概述

(一)卫生消毒的基本概念

(1)清洁：去除物体表面有机物、无机物和可见污染物的过程。

(2)消毒：杀灭或清除传播媒介上致病微生物，使其达到无害化的处理。

(3)灭菌：杀灭或清除传播媒介上致病微生物的处理。

(4)抗菌：采用化学或物理方法杀灭细菌或妨碍细菌生长繁殖及其活性的过程。

(5)抑菌：采用化学或物理方法抑制或妨碍细菌生长繁殖及其活性的过程。

(6)消毒剂：用于杀灭传播媒介上的微生物使其达到消毒要求的制剂。

(7)灭菌剂：杀灭一切微生物(包括细菌芽孢)，并达到灭菌要求的制剂。例如，环氧乙烷、戊二醛。

(8)有效氯：有效氯是衡量含氯消毒剂氧化能力的标志，是指与含氯消毒剂氧化能力相当的氯量(非指消毒剂所含氯量)，其含量用浓度表示。

(9)作用时间：消毒或灭菌物品接触消毒或灭菌因子作用的时间，又称暴露时间、处理时间。

(10)随时消毒：是指对患儿污染的物品和场所及时进行消毒处理。

(11)终末消毒：是指传染源(包括患儿和隐性感染者)离开有关场所后进行的彻底的消毒处理，应确保终末消毒后的场所及其各种物品不再有病原体的存在。

(12)预防性消毒：无明确传染源存在，对可能受到病原体污染的环境、物品所进行的消毒，如空气、物体表面消毒。

(13)疫源地消毒：有明确传染源存在或曾经存在，对已经受到病原体污染的环境、物品所进行的消毒。

(二)消毒方法

1. 物理消毒

物理消毒是利用物理因素杀灭或消除病原微生物及其他有害微生物的方法。物理消毒效果可靠，并且不会残留有害物质，常为幼儿园消毒的首选方法。图 2-29 是物理消毒的分类。

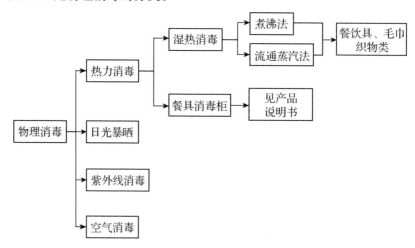

图 2-29　物理消毒的分类

湿热消毒适用于餐饮具、毛巾织物类物品的消毒。

注意事项：

(1)煮沸法操作时应注意将物品全部淹没于水中。水沸开始计时，持续15—30 分钟，计时后不得再新加入物品，否则持续加热时间应从重新加入物品再次煮沸时算起。

(2)流通蒸汽消毒时，消毒作用时间应从水沸腾后有蒸汽冒出时算起。

(3)消毒餐饮具时，餐饮具之间留有一定空隙(约一根筷子的间隙)，方能达到消毒效果。

例：紫外线消毒。

（1）要求。

①消毒用的紫外线灯在电压为 220V、环境相对湿度为 60％、温度为 20℃时，辐射的强度不低于 $70\mu W/cm^2$。

②定期检测消毒紫外线的照射强度，当强度降低到要求值以下时，应及时更换。

注：按照室内立方米数，每立方米照射不少于 1.5W，设置灯管数量。

（2）使用方法。

①采用紫外线灯移动式照射消毒，需在室内无人状态下；用于室内空气消毒，照射时间为 60 分钟；对于物体表面消毒，紫外线灯垂直距离应在 1 米以内，照射时间为 60 分钟。

②消毒时对环境的要求：用紫外线直接照射消毒空气时，需关闭门窗，保持消毒空间内环境清洁、干燥，消毒空气的适宜温度为 20—40℃，相对湿度低于 80％。

（3）注意事项。

①应保持紫外线灯表面清洁，每周用酒精对灯管表面进行擦拭，发现灯管表面有灰尘、油污等时应随时擦拭。

②用紫外线灯消毒室内空气时，房间内应保持清洁干燥；当温度低于 20℃或高于 40℃、相对湿度大于 60％时，应适当延长照射时间。

③采用紫外线消毒物体表面时，应使消毒物品表面充分暴露于紫外线照射范围内。

④采用紫外线消毒纸张、织物等粗糙表面时，应适当延长照射时间，且两面均应受到照射。

⑤不应使紫外线光源直接照射到人。紫外线灯开关必须和照明灯开关分开设置，并保证儿童触碰不到紫外线灯开关。

⑥照射完毕后需详细登记，累计 400 小时后进行测试，测试合格后将测试卡粘贴在紫外线灯使用登记表上并注明日期，同时紫外线车上还需分别注明上、下灯管；测试不合格时应更换灯管，累计 1000 小时后也应更换灯管。

（4）紫外线强度测定法。

使用紫外线强度照射指示卡进行测试，指示卡需避光保存，使用方法如下。

①开启紫外线灯 5 分钟后，将化学卡置紫外线灯下垂直距离 1 米处，有

图案的一面朝上,分别对紫外线上下灯进行测试。

②照射1分钟(紫外线照射后,图案正中光敏色块由乳白色变成不同程度的淡紫色)。

③观察指示卡色块的颜色,将其与标准色块比较,读出照射强度。

2. 化学消毒

化学消毒法就是利用化学药物杀灭病原微生物的方法。化学消毒剂因其种类多,适用性广泛,使用方便,故在消毒中占有重要地位。化学消毒也存在着一定问题,如杀菌效果不稳定,有腐蚀性、刺激性和毒性,易造成环境污染等。

(1)化学消毒剂的分类。

根据化学成分的不同有如下不同类型的消毒剂。

①高效消毒剂:能完全杀灭包括细菌芽孢在内的各种微生物,如过氧乙酸、过氧化氢、含氯消毒剂等;环氧乙烷、戊二醛可作为灭菌剂。

②中效消毒剂:能杀灭除细菌芽孢外的各种微生物,如碘类、醇类、酚类消毒剂等。

③低效消毒剂:只能杀灭部分细菌繁殖体、部分真菌和病毒,不能杀灭芽孢、结核杆菌和 HBV 等病毒,如氯己定、新洁尔灭、季铵盐类等。

(2)消毒液的配比计算和溶度测定。

84 消毒液的主要成分是次氯酸(及次氯酸钠),它的消毒原理是强氧化性,会导致微生物中的很多成分被氧化,最终丧失机能,无法繁殖或感染。

必须注意的是,84 消毒液不能与洁厕灵同用,它们会发生化学反应产生氯气,不仅导致消毒失效,而且氯气的毒性还会对身体造成伤害。

①配比。

a. 将浓消毒液稀释成所需浓度消毒液,需使用带有刻度的量杯备注。

b. 有效氯剂量是指使用符合卫生部《次氯酸钠类消毒剂卫生质量技术规范》中规定的次氯酸钠类消毒剂。

②计算方法。

a. 将浓消毒液稀释成所需浓度消毒液。

公式:所需浓度消毒液量(mL)=拟配消毒液浓度(mg/L)×拟配消毒液量(L)/浓度消毒剂有效含量(%)。

例:含有5%有效氯的 84 消毒液稀释配制成含 250 mg/L 有效氯的应用

液 5L，需用多少毫升消毒液原液，用多少毫升水？

先将消毒剂浓度表达单位换算一致：

$1\%=10000mg/L$

$5\%=50000mg/L$

所需原消毒液量（mL）＝ 250（mg/L）$\times 5$（L）$/5\%=250$（mg/L）$\times 5$（L）$/50000$（mg/L）$=25$（mL）

所以，使用含 5% 有效氯的 84 消毒剂 25mL、加水 4975mL 即可配成含 250 mg/L 有效氯的消毒液 5L。

b. 用消毒片配制消毒液。

公式：所需消毒剂片数＝拟配消毒液浓度（mg/L）$\times$拟配消毒液量（L）/消毒剂有效含量（mg/片）

例：拟配 10L 消毒液，有效氯浓度为 500mg/L，所用消毒片有效氯含量为 250mg/片，问需加几片消毒片？

所需消毒剂片＝500（mg/L）$\times 10$（L）$/250$（mg/片）$=20$（片）

即配 10L 消毒液，需用有效氯含量为 250mg/片的消毒片 20 片。

消毒泡腾片是以三氯异氰尿酸为主要有效成分的消毒片，每片有效氯含量有 250mg 和 500mg 两种规格，在商品外包装上会有标识，配制前需要认真查看。

注意事项：含氯消毒片应在水中充分溶解并混匀后使用。

③G-1 型消毒剂浓度试纸。

范围：含氯消毒剂、过氧乙酸、二氧化氯消毒剂等的现场测定。

使用方法：

a. 消毒剂溶液有效成分浓度在浓度试纸测定范围内时，取试纸浸于消毒液中，片刻取出，半分钟内在自然光下与标准色块比较，读出溶液所含有效成分含量。

b. 消毒剂溶液有效成分浓度高于浓度试纸测定范围时，可用自来水先将消毒剂稀释，使其有效成分浓度在试纸测定范围内，再按上法进行测定。

c. 对固体消毒剂测定时，应先用自来水将消毒剂配制成溶液，并使其有效成分浓度在试纸测定范围内，再按上法进行测定并计算有效成分浓度。

结果判定：

a. 直接测定的消毒剂溶液，对应标准色块上所示浓度为该消毒剂溶液的有效成分浓度。

b. 固体消毒剂或需稀释的消毒剂，其有效成分浓度为比色所得值乘以稀释倍数。

④含氯消毒剂使用中的注意事项。

a. 粉剂应于阴凉处避光、防潮、密封保存；水剂应于阴凉处避光、密闭保存；使用液应现配现用，使用时限不超过12小时。

b. 配制漂白粉等粉剂溶液时，应戴口罩、手套。

c. 未加防锈剂的含氯消毒剂对金属有腐蚀性，不应用于金属器械的消毒。加防锈剂的含氯消毒剂对金属器械消毒后，应用无菌蒸馏水冲洗干净，干燥后使用。

d. 对织物有腐蚀和漂白作用，不应用于有色织物的消毒。

e. 不得口服，置于儿童不易触及处。

f. 消毒至规定时间后，应用自来水擦拭或冲洗干净。

g. 消毒剂的使用者应做好适当防护。如不慎接触，应立即用清水连续冲洗，如伤及眼睛还应及早就医。

二、日常卫生消毒

(一)个人卫生消毒

(1)儿童每人一巾。每天下班前需清洗消毒毛巾，消毒方法为：用84消毒液浸泡20分钟，消毒后需用流动水冲洗，冲洗干净后在阳光下暴晒6小时；幼儿个人毛巾放置需悬挂挡板，保证毛巾不交叉。幼儿饭前、饭后、如厕后、手工活动前后、便后、户外活动及手脏时，保教人员应引导幼儿用肥皂流动水洗手，并严格按照七步洗手法洗手。

(2)每周末家长负责为幼儿剪指甲，保教人员每周一检查幼儿剪指甲情况。

(3)幼儿流鼻涕时要正确使用餐巾纸擤鼻涕并擦干净；幼儿户外流汗时要用餐巾纸擦干净，并将纸巾扔入对应的垃圾桶内。

(4)幼儿床铺上的被褥、凉席应专用，夏季每周洗枕套晒枕头一次，每月底彻底清洗床单、被套一次；被褥保持清洁、干燥，每月晒被褥一次；有污物及尿迹时应及时拆洗被褥。做到薄被、厚被定期更换，每学期初搞卫生时清洗一次窗帘。夏季使用的凉席，每日午睡后应用清水进行擦拭。

(5)幼儿午睡时保教人员应引导幼儿脱外衣放在小椅子上，不穿外衣坐床。

(二)班级卫生消毒

1. 班级日常消毒对象与方法

表 2-15　班级日常消毒对象与方法

消毒对象	消毒方法及时间	注意事项
空气	1. 开窗通风每日至少 2 次；每次至少 10—15 分钟。	在外界温度适宜、空气质量较好、保障安全性的条件下，应采取持续开窗通风的方式。
	2. 采用紫外线杀菌灯进行照射消毒每日 2 次，每次持续照射时间 60 分钟。	1. 不具备开窗通风空气消毒条件时使用。 2. 应使用移动式紫外线杀菌灯。按照每立方米 1.5 瓦计算紫外线杀菌灯管需要量。 3. 禁止紫外线杀菌灯照射人体体表。 4. 采用反向式紫外线杀菌灯在室内有人的环境下持续照射消毒时，应使用无臭氧式紫外线杀菌灯。
餐具、饮具	1. 煮沸消毒 15 分钟或蒸汽消毒 10 分钟。	1. 对食具必须先去残渣，清洗后再进行消毒。 2. 煮沸消毒时，被煮物品应全部浸没在水中；蒸汽消毒时，被蒸物品应疏松放置，水沸后开始计算时间。
	2. 餐具消毒柜。按产品说明使用。	1. 使用符合国家标准规定的产品。 2. 保洁柜无消毒作用。不得用保洁柜代替消毒柜进行消毒。
毛巾类织物	1. 用洗涤剂清洗干净后，置阳光直接照射下暴晒干燥。	暴晒时不得相互叠加。暴晒时间不低于 6 小时。
	2. 煮沸消毒 15 分钟或蒸汽消毒 10 分钟。	煮沸消毒时，被煮物品应全部浸没在水中；蒸汽消毒时，被蒸物品应疏松放置。
	3. 使用次氯酸钠类消毒剂消毒。使用浓度为有效氯含量 250—400mg/L 的消毒液，浸泡消毒 20 分钟。	消毒时将织物全部浸没在消毒液中，消毒后用生活饮用水将残留消毒剂冲净。

消毒对象	消毒方法及时间	注意事项
抹布	1. 煮沸消毒 15 分钟或蒸汽消毒 10 分钟。	煮沸消毒时，抹布应全部浸没在水中；蒸汽消毒时，抹布应疏松放置。
	2. 使用次氯酸钠类消毒剂消毒。使用浓度为有效氯含量 400mg/L 的消毒液，浸泡消毒 20 分钟。	消毒时将抹布全部浸没在消毒液中，消毒后可直接控干或晾干存放；或用生活饮用水将残留消毒剂冲净后控干或晾干存放。
餐桌、床围栏、门把手、水龙头等物体表面	使用次氯酸钠类消毒剂消毒。使用浓度为有效氯含量 100—250mg/L，消毒 10—30 分钟。	1. 可采用表面擦拭、冲洗的消毒方式。 2. 餐桌消毒后要用生活饮用水将残留消毒剂擦净。 3. 家具物体表面消毒后可用生活饮用水将残留消毒剂去除。
玩具、图书	1. 每两周至少通风晾晒一次。	1. 适用于不能湿式擦拭、清洗的物品。 2. 暴晒时不得相互叠加。暴晒时间不低于 6 小时。
	2. 使用次氯酸钠类消毒剂消毒。使用浓度为有效氯含量 100—250mg/L 的消毒液，表面擦拭、浸泡消毒 10—30 分钟。	根据污染情况，每周至少消毒 1 次。
便盆、坐便器与皮肤接触部位、盛装吐泻物的容器	使用次氯酸钠类消毒剂消毒。使用浓度为有效氯含量 400—700mg/L 的消毒液，浸泡或擦拭消毒 30 分钟。	1. 必须先清洗后消毒。 2. 浸泡消毒时将便盆全部浸没在消毒液中。 3. 消毒后用生活饮用水将残留消毒剂冲净后控干或晾干存放。
体温计	使用 75%—80% 的乙醇溶液擦拭。	使用符合《中华人民共和国药典》规定的乙醇溶液。

注：

1. 表中有效氯剂量是指使用符合卫生部《次氯酸钠类消毒剂卫生质量技术规范》中规定的次氯酸钠类消毒剂。

2. 传染病消毒根据《中华人民共和国传染病防治法》规定，配合当地疾病预防控制机构实施。

2. 班级卫生消毒规范

保育员日常工作琐碎，事无巨细。班级室内外环境的清洁消毒卫生工作一直是她们每日工作的重要组成部分之一，年复一年地辛勤工作，智慧的她们总结出了许多生活窍门、工作技巧，用实际行动支撑起卫生消毒的标准化管理，从每日都要进行的水杯、床铺、墩布的消毒到每月需要的擦玻璃，在严格的标准下落实卫生消毒各项制度，保证孩子们在园健康，创设干净整洁的生活环境。

(1)擦玻璃(见图 2-30)。

①先用湿抹布蘸洗涤灵水擦拭玻璃边框，特殊顽固渍迹蘸去污粉擦干净。

②用筷子蘸湿抹布擦洗玻璃槽，注意边角的卫生清洁。

③最后用湿抹布蘸洗涤灵水擦洗玻璃面，第二遍用清水蘸擦，并用擦玻璃器从上至下的顺序刮擦，晾干即可。

④玻璃死角不容易刮擦的地方，用吸水性较强不掉毛的干抹布擦干即可。

⑤每个月彻底擦拭一次。

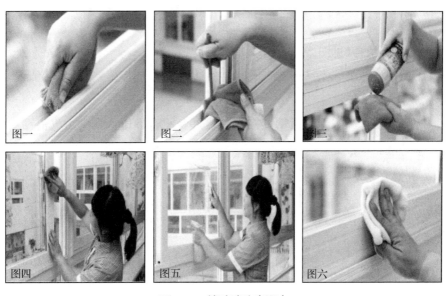

图 2-30 擦玻璃注意要点

(2)床围栏消毒(见图 2-31)。

①用按照有效氯含量为 250mg/L 配比的消毒水擦拭第一遍(不要忽略栏杆内侧)。

②擦拭顺序从上往下擦，从床的边缘、被褥与床栏杆接触边进行擦拭。

③第一遍擦拭完后间隔 10 分钟再用清水擦拭第二遍。

④每日中午午睡起床后擦拭。

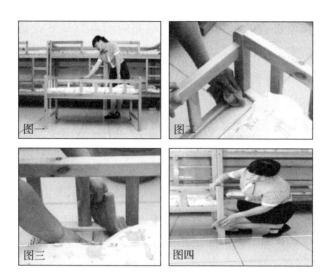

图 2-31　床围栏擦拭步骤

(3)水杯消毒(见图 2-32)。

①用钢丝球蘸洗涤灵水刷洗杯口、杯身、杯把、杯底,里外都清洁干净,无残渣和水锈。

②用流动水冲洗干净后倒置控水,装入专用布袋送入食堂蒸汽消毒或使

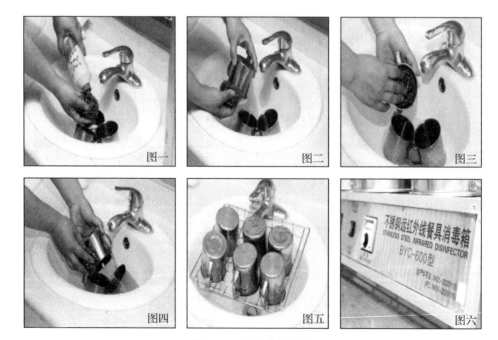

图 2-32　水杯消毒步骤

用远红外线消毒柜消毒。

(4)水杯格消毒(见图 2-33)。

①日常消毒。每次刷完水杯后，用配比有效氯含量为 250mg/L 的消毒液擦拭水杯格，间隔 10 分钟后用清水擦拭一遍。

②周重点消毒。

a. 用浸泡有效氯含量为 250mg/L 的消毒液的抹布蘸上去污粉擦拭水杯格的所有面和边。

b. 死角用小牙刷蘸去污粉擦拭后，再用消毒抹布擦拭干净。

c. 消毒液滞留 10 分钟以后用清水擦洗干净。

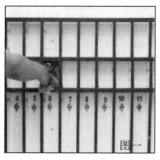
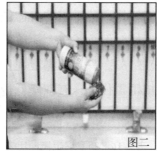
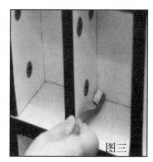
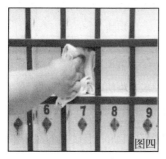
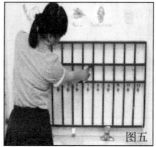

图 2-33 水杯格消毒步骤

(5)墩布消毒(见图 2-34)。

①用洗衣粉水浸泡 5 分钟冲洗干净。

②泡入稀释后的消毒水中，按照有效氯含量为 500mg/L 的配比，浸泡 20 分钟后控干水，再用清水冲洗干净，分类悬挂晾干。

③每天上下午至少各消毒一次。

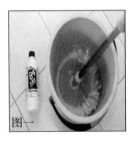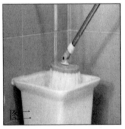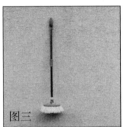

图 2-34　墩布消毒步骤

　　新手保育员每天都要面对消毒工作，有的保育老师或者新入职的保健医对消毒液的配比浓度有时会经常弄混，有效氯浓度、水和消毒液的配比总觉得差不多就行了，但是这能够保证孩子们的身体健康吗？为了能够在日常工作中便于记忆，有经验的保健医汇总了一个简单的表格，确实解决了老师们日常工作中的重难点(见表 2-16)。只有消毒液配比浓度掌握得准确，才能保证在实际工作中出色地完成消毒任务，有效降低传染病的发生概率，保证幼儿的身体健康。

表 2-16　简易消毒液配比表

有效氯含量	水	84 消毒液原液	消毒片	用途
250mg/L		5 毫升	1 片	日常消毒
500mg/L		10 毫升	2 片	一般传染病时消毒
1000mg/L	1000 毫升	20 毫升	4 片	被诺如病毒污染的衣服和被褥
5000mg/L		100 毫升	20 片	清洁诺如病毒呕吐物和粪便使用的拖把和抹布
10000mg/L		200 毫升	40 片	清洁感染诺如病毒的病人的呕吐物和粪便

　　(三)饮食卫生消毒

　　(1)幼儿水杯每人专用，需每天清洗，用洗涤灵清洗干净，注意水杯沿及杯柄的清理；清洗完后再用蒸汽消毒、备用。

　　(2)保教人员上班后，在进餐前需用肥皂洗手；保教人员每人拥有个人专用毛巾，进餐时保育员需穿围裙。

　　(3)炊事员上班前需用肥皂水洗手后穿工作服，戴工作帽；如厕时要脱掉工作服，如厕后要用流动水和肥皂洗手；品尝食品时要用专用器械，剩余食品不得再倒入锅内。

（4）炊事员的工作服、工作帽需用专用洗衣机清洗。

（5）给幼儿吃的瓜果要洗净去皮，食物要保持新鲜洁净，不得食用腐烂变质食物；外购熟食要加热后再吃。

（四）厨房和食堂卫生消毒

（1）厨房内要求保持清洁，物品摆放规范，保证无蝇、无鼠、无蟑螂；清洁工具专用（抹布、刷子等）；每天擦拭面案、菜案、餐具柜和地面，保持清洁，面案、菜案下班后盖好。厨房操作间食堂人员不得进入，炊事员分餐在分餐间，戴手套分餐，班级取主、副食要加盖。

（2）炊事用具（刀、案板、盆、抹布等）及容器要严格做到生、熟分开，生、熟食刀具要洗刷干净并放到专用架上，熟食案板洗净后装入专用口袋备用。洗刷用具和盛放餐具的容器，要每餐进行刷洗，放入消毒柜消毒，清洗池严格分开专用。班级幼儿餐具消毒后由炊事员按各班幼儿出勤人数准备餐具并用盖盖好，放入餐车，保育员再取回自己班。

（3）擦洗地面消毒要求：每周末把有效氯含量为 500mg/L 的 84 消毒液倒入地漏周边浸泡，30 分钟后清水刷洗干净；食堂地面渗水篦子每日清理残渣；每周用去污粉刷洗地面。

（4）厨房抹布消毒要求：每日下班前先用洗衣粉把抹布洗干净，然后用 500mg/L 的 84 消毒液浸泡 30 分钟，最后用清水冲洗干净，悬挂晾干。

（5）水龙头、门把手、烤箱外壁、门消毒要求：每日用配比有效氯含量为 250mg/L 的 84 消毒液擦拭。

（6）留样盒留样 48 小时后清洗干净，放入蒸箱蒸汽消毒 30 分钟备用。

（7）刀架每天清洗干净，在蒸箱内蒸汽消毒 30 分钟；餐车每餐前要按清—消—清程序擦拭消毒。

（8）墩布消毒要求：每日下班前使用有效氯含量为 500mg/L 的 84 消毒液浸泡 30 分钟，然后悬挂晾干。

（9）食堂洗肉、洗鱼、洗水果、洗菜、洗手的洗碗池应每日用专用抹布并加洗涤灵擦拭，最后用清水冲洗。

（10）食堂垃圾桶每日用有效氯含量 500mg/L 的 84 消毒液擦拭。

（11）库房米桶、面桶、整理箱每天需用清水擦拭干净。库房保持干净整洁。

（12）分餐间紫外线灯每周末需用棉签蘸75%的医用酒精或酒精棉球擦拭灯管表面。每年8月更换新灯管。

（13）留样冰箱内外侧、冰柜外侧、边沿每日需用250mg/L的84消毒液擦拭，10分钟后再用清水擦拭干净。

（14）夏季每日早晨需打开蚊蝇灯，每天下班前打开粘鼠板，次日上班时关闭粘鼠板。粘鼠板有污垢或破损后及时更换。蚊蝇灯每周清理擦拭一次。

（15）食堂窗户隔周用固定的抹布擦拭玻璃面、窗框边、窗槽。

（16）每周食堂大扫除日，由保健医进行全面检查。

（17）食堂盖布每周末用250mg/L的84消毒液清洗消毒。

（18）排烟罩每周彻底清洗、消毒一次。每月由总务主任安排专业人员对油烟系统和油烟净化器进行清洗。

第四节　幼儿五官保健管理

随着人民生活水平的提高，幼儿可以摄入的食物品种繁多，加之市场上各种快餐琳琅满目，极大满足了幼儿口感上的需求，但对幼儿的健康及平衡膳食却存在不利的影响。此外随着电子设备的不断涌现，如手机、掌上电脑等，以及各种线上培训，大大增加了孩子们的用眼时间，造成眼睛疲劳过度，无法得到充足的休息。近些年来，保健医们在每天的晨检和一年一度的大体检中都可以看到，幼儿龋齿及低视力/视力下降病率呈逐年上升趋势，而且年龄越来越偏低龄化，严重影响孩子们的身心健康，这就给从事幼儿预防和保健工作的保健医们带来了很大的工作难度。每年的体检数据一摞摞，分析报表一排排，如何让这些死数据成为指导我们工作的依据、制订工作计划的基础，让孩子们在日常的教育活动和生活环节中提高认识、养成习惯，是我们需要持续研究的课题，当然也少不了家长们的支持与帮助，家园携手共同提高幼儿五官保健管理水平。

一、眼及视力保健

我国儿童青少年近视问题一直备受社会广泛关注，近年来呈现高发、低龄化趋势。党中央、国务院也高度重视儿童青少年近视防控工作，习近平总书记从国家和民族未来的高度出发，多次对儿童青少年视力健康问题做出重要指示。幼儿园也始终将儿童青少年近视防控作为工作的重中之重，强化责任担当，扎实工作基础，履职尽责，坚决打好近视防控攻坚战。

新冠肺炎疫情暴发以来，儿童青少年居家学习生活，户外活动减少、电子产品使用增多、近距离用眼负荷增加等诸多原因，导致儿童青少年近视发生和发展的风险增加，又给儿童青少年用眼健康和近视防控工作带来了新的挑战。

0—6 岁是视觉发育的关键期，也是矫治视觉缺陷效果最明显的时期，通过定期视力检查及保健，培养幼儿良好的用眼卫生习惯，可以早期发现儿童眼睛及视力的异常，从而进行早期干预治疗，预防儿童致残致盲性眼病，促进儿童视觉的正常发育。

(一)眼睛的生长发育

刚刚来到世上的小宝宝的眼睛发育尚未成熟，小小的，处于远视状态。随着孩子一点点长大，眼球也在逐渐从小向大增长，眼屈光度数逐渐趋向于正视。这就是医生所说的"正视化"。

不过，眼睛的发育周期很短，经过了最初快速成长的 3 年(从出生到 3 岁)后，眼轴长度增加约 5 毫米。而从 3 岁一直到 15—16 岁，眼睛眼轴长度也仅仅增加 1 毫米；在 15—16 岁时，眼睛基本不会再和身体一起成长，它们基本已经和成人眼睛大小相同了。相关研究表明，眼轴长度每增加 1 毫米，眼睛的度数会朝着近视的方向发展 200—300 度。

(二)检查时间及内容

由于学龄前儿童年龄小，常常不能准确地表达看不清楚的感受，家长很难发现孩子的视力问题。因此，给孩子定期做视力检查是早期发现学龄前儿童近视或其他眼病的最重要而又最简单、有效的方法之一。

在幼儿健康检查时，应当对 0—6 岁幼儿进行眼外观检查，对 4 岁及以上幼儿增加视力检查，有条件的地区或者幼儿园，家长可以自愿选择视功能检查，建立屈光档案。

儿童的眼睛处于快速发育的阶段，建立屈光发育档案之后，能更好地了解眼睛屈光状态的发展趋势，对于近视可以做到早预警、早发现，为进一步的早干预、早治疗提供依据。

(三)检查项目及方法

1. 眼外观

观察眼睑有无缺损、炎症、肿物或眼睫毛内翻，两眼大小是否对称；结膜有无充血，结膜囊有无分泌物，持续溢泪；角膜是否透明呈圆形；瞳孔是否居中、形圆、两眼对称、黑色外观。

2. 眼位检查(角膜映光加遮盖试验)

将手电灯放至幼儿眼正前方33厘米处，吸引幼儿注视光源；用遮眼板分别遮盖幼儿的左、右眼，观察眼球有无水平或上下的移动。正常幼儿两眼注视光源时，瞳孔中心各有一反光点，分别遮盖左右眼时没有明显的眼球移动。

3. 眼球运动

自幼儿正前方，分别向上、下、左、右慢速移动手电灯。正常幼儿两眼注视光源时，两眼能够同时同方向平稳移动，反光点保持在两眼瞳孔中央。

4. 视物行为观察

询问家长幼儿在视物时是否有异常的行为表现，例如不会与家人对视或对外界反应差，对前方障碍避让迟缓，暗处行走困难，视物明显歪头或距离近，畏光或眯眼、眼球震颤等情况。

5. 视力检查

4岁以上幼儿采用国际标准视力表或对数视力表检查幼儿视力(见图2-35)，检测距离5米，视力表照度为500Lux，视力表1.0行高度为受检者眼睛高度。检查时，一眼遮挡，但勿压迫眼球，按照先右后左顺序，单眼进行检

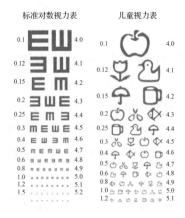

图2-35 标准对数视力表与儿童视力表

查。自上而下辨认视标，直到不能辨认的一行时为止，以能辨认出半数及半数以上视标的一行记录为被检者的视力。

视力低常标准：4 岁视力≤0.6，5 岁及以上视力≤0.8。

在进行视力检查前，教师应先教会幼儿指认视力表的方法，比如采用情景化的游戏方法，问一问幼儿"大山的山顶在哪里，快用小手指一指"，还要指导幼儿正确使用遮眼板，不要紧贴眼睛，避免影响视力的准确性和交叉感染。

(四)视力保健管理

1. 幼儿单眼视力低常或双眼裸眼视力相差两行或两行以上时，2 周至 1 个月后应复查一次，复查后视力仍符合上述条件时，应督促家长带幼儿到设有幼儿眼科门诊的医疗卫生机构进一步确诊和治疗。对视力低常的幼儿每 3 个月测查视力一次，记录在"视力矫治登记册"上。

2. 出现以下情况之一者，应当及时转诊至上级妇幼保健机构或其他医疗机构的相关专科门诊进一步诊治，并追踪诊断结果。

(1)具有任何一种视力行为异常的表现。

(2)眼睑、结膜、角膜和瞳孔等检查发现结构异常。

(3)眼位检查和眼球运动检查发现眼位偏斜或运动不协调。

3. 协助弱视幼儿坚持弱视矫正训练，在园时多进行串珠、拼图等训练游戏。若幼儿需进行遮盖治疗，在园期间教师要监督幼儿佩戴好眼镜，不能随意摘下遮盖罩，并注意遮盖罩的卫生情况。

4. 视力检查结束后，在规定时间内录入北京市妇幼信息系统；定期汇总数据，按要求上报；保证录入数据的唯一性、准确性和完整性，进行转诊结果的追访。

5. 填写"五官保健统计表"。

(五)预防保健措施

1. 早期发现，及时就诊

识别幼儿常见眼部疾病，幼儿若出现眼红、畏光、流泪、分泌物多、瞳孔区发白、眼位偏斜或歪头视物、眼球震颤、不能追视、视物距离过近或眯眼、暗处行走困难等异常情况，应当及时到医院检查。幼儿应当定期接受眼病筛查和视力评估。

2. 注意用眼卫生

(1)培养幼儿良好的用眼卫生习惯，包括培养正确的看书、写字姿势；正确的握笔方法；知道要在良好的照明环境下读书、游戏，注意室内光线不能过强过暗，室内的色彩色调以柔和为好。

(2)幼儿持续近距离注视时间每次不宜超过 30 分钟，操作各种电子产品时间每次不宜超过 20 分钟，每天累计时间不超过 1 小时。眼睛与各种电子产品荧光屏的距离一般为屏面对角线的 5—7 倍，屏面略低于眼高。

(3)保证幼儿足够的睡眠时间，每天睡眠时间总计 10—11 小时，要培养早睡早起的习惯。

(4)合理营养，平衡膳食。针对视力保护，应当多让幼儿吃动物的肝脏、鱼类、胡萝卜等含维生素 A 丰富的食物。

(5)保证户外活动时间，每天不少于 2 小时。适度接受阳光照射，对于人体吸收维生素 A 有促进作用。

3. 防止眼外伤

(1)幼儿园禁止放置强酸强碱等有害物品，幼儿不在具有危险性的场所活动。

(2)锐利器械不能放置在幼儿能够够取的地方，注意玩具的安全性。

(3)眼进异物，或眼球扎伤、撞伤，应及时带幼儿就诊。

4. 预防传染性眼病

(1)引导幼儿养成卫生习惯。早起洗手洗脸，饭前便后洗手，平时玩玩具和画画后洗手，不和大人、其他小伙伴共用毛巾，看书、写字时眼睛和书本保持合适距离，按时组织做眼保健操，不揉眼睛。

(2)对患有传染性眼病的幼儿要注意隔离，并通知家长及时就诊，痊愈后再来园，防止疾病传播蔓延。

(3)按要求对玩具、毛巾进行消毒，以预防传染性眼病的发生和流行。

(六)家庭保护幼儿视力的方法

想要让幼儿养成良好的用眼习惯，家庭起着至关重要的作用。家长具体可以从以下方面着手：

1. 多了解科学用眼护眼知识，以身作则，带动和帮助孩子养成良好的用眼习惯，尽可能提供良好的居家视觉环境，如读写时选用合适的台灯。0—6 岁是孩子视觉发育的关键期，家长应当重视孩子早期视力保护与健康，及时预防近视发生。

2. 正确认识户外活动的重要性，多带孩子到户外阳光下活动。建议每天进行 2 小时以上的户外活动，预防近视的发生。

3. 控制电子产品使用，非学习目的的电子产品使用单次不宜超过 15 分钟，学习目的的电子产品使用单次 30—40 分钟，这之后应休息远眺放松 10 分钟。

4. 减轻孩子课外学习负担，引导幼儿不在走路时、吃饭时看书或使用电子产品，卧床、在晃动的车厢内、光线暗弱或阳光直射等情况下也不能看书或使用电子产品。监督并随时纠正幼儿不良读写姿势，应保持"一尺、一拳、一寸"，读写连续用眼时间不宜超过 30—40 分钟。

5. 保障幼儿睡眠时间。每天睡眠不少于 10 个小时，让孩子多吃鱼类、水果、绿色蔬菜等有益于视力健康的食物。

6. 早发现早干预。发现幼儿出现眯眼看东西、看不清楚黑板上的字等迹象时，建议家长及时带孩子到正规医疗机构检查，遵从医生建议进行科学的近视干预和矫正。

在幼儿园的健康教育中，我们应该强化孩子的健康意识，让每个幼儿都知道要对自己的健康负责，自己要保护好自己的眼睛。用生动形象的方式满足孩子的好奇心，让幼儿们知道眼睛的工作原理，知道什么是近视，近视是怎么发生的，进而主动关注自己眼睛的健康状况，从小养成科学的护眼习惯，掌握科学用眼护眼的健康知识。

幼儿也很容易受到同伴的影响，会相互模仿不好的用眼习惯。读写姿势不良，长时间近距离用眼，过度使用电子产品等问题，在幼儿中比较常见。要给予幼儿正面的引导，比一比谁的眼睛视力好，比一比谁跑得快跳得远，而不是比谁的电子游戏打得好。幼儿们用自身行动影响身边的小伙伴，能起到很好的作用，譬如主动向同学和家长宣传，相互交流护眼知识，督促幼儿养成健康科学的用眼习惯等等。

二、耳及听力保健

在孩子刚刚出生的时候，医院都会对每一名幼儿进行听力早期筛查，大多数情况下筛查结果都是正常的，但有一点应该值得注意的是，儿童时期遭受某些可变或不可测因素之后，常常导致迟发性的听力受损，而家长往往仅关注孩子是否能正常讲话，听力损失时儿童对声音反应的迟钝极容易被家长忽视，尤其是一侧耳听力正常时不易被察觉，这种情况下可能会造成长期不被察觉。因此，为早期发现听力损失，及时进行听觉语言干预及康复，幼儿园每年的大体检中都会有听力筛查这一项，保护和促进幼儿听觉和语言的发育，减少幼儿听力和语言问题，提高幼儿健康水平。

(一)耳的基本知识

耳是听觉及平衡觉的外周器官，按解剖部位分为外耳、中耳、内耳三部分。外耳包括耳廓和外耳道，中耳由鼓室、鼓窦、乳突、咽鼓管组成，内耳由耳蜗、前庭、半规管三部分组成。

图 2-36 是成人与婴幼儿的咽鼓管对比图。婴幼儿的咽鼓管较软且短，管腔较宽，位置较为水平，鼻咽部开口与鼓室开口几乎在同一水平面，更易发生中耳炎。

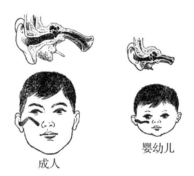

图 2-36　成人与婴幼儿的咽鼓管对比图

1. 声波的传导

声波传导过程如图 2-37 所示。

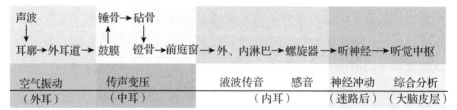

注：鼓室内的空气也可先经圆窗膜振动而产生内耳淋巴压力变化，引起基底膜发生振动。这条路径对正常人是次要的，仅在正常气导的经前庭窗路径发生障碍或中断，如鼓膜大穿孔、听骨链中断或固定时才发生作用。

图 2-37　声波传导图

2.听力障碍的概念及程度

听力障碍是听觉系统的传音、感音功能异常所致的听觉障碍或听力减退。表 2-17 所示的是听力障碍的程度分类。

表 2-17 听力障碍的程度

平均听阈(dBHL)	听力损失程度
20—35	轻度
36—50	中度
51—65	中重度
66—80	重度
>80	极重度

注：根据 WHO-2021 的听力损失程度的分级标准。平均听阈是指 500Hz、1000Hz、2000Hz、4000Hz 四个频率气导听阈的平均值。

3.听力障碍的分类

(1)按发生的时间：先天性聋和后天性聋。

(2)按病变性质：器质性聋和功能性聋。

(3)按发病原因：遗传性聋、药物中毒性聋、传染病性聋、老年性聋等。

(4)按对语言学习的影响：语前聋和语后聋。

(5)按病变的部位：传导性聋、感觉神经性聋和混合性聋。

(二)听力筛查

1.听力筛查的对象

所有在园健康儿童，既往无永久性听力损失病史。

2.听力筛查的时间

听力筛查每年进行一次，由五官科医生进行检查，一般选在大体检时间进行。

3.听力筛查的仪器

听觉评估仪。

4.听力筛查的环境

(1)安静单间测查室，面积 15 平方米。

(2)远离辐射干扰。

(3)室内陈设无杂物，周围墙壁无镜子。

(4)室内环境噪声≤45dB(A)。

5. 听力筛查前准备

(1)耳廓有无畸形。

(2)外耳道有无皮损、分泌物、耵聍堵塞。

(3)鼓膜是否完整,是否存在内陷、充血、穿孔。

6. 听力筛查具体操作

3—6岁年龄段儿童一般采用游戏测听法(如听声移物)进行听力筛查。为便于交流,测试者与儿童并排而坐。测试者手持的听觉评估仪置于儿童视野以外。测试前在儿童面前放置插入式玩具,示范性地示意其听到声音就插入一个珠子,确定儿童理解游戏方式并能配合完成。选择插入式耳机进行听力筛查,测试音为纯音,给声强度为40 dBHL,依次测试1kHz、2kHz、4kHz,每个频率分别测试3次,其中2次给声后有反应即为该侧耳该频率通过,左右耳所有频率均通过视为本次听力筛查通过。也可采用请被试儿童听见声音后举手示意的方式进行测听。

7. 听力筛查记录方法

在"0—6岁幼儿定期体检记录"的听力筛查栏中画"√"表示通过,画"×"表示未通过。3岁以上左耳结果记录在前,右耳记录在后,中间以"/"隔开。如"左耳通过,右耳未通过"记为"√/×"。

8. 听力筛查的管理

(1)听力筛查结束后,在规定时间内将结果录入当地妇幼信息系统中的"婴幼儿及学龄前幼儿听力筛查"模块,定期进行数据的质量控制,按要求汇总上报;保证录入数据的唯一性、准确性和完整性。

(2)及时通知听力筛查未通过幼儿的家长持当地儿童听力筛查报告单(见图2-38)带幼儿到生活所在地专门听力障碍诊治机构进行听力诊断检测。

(3)追访听力筛查未通过幼儿的听力诊断结果,并将诊断单位、诊断结果(听觉脑干反应或行为测听左、右耳测试结果)以及诊断时间抄写在留存的儿童听力筛查报告单背面。同时将追访过程及结果录入当地妇幼信息系统中的"婴幼儿及学龄前幼儿听力筛查追访"模块。凡有一耳听力诊断结果满足按听觉脑干反应(AABR)结果大于30dBnHL或按行为测听结果以0.5kHz、1kHz、2kHz、4kHz四个频率的平均值计算大于30dBnHL者,应同年填写当地儿童听力筛查报告单并上报,并在当地幼儿保健记录的首页疾病一栏中标明"听力诊断结果已上报"及上报时间(年月)。

北京市儿童听力筛查报告单

儿童编号：□□□□□□□□□□□□□ 户籍所在地：□本市 □外地

筛查地点：□产科初筛 □产科复筛 □新生儿急救病房（NICU）□社区服务中心 □新生儿 □8月龄 □1—6岁 □托幼园所

母亲姓名：_____ 父亲姓名：_____

儿童姓名：_____ 性别：_____ 出生日期：_____年_____月_____日

现住址：_____区县_____ 联系电话：_____

听力损失高危因素：□无 □有 代码□ 代码□ 代码□ 代码□ 代码□

筛查方法： 筛查结果：

□听觉评估仪 听觉评估仪：左耳：通过□ 未通过□（____）dBnHL/SPL

□OAE耳声发射（□瞬态 □畸变） 右耳：通过□ 未通过□（____）dBnHL/SPL

□AABR自动听觉脑干诱发电位 OAE：左耳：通过□ 未通过□（____）dBnHL/SPL

右耳：通过□ 未通过□（____）dBnHL/SPL

建议： AABR：左耳：通过□ 未通过□（____）dBnHL/SPL

□42天复筛 右耳：通过□ 未通过□（____）dBnHL/SPL

□3月龄内转诊北京市六家听力诊断中心

□关注小儿日常听觉行为 检查者签字：_____

□转入常规儿童保健系统，接受每年一次的听力监测 筛查日期：_____年_____月_____日

筛查机构名称（医院盖章）

第一联 交家长

2015年印制

图 2-38 北京市儿童听力筛查报告单

9. 预防措施

（1）按时进行免疫接种，预防脑膜炎、腮腺炎等传染性疾病。

（2）预防上呼吸道感染，注意擤鼻正确方法。

（3）不要自行清洁外耳道，避免损伤。

（4）洗澡或游泳时防止呛水和耳进水。

（5）远离强声或持续的噪声环境，避免使用耳机。

（6）有耳毒性药物致聋家族史者（母系线粒体 RNA 基因突变），应当主动告知医生。如果必须使用链霉素、庆大霉素、卡那霉素、丁胺卡那霉素、小诺霉素、新霉素、红霉素等抗生素时，应在医生指导下慎重应用。

（7）避免头部外伤和外耳道异物。

（8）患腮腺炎、脑膜炎等疾病，应当注意其听力变化。

（9）如有以下异常，应当及时就诊：儿童耳部及耳周皮肤的异常；外耳道有分泌物或异常气味；有拍打或抓耳部的动作；有耳痒、耳痛、耳胀等症状；对声音反应迟钝；有语言发育迟缓的表现。

10. 在园护理措施

（1）注意对听力异常幼儿的安全保护工作，游戏活动、户外活动、上下楼时多提示幼儿注意安全。

（2）参加教学活动、排队和午睡时，听力异常幼儿要被安排在距离教师近的位置，方便随时观察照顾。

（3）保健医应提前与家长沟通，了解幼儿听力受损程度，是否接受过相关手术，是否佩戴人工耳蜗，以及幼儿在家的生活习惯、日常护理事项，并让班级所有教师都能知晓，做到发现问题随时与家长沟通。

三、口腔保健

随着人们生活水平的提高，健康问题越来越被人们所重视，尤其是口腔健康问题也逐步被重视起来。幼儿正处在人生发育重要阶段，他们的口腔健康不仅会影响生命健康和生活质量，还会影响他们的心理健康和人际交流沟通。

幼儿园要定期对幼儿进行口腔健康检查及健康宣教，培养幼儿养成良好的口腔卫生习惯，预防幼儿龋齿等口腔疾病，提高幼儿口腔健康水平。

完整健康的乳牙列能够发挥正常的咀嚼功能，可保障恒牙和颌面部骨骼的正常生长发育，有利于孩子准确发音，引导恒牙正常萌出，使儿童获得健康并使用终身的恒牙。

（一）口腔的基本知识

人的一生有两副牙齿，一般出生 6 个月后的婴儿就开始生长乳牙，到 2 岁左右乳牙全部长齐，共有 20 颗（上下颌的左右侧各有 5 颗），这就是第一副牙——乳牙（见图 2-39）。

到 6 岁左右，在乳牙后面的左上、右上和左下、右下共长出 4 颗大恒牙（俗称六龄齿）；此时第一副牙——乳牙开始换牙，并顺序脱落，换上第二副牙——恒牙，恒牙一般为 28—32 颗。

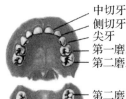

图 2-39　乳牙牙齿名称

1. 龋齿

龋齿的形成是在以细菌为主的多种因素影响下，牙体硬组织发生慢性进行性破坏的一种疾病。致龋菌在代谢过程中产生酸性物质，从而溶解和破坏牙体硬组织。龋病是一个连续性的、脱矿和再矿化交替变化的病变过程。

2. 乳牙患龋的特点

患病率高，发病早，乳牙的患龋6岁时达高峰，乳牙萌出不久即可患龋。

(1)龋齿多发，龋蚀范围广泛。在同一口腔内的多数牙齿常同时患龋，也常在一个乳牙的多个牙面同时患龋。

(2)龋蚀发展速度快。

(3)自觉症状不明显。

3. 患龋的危害

(1)疼痛影响咀嚼能力。

(2)引起后继恒牙发育异常。

(3)引起恒牙萌出顺序异常。

(4)引起恒牙萌出位置异常。

(5)损伤口腔黏膜等软组织。

(二)幼儿口腔检查时间及内容

1. 每半年进行一次口腔检查和氟化泡沫防龋治疗。

2. 检查牙齿的数目、形态、颜色、排列、替换及咬合情况，乳牙有无早长、过早缺失、滞留、多生牙、反咬合及牙颌畸形的情况。

3. 检查有无口腔溃疡、鹅口疮、舌系带过短等异常。

4. 检查牙齿是否有褐色或黑褐色改变，或者出现明显的龋洞。

(三)口腔健康管理

1. 出现以下情况之一者，应当及时转诊至上级妇幼保健机构或其他医疗机构的相关口腔专业门诊进一步诊治，并进行随访。

(1)唇裂、腭裂等颜面发育异常。

(2)舌系带过短。

(3)乳牙早长或滞留。

(4)乳牙反咬合。

(5)龋齿。

2. 龋齿检查和矫治情况应记录在"龋齿矫治登记册"上。

3. 口腔检查结束后，在规定时间内录入当地妇幼信息系统，定期进行数据汇总并上报；保证录入数据的唯一性、准确性和完整性，进行转诊结果的追访。

(四)口腔预防保健措施

1. 日常检查

利用晨检发现口腔问题,如是否刷牙(查看牙齿上是否有牙垢),早餐后是否漱口(查看是否有食物残渣),是否有牙病(龋齿或慢性根尖周炎导致的牙根出现小脓点等),是否出现双层牙(乳牙未脱落,恒牙已长出)等,以便及时引导幼儿保护牙齿。

2. 定期进行口腔检查

每年对幼儿进行两次口腔检查,发现口腔疾病应及时与家长联系,确保及早治疗。

3. 口腔清洁

(1)进餐后漱口:每次进食后都要求幼儿用温水漱口,分三口水进行:第一口水含在口中,左右鼓腮,发出咕噜咕噜的漱口声;第二口水漱咽喉部,发出咕噜噜的声音;第三口水漱口方法同第一口水。教师巡视检查,确保幼儿漱口质量。

(2)选用适合幼儿年龄的牙刷和含氟牙膏。

(3)让幼儿掌握正确的刷牙方法,使用"圆弧刷牙法",轻压使刷毛弯曲,在牙面上画圈,每个部位反复画圈 5 次以上,牙齿的各个面(包括唇颊侧、舌侧及咬合面)均应刷到。

(4)向家长宣传保护牙齿的重要性和刷牙的正确方法,培养幼儿的好习惯。

(5)家长每日睡前帮幼儿刷牙 1 次,保证刷牙的效果。

(6)进行相关的环境创设,提高幼儿对刷牙的兴趣。

(7)结合健康教育课,给幼儿讲解有关口腔卫生方面的知识,树立自我保健的意识。

4. 饮食习惯

(1)幼儿牙齿正处在发育阶段,要摄取足够、平衡的营养物质,保证正常发育。

(2)饮食上变换花样、合理搭配,进食富含纤维、有一定硬度的食物,增加钙、磷等微量元素的摄入。

(3)培养规律性的饮食习惯,纠正挑食、偏食的习惯。

(4)请家长配合,让幼儿适当咀嚼一些含粗纤维的耐咀嚼食物,减少每天吃甜食及饮用碳酸饮品的频率，预防龋病的发生。

5. 纠正不良习惯

吮指、咬唇、吐舌、张口呼吸、单侧咀嚼等不良习惯会造成幼儿牙齿排列不整齐，发现这些情况，教师应及时与家长联系，共同配合进行纠正。

6. 氟化泡沫防龋治疗

（1）全园每学期一次氟化泡沫防龋治疗。

（2）首次参加防龋的幼儿，需家长签署同意书，签字同意后方可在园治疗。

（3）防龋前组织幼儿仔细刷牙。

（4）各班教师协助在登记表上填写氟化泡沫防龋幼儿的姓名、性别、出生日期，及班级名称和教师姓名（要求字迹工整，可辨认）。

（5）涂氟化泡沫操作每个幼儿需 2—3 分钟，各班教师要协助计时，并嘱咐幼儿低头，使唾液外流，切勿吞咽。

（6）使用氟化泡沫后 30 分钟内幼儿勿进食或进水。

（7）托盘刺激咽喉部，有可能会引起的恶心、呕吐，停止操作后，症状会自然消除。

（8）如幼儿有口腔溃疡、疱疹性口炎等口腔黏膜破损应暂缓进行；感冒发烧、胃病或胃肠不适等症状发病期间，暂缓进行。

（9）不易配合、过敏体质及智力障碍的幼儿不宜进行。

7. 避免牙齿受伤

剧烈的活动和吵闹都容易使牙齿受外伤。平时，教师除了对幼儿加强安全教育之外，还应认真防范，注意保护幼儿的牙齿，避免碰伤。

8. 龋齿易感性检测

（1）目的：可将龋高危易感人群快速筛选出来，在龋坏形成之前进行科学量化评级，实施有针对性的预防保健措施。对于患龋和有龋病风险的幼儿指导性强。

（2）方法：用无菌棉签在上颌磨牙颊侧近颈部和下前牙唇侧近颈部擦拭 3—5 次，再将棉签放入试剂瓶中，37℃恒温培养 48 小时，通过肉眼观察试剂颜色变化进行结果判定。

（3）检测结果及措施。

①安全域：建议坚持口腔护理，保持口腔健康，定期涂氟 2 次/年，定期

检查。

②注意域：建议集中口腔健康宣教，定期涂氟 4 次/年，定期检查。

③危险域：建议到专门医院进行口腔检查及龋病治疗，个性化教育指导，氟化物强化 4 次以上/年，定期检查。

④高危域：建议到专门医院进行口腔检查及龋病治疗，一对一强化教育指导，氟化物强化 6 次以上/年，定期检查。

9. 窝沟封闭治疗

窝沟封闭是用高分子材料把牙齿的窝沟填平，对易患龋的窝沟起到封闭屏障作用，防止菌斑和食物残渣在窝沟内堆积，使牙面变得光滑易清洁，细菌不易存留，达到预防窝沟龋的作用。

尤其对第一恒磨牙(六龄齿)已萌出的幼儿，进行窝沟封闭，可以很好地起到预防龋齿的作用，操作简单，无痛苦，幼儿容易接受。

【案例 2-2】

"保护牙宝宝"健康活动案例

教育目的：

1. 懂得饭后漱口、早晚刷牙能保护牙齿，初步掌握正确的刷牙方法。

2. 通过活动，养成良好的卫生习惯。

3. 初步了解健康的小常识。

活动资源：

1. 被醋浸过的蛋壳和没有被醋浸过的蛋壳。

2. 故事《没有牙的大老虎》，护牙图片若干及多媒体课件。

3. 模型一副；幼儿人手一把牙刷，一支牙膏，一只杯子。

4. 音乐《漱口歌》《刷牙歌》。

活动内容：

一、引出课题，激发幼儿兴趣

看课件"没有牙的大老虎"，思考："老虎的牙齿哪儿去了？""故事里的老虎大王为什么会有蛀牙？"

二、了解蛀牙形成的原因

1. 师："小朋友不注意保护牙齿，就会长蛀牙的，小朋友们有蛀牙吗？请小朋友把嘴巴张开，用镜子看看，自己的牙齿是什么样的，有没有黑点，有没有小洞洞?"

2. 请小朋友吃饼干,然后漱口,观察干净的水有了什么变化?(知道人们吃完东西后会有食物残渣留在牙缝里)(出示图片)

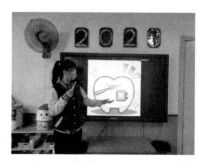

3. 师:"我们的嘴里有一种细菌会使这些食物残渣变酸,如果时间长了,我们原来健康的牙齿会怎样呢?"(出示图片)

4. 借助"醋泡蛋壳"的小实验引导幼儿了解,蛀牙是由于口腔卫生不好、细菌繁殖所致。

三、知道保护牙齿的方法

牙齿非常有用,我们要保护自己的牙齿,"怎样才能使我们的牙齿不疼不生病呢?"

牙齿是保护我们的健康卫士,所以我们从小就要学会保护牙齿。牙齿的成长不但需要营养,而且要求我们平时不挑食,多吃鱼、蛋、深色蔬菜、水果、豆类。

1. 养成饭后漱口的好习惯(漱口水会把食物的残渣清理掉)。

教师教幼儿学习漱口的步骤和方法。听音乐,引导他们做相应的动作。《漱口歌》:手拿花花杯,喝口清清水,仰起头,闭上嘴,咕嘟咕嘟吐出水。

2. 早晚使用含氟牙膏刷牙(含氟牙膏可以有效去除引起蛀牙的细菌和牙垢,出示早期小蛀斑图片)。

3. 少吃甜食,少喝含糖的饮料(注意少吃甜的东西,如糖果、饼干等,因为甜食和含糖的饮料含蔗糖,加上空气中的细菌就会产生蛀虫,蛀虫蛀掉牙齿后,牙齿遇到冷热酸甜就会酸痛)。

4. 定期进行口腔检查(早发现问题就能早治疗)。

四、掌握正确的刷牙方法

1. 老师利用模型,边示范,边讲解。老师示范讲解正确的刷牙方法。

上面的牙齿从上往下刷,下面的牙齿从下往上刷,咬合面来回刷。刷的时候里里外外都要刷,里面也要上下刷。

2. 幼儿徒手练习刷牙的方法(在音乐《刷牙歌》的伴随下)。

这一教学活动,旨在让学生掌握正确的刷牙方法。

3. 幼儿到盥洗室,认真正确地刷牙。

五、活动反思

通过讲述保护牙齿这一教育活动，我觉得我班幼儿对如何保护牙齿这一内容十分感兴趣。在活动在组织过程中，我尝试运用了多种类型的师幼互动方式来推动幼儿的发展。在幼儿看课件"没有牙的大老虎"时，我将几个问题抛给幼儿，"老虎的牙齿去哪儿了？""故事里的老虎大王为什么会有蛀牙？"引导幼儿思考，蛀牙是怎样形成的。再通过吃饼干，逐个让幼儿看看、闻闻、摸摸醋中蛋壳，让幼儿知道吃完东西后会有食物残渣留在牙缝里，时间久了牙齿就像浸泡在醋里的蛋壳，会变软变黑，甚至还会掉落，此时的师幼互动达到一个小高潮，从而提高幼儿保护牙齿的意识。幼儿了解蛀牙形成的原因后，启发幼儿讨论如何预防蛀牙，怎样保护牙齿。通过保护牙齿的课件，幼儿观察了解到了牙齿的作用，掌握了正确的刷牙方法，特别是我在讲述正确的刷牙方法时，有的孩子都争先恐后地替我讲述，对"刷牙"的动作很有兴趣，参与的积极性很高，孩子们都沉浸在欢乐愉快的氛围之中。同时也在快乐的学习中懂得了怎样保护牙齿，并掌握了正确的刷牙方法。

（来源：北京市丰台区第一幼儿园）

【分析与点评】

保健医在小班初入园晨检时发现幼儿患龋率较高，了解到家长在幼儿未入园前对幼儿的喂养习惯存在误区，很多幼儿有喝夜奶的习惯，入睡前抱着奶瓶喝配方奶，喝完后没有及时清洁口腔，口腔内的正常细菌通过甜的食物产酸腐蚀牙齿，形成奶瓶龋，有的乳磨牙也损坏严重。个别儿童由于年龄小，刷牙方法不正确，加之家长不注重幼儿口腔保护，导致幼儿患龋率较高。

教师能够通过日常的观察，发现幼儿存在的口腔问题。为了增长幼儿的口腔保健知识，教师让幼儿懂得饭后要漱口，掌握正确的刷牙方法，培养其良好的卫生习惯。教师抓住教育契机，结合幼儿年龄特点，通过讲故事、做实验、说儿歌的方式，潜移默化地进行口腔知识渗透，而且还会在每天的午餐后刷牙时间进行现场指导，教会幼儿正确的刷牙方法。

【拓展阅读】

推荐文章：

国家卫生健康委员会：《手足口病诊疗指南（2018年版）》，《传染病信息》2018年第31卷第3期，第193—198页。

推荐理由：

相比 2010 版，《手足口病诊疗指南（2018 版）》增加临床表现内容，根据手足口病发生发展过程，完善了分期分型，增加血乳酸值升高为重症早期识别指标等，为保健医在实际工作中初步判断幼儿疾病提供了科学依据，是很好的理论学习工具书。

推荐文章：

中华医学会儿科学分会感染学组、国家感染性疾病医疗质量控制中心：《疱疹性咽颊炎诊断及治疗专家共识（2019 年版）》，《中华儿科杂志》2019 年第 57 卷第 3 期，第 177—180 页。

推荐理由：

疱疹性咽峡炎是由肠道病毒感染引起的儿童急性上呼吸道感染性疾病，春夏季是流行季节，在实际工作中，保健医常常会将其和手足口病相混淆。建议阅读专业领域较强的《中华儿科杂志》，学习医学专家在临床实践中总结的诊断及治疗方法，提高保健医的专业水平。

【本章小结】

幼儿园是儿童集体生活的场所，儿童彼此接触频繁，容易发生疾病，间接危害着幼儿的身体健康，因此，预防和早期发现疾病就显得至关重要。幼儿园的疾病管理是一个系统工程，需要保健医有扎实的医学知识与基本功，对幼儿常见病、传染病的发生有明确的早期判断，了解疾病的临床表现及鉴别诊断要点，并且有一双善于发现的眼睛，时刻关注幼儿生活环境中存在的各种隐性风险，第一时间控制传染源、切断传播途径、保护易感人群，制定科学合理的制度，做好教师相关理论知识与实践相结合的培训，熟练掌握消毒方法，按照标准遵照执行。

【讨论与思考】

1. 为了减少幼儿常见病的发生，幼儿园该如何做好日常护理？

2. 如何提升保健医专业能力与业务能力？

3. 如何开展常态化、规范化消毒工作？结合实际工作案例具体展开。

4. 新龋率、视力低常率呈低龄化发展趋势，从而引发健康问题。在日常保教工作中我们应该如何做才能使五官保健工作取得积极进展？

5. 现代电子产品日益丰富，结合幼儿一日生活，如何预防及应对幼儿近视发病率呈逐年上升这一趋势？

附表

幼儿出勤登记表

班级： 年 月

序号	姓名	日期									
1											
2											
3											

注：按下列符号填写出勤
1."√"代表出勤 "⊗"代表病假 "⊖"代表事假
2. 缺勤儿童先画"○"，待一天内查明原因后补全相应的符号。

幼儿因病伤事假缺勤日常登记表

班级： 年 月

日期	姓名	性别	年龄	缺勤原因 ① 非传染病 ② 传染病 ③ 伤害 ④ 事假	疾病诊断	缺勤 天数	转归 ①痊愈 ②功能受限 ③治疗中	备注

幼儿缺勤记录追访表

班级： 年 月

追访日期	姓名	性别	年龄	缺勤原因	是否出京	发病日期	就诊日期	诊断	临床症状及检查												当日病事假累计		教师签字
									最高体温（℃）	咳嗽	咽痛	鼻塞	流涕	头痛	乏力	肌肉酸痛	关节疼	腹痛	腹泻	眼结膜充血	病假天数	事假天数	

直饮机清洁记录表

班级：　　　　　　　　　　　　　　　　　　　　　　　　　　　　　　年　　月

日期	擦拭	水质澄清、无杂质	签名	日期	擦拭	水质澄清、无杂质	签名

室内保洁员卫生消毒记录表

日期	地面、楼梯扶手：250mg/L的消毒液擦拭	教师餐厅通风消毒	办公区通风消毒	周安排	月安排	厕所、墩布：250mg/L的消毒液浸泡10分钟后冲洗	音乐教室、图书馆、剪纸坊、美工教室	擦玻璃（楼道玻璃、公共教室、办公区）	擦墙围	擦暖气片	签字

室外保洁员卫生消毒记录表

日期	地面清扫	户外大型玩具：250mg/L的消毒液擦拭	木栈道死角清理	周安排	月安排	玩具房擦拭整理	垃圾房（室外的清洁卫生）	绿化区域清理	倒垃圾	签字

观察隔离室消毒记录表

班级：　　　　　　　　　　　　　　　　　　　　　　　　　　　　　　年　　月

日期	地面500mg/L消毒片擦拭	桌椅250mg/L消毒片擦拭	储物柜250mg/L消毒片擦拭	防疫物资250mg/L消毒片擦拭	医用垃圾桶500mg/L消毒片擦拭	紫外线灯车250mg/L消毒片擦拭	紫外线灯管95％酒精擦拭	签字

食堂粮食出入库单

园所： 年 月

日期	米	面	小米	玉米面	玉米渣	红豆	绿豆	黄豆	黑豆	青豆	紫米	薏米	江米	香米	高粱米	紫米面	燕麦	面包	切面
上月结余																			

幼儿园食堂职工出勤晨检表

园所： 年 月

日期	姓名	个人卫生	消化道				皮肤					呼吸道			处理结果
			恶心	呕吐	腹泻	腹痛	外伤	烫伤	湿疹	黄疸	疖肿	咽痛	咳嗽	流涕	

幼儿园食堂热菜烹调中心温度记录表

园所： 年 月

日期	餐次	菜品名称	制作人	中心温度	检测人	备注
	早					
	中					
	晚					

幼儿园食堂热力消毒记录表

园所： 年 月

日期	物品名称	消毒方式		消毒温度	开始时间	结束时间	操作人	检查人	备注
		煮沸	蒸汽						

幼儿园食堂留样记录表

园所： 年 月

日期	餐次	饭菜名称	留样时间	留样人	备注
	早				
	中				
	晚				

留样重量：250g

幼儿园食堂库存物品月盘存表

园所：   年   月

名称	上月结余数量	本月入库数量	本月出库数量	本月结余数量	备注
大米					

第三章 幼儿园健康检查与预防接种管理

【本章要点】

● 明确幼儿园幼儿及工作人员健康检查的必要性；

● 明确幼儿园幼儿预防接种工作的重要性；

● 掌握幼儿园幼儿及工作人员入园体检相关检查项目及查验工作；

● 掌握幼儿园幼儿定期健康检查的具体项目和方法，并进行统计分析，形成总结报告；

● 掌握幼儿园工作人员定期健康检查的项目及检出疾病管理工作；

● 掌握幼儿园幼儿预防接种的查验及管理制度工作。

【本章关键词】

健康检查；预防接种；管理制度

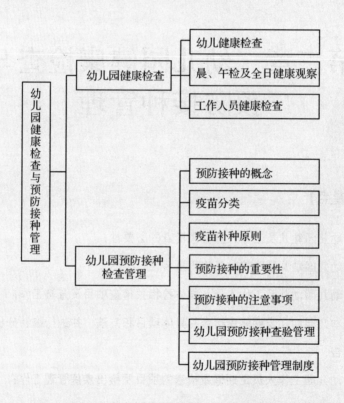

健康检查及预防接种管理是幼儿卫生保健常规工作中的重要部分。由于学前幼儿生长发育迅速，各器官系统发育不成熟，健康状况易受疾病、外界环境、膳食营养等因素的影响，因此，幼儿应定期进行系统的体格检查，按时完成预防免疫接种，同时工作人员也要定期做健康体检，确保每个幼儿和教师的身体健康，为幼儿园正常有序的工作奠定基础。定期进行健康检查可以动态、系统地观察幼儿的生长发育趋势，及早发现并消除不利于幼儿生长发育的因素，对体弱、超重或肥胖、视力筛查异常等幼儿进行专案管理，早期干预。预防接种为入园、在园幼儿健康提供保障，有效控制传染病的发生和流行。通过健康检查、预防免疫接种管理可以做到早发现、早治疗、早干预，保障幼儿健康成长。

本章依据卫生部《托儿所幼儿园卫生保健工作规范》，参考《北京市托幼机构卫生保健工作常规》、《尊重生命的管理——园长卫生保健工作管理能力的提升》及《托幼机构卫生保健人员实用手册》，结合工作实际情况，撰写卫生保健常规工作中的健康检查及预防接种管理，旨在积极贯彻幼儿园各项卫生保健工作"预防为主"的方针，把保护幼儿的生命和促进幼儿的健康放在首位，树立正确的健康观念，为幼儿身体健康发育打下基础。

第一节　幼儿园健康检查

一、幼儿健康检查

(一)入园健康检查

了解即将入园幼儿的生长发育及健康状况,防止患有传染病的幼儿或其他不宜入园的幼儿入园,同时判断儿童能否适应集体生活,并保护在园幼儿的健康。

1. 健康检查时间要求

(1)新生入园前 3 个月内。

(2)在园幼儿离园 3 个月及以上,再次返园时。

(3)转园幼儿离园 3 个月及以上,再次入园时。

2. 健康检查的内容

(1)了解幼儿既往病史、过敏史。

幼儿家长应如实将幼儿基本情况、既往病史、过敏史等填写在"儿童入园(所)健康检查表"上,并签字确认。

(2)体格检查。

①身高、体重的测量,并进行评价。

②视力检查(4 岁及以上幼儿进行)。

③听力筛查,咽部、口腔的检查。

④心肺、肝脾、头颅、胸廓、脊柱四肢、外生殖器的检查。

⑤辅助检查:血红蛋白、丙氨酸氨基转移酶(ALT)等。

3. 体检要求

(1)承担幼儿入园体检的医疗卫生机构及人员应当取得相应的资格。

(2)按照原卫生部统一监制的"儿童入园(所)健康检查表"所规定的项目开展健康检查,并规范填写"儿童入园(所)健康检查表",不得违反规定擅自改变健康检查项目,保证幼儿园幼儿体检率达 100%。

(3)幼儿入园体检中发现疑似传染病者应当暂缓入园,及时确诊治疗。

(4)幼儿体检结果及时录入市级妇幼信息系统,将"儿童入园(所)健康检查表"(见表 3-1)反馈给家长。

表 3-1 儿童入园(所)健康检查表

姓名			性别		年龄		出生日期	
既往病史		1. 先天性心脏病 2. 癫痫 3. 高热惊厥 4. 哮喘 5. 其他						
过敏史						幼儿家长签字		
体格检查	体重		kg	评价	身长(高)		cm	评价	
	眼	左		视力	左	耳	左	口腔	牙齿数
		右			右		右		龋齿
	头颅			胸廓	脊柱四肢			咽部	
	心肺			肝脾	外生殖器			其他	
辅助检查	血红蛋白(Hb)				丙氨酸氨基转移酶(ALT)				
	其他								
	检查结果				医生意见				
医生签字： 体检日期： 年 月 日					检查单位： (检查单位盖章)				

使用说明：

1. 由托幼机构所属地段的保健科或指定的医疗卫生机构的医生填写。

2. 健康检查表不能有空项。

4. 对新生入园、离园幼儿返园、转园幼儿再入园的健康管理

(1)新生入园。

①幼儿入托幼机构前应当经托幼机构所属的地段保健科或指定的医疗卫生机构进行健康检查，合格后方可入园。

②幼儿入园时，托幼机构应当查验"儿童入园(所)健康检查表""儿童保健手册""预防接种证"等。

③对幼儿"儿童入园(所)健康检查表"进行检查、核实，统计新生中患常见病的幼儿，及时进行管理。

(2)离园幼儿返园。

①在园幼儿离园 3 个月及以上的，返园时需按照入园(所)体检项目重新

进行健康检查。

②对特殊情况，如短期赴外埠、出境、有传染病接触史等按卫生行政部门公布的疫情或《中华人民共和国国境卫生检疫法》接受相关部门的检查及相应传染病的检疫，保健医进行询问并加强晨检，必要时进行检查与检疫。

③对患有传染病的幼儿，要求其在所属地段保健科开具痊愈复课证明后返园。

(3)转园幼儿再入园。

①在园健康幼儿转园时需持原幼儿园提供的"儿童转园(所)健康证明"(见表3-2)、"儿童保健手册"，不需要重新体检。"儿童转园(所)健康证明"有效期为3个月。

表 3-2　儿童转园(所)健康证明

儿童姓名		性别		出生日期	
离园日期			转入新园名称		
既往病史			目前健康状况		
家长签名					
卫生保健人员签名： 日期：　　　年　　月　　日			转出单位： (转出单位盖章)		

使用说明：自儿童离园之日起有效期3个月。

②转园时，如果幼儿资料不全，新接收园(所)可要求其重新进行体检。

5. 留档保存

确保健康检查资料的完整保存，以掌握园内幼儿的健康情况，杜绝传染病在园内传播。

(二)定期健康检查

幼儿定期健康检查可监测评价其生长发育情况，及时发现不利于幼儿生长发育的因素及疾病，如龋齿、视力不良、贫血、营养不良性疾病、沙眼、佝偻病、心脏疾病等，并进行有针对性的防治，促进幼儿健康成长。

定期健康检查项目包括测量身高、体重，检查口腔、皮肤、心肺、肝脾、脊柱、四肢，进行心理行为发育监测等，筛查听力、视力(4岁以上)，检测血红蛋白或血常规。

1. 健康检查时间及检查内容

(1)3 岁以下儿童每半年一次，3 岁以上儿童每年一次，每半年测量身高、体重，进行口腔检查一次。

(2)检查项目包括身高、体重、心肺、肝脾、脊柱、四肢、听力、口腔、视力(4 岁以上)、血色素、心理行为发育筛查等。

2. 健康检查内容及方法

(1)身高。

①测量前：幼儿脱去鞋子、帽子。

②测量时：取立位。两眼直视正前方，两臂自然下垂，脚跟并拢，脚尖分开约 60 度，脚跟、臀部与两肩胛间三点同时接触立柱，头部保持正中位置，测量板与头顶接触，垂直交于立柱上刻度的数字，视线应与立柱上刻度的数字平行，读取数据，以厘米为单位，精确至 0.1 厘米。

(2)体重。

①测量前：

a. 选取杠杆式体重秤或电子体重秤，最大秤量为 60 千克，最小分度值为 50 克，校正电子体重秤零点。

b. 幼儿穿单衣裤，脱去鞋子、帽子等，排空小便。冬季注意室内温度。

②测量时：幼儿不触碰其他物体，等待数据稳定后读数，至小数点后 2 位，单位为千克。记录时需要除去衣服重量。

(3)视力筛查。

①测量前：选取国际标准视力表或对数表，距离 5 米，视力表照度为 500Lux，视力表放置高度为 1.0 行高度，与受检者眼睛高度水平。

②测量时：幼儿单眼进行检查，一眼遮挡，切记勿压迫眼球，按照先右后左顺序，自上而下辨认视标，直到不能辨认的一行为止，以能辨认出半数及以上视标的一行记录视力数值。

(4)心理行为发育监测。

定期对幼儿进行心理行为发育评估，及时掌握不同年龄幼儿的心理行为发育状况，及早发现幼儿发育行为问题，以营造良好发育环境，科学促进幼儿健康发展。

①发育筛查。采用"3—6 岁儿童心理行为发育问题预警征象筛查表"(见表 3-3)按年龄阶段进行发育筛查。班级老师按照筛查内容对班上幼儿进行观察，

必要时需询问家长儿童在家中的表现，由保健医将筛查情况记录在"北京市儿童保健记录"健康检查记录表的"预警征象"栏中。如有任何预警征象阳性时，需在"北京市儿童保健记录"中"儿童心理行为发育问题预警征象表"的相应"□"内画"＋"。

表3-3　3—6岁儿童心理行为发育问题预警征象筛查表

年龄	检查日期	预警征象	
3岁		1. 不会说自己的名字	□
		2. 不会玩"拿棍当马骑"等假想游戏	□
		3. 不会模仿画圆	□
		4. 不会双脚跳	□
4岁		1. 不会说带形容词的句子	□
		2. 不能按要求等待或轮流	□
		3. 不会独立穿衣	□
		4. 不会单脚站立	□
5岁		1. 不能简单叙说事情经过	□
		2. 不知道自己的性别	□
		3. 不会用筷子吃饭	□
		4. 不会单脚跳	□
6岁		1. 不会表达自己的感受或想法	□
		2. 不会玩角色扮演的集体游戏	□
		3. 不会画方形	□
		4. 不会奔跑	□

使用说明：

1. 检查相应年龄幼儿的预警征象。

2. 发现相应情况在"□"内记录"＋"。

3. 未发现相应情况在"□"内记录"－"。

4. 结果记录不能空项。

②发育行为异常筛查。托幼机构保健医或班级教师发现幼儿在园期间有可疑心理行为异常表现，如吸吮行为、咬指（趾）甲、饮食行为问题、睡眠问题、遗尿、异食癖、口吃、过度依赖、退缩行为、屏气发作、暴怒发作、习惯性摩擦综合征等表现时，由保健医将筛查情况记录在"北京市儿童保健记录"健康检查记录表的"心理行为问题"栏中。

幼儿园健康检查由承担幼儿定期健康检查的医疗卫生机构及人员进行，

医疗卫生机构须为辖区卫生行政部门认定，体检人员要取得相应的资格，并接受相关专业技术培训。

3. 健康检查结果的统计与分析

幼儿园要及时将体检数据录入信息系统，进行统计汇总，形成相应的统计表，结果反馈家长。

对体检中发现的异常的处理，一般性疾病应及时治疗，对于体弱儿童、超重或肥胖儿童、贫血儿童等进行登记并建立专案管理；对体检中发现的沙眼、龋齿、视力异常等应进行登记，及时予以矫治，矫治情况与转归应详细登记。有转诊指征的幼儿或发现不能处理的情况，均应转诊。

依据统计表中体格发育增长情况、营养不良性疾病、超重或肥胖、五官保健等异常情况的检查率，根据全园整体情况，分班级、分年龄、分性别，与上年同期数据对比，配以表格或图形进行直观的分析总结，并撰写报告。

完整、准确填写儿童保健记录，在规定时间内完成北京市妇幼信息系统录入，确保数据录入的准确性和完整性，并及时汇总上报。

健康检查资料留档保存，以掌握园内幼儿的发育情况和身体健康情况，为各项工作的开展提供依据。表 3-4 至表 3-9 是大体检各项统计表。

表 3-4　幼儿体格发育统计表

_____年

年龄组	应查人数	检查率（%）	年龄别体重 W/A					年龄别身高 H/A					身高别体重 W/H					备注
			上	中上	中	中下	下	上	中上	中	中下	下	上	中上	中	中下	下	
3—4 岁																		
4—5 岁																		
5—6 岁																		
6—7 岁																		
合计																		

使用说明：填报每年 6—8 月体检结果。

表 3-5　身高体重增长统计表

_____ 年

年龄组	可比人数	身高、体重均增长的人数	增长率（％）	身高增长 5cm、体重增长 1.6kg 的人数	增长合格率（％）	备注
3—4 岁						
4—5 岁						
5—6 岁						
6—7 岁						
合计						

使用说明：

1. 填报每年 6—8 月体检结果。

2. "可比人数"，有两年同期对比测量数值的人数，应剔除 W/H≥M＋2SD 的人数。

3. 增长率＝增长人数/可比人数×100％。

4. 增长合格率＝体重身高均增长合格人数/可比人数×100％。

表 3-6　营养不良性疾病和肥胖症统计表

_____ 年

年龄组	佝偻病				贫血				营养不良					超重及肥胖	
	实查人数	早期	活动期	恢复期	实查人数	轻度	中度	重度	实查人数	低体重	消瘦	生长迟缓	患病人数	超重人数	肥胖人数
3—4 岁															
4—5 岁															
5—6 岁															
6—7 岁															
合计															

使用说明：

1. 填报每年 6—8 月体检结果。

2. 统计指标

佝偻病患病率＝(活动期及恢复期患病人数/实查人数)×100％

贫血患病率＝(贫血患病人数/实查人数)×100％

营养不良患病率＝(营养不良患病人数/实查人数)×100％

某类营养不良患病率＝(某类营养不良患病人数/实查人数)×100％

低体重患病率＝(低体重患病人数/实查人数)×100％

消瘦患病率＝(消瘦患病人数/实查人数)×100％

生长迟缓患病率＝(生长迟缓患病人数/实查人数)×100％

超重患病率＝(超重人数/实查人数)×100％

肥胖患病率＝(肥胖人数/实查人数)×100％

表 3-7　口腔保健统计表

_____年

年龄组	应查人数	实查人数	检出龋齿		新生龋人数／可比人数	矫治龋齿		患龋率（%）	龋均	新龋率（%）	矫治率（%）	
			人数	颗数		人数	颗数				人	牙
3—4 岁												
4—5 岁												
5—6 岁												
6—7 岁												
合计												

表 3-8　视力保健统计表

年龄组	应查人数	实查人数	园内检查低常人数	医院确诊			视力低常		视力矫治		沙眼	
				就诊人数	低常人数		人数	低常率（%）	人数	低常率（%）	人数	矫治率（%）
					弱视	其他						
4—5 岁												
5—6 岁												
6—7 岁												
合计												

表 3-9　听力保健统计表

年龄组	在册儿童人数	听力筛查人数	听力筛查未通过人数	听力损伤人数（既往）	本年度医院确诊			备注
					就诊人数	听力损失人数	矫治人数	
3—4 岁								本表内数字以 8 月 31 日为准
4—5 岁								
5—6 岁								
6—7 岁								
合计								

使用说明：

1. 填报每年 6—8 月体检结果。

2. 口腔

(1)可比人数：与上年同期对比口腔检查结果的人数。

(2)新生龋人数：与上年同期对比口腔检查结果出新生龋的人数。

(3)统计指标：

患龋率＝(检出龋齿的人数/实查人数)×100%。

龋均＝检出龋齿的总人数/实查人数。

151

新龋率＝(可比人数中当年新龋发生人数/可比人数)×100％。

矫治率＝(矫治人数/检出龋齿人数)×100％。

3. 视力

(1)视力低常人数：4 岁幼儿单眼裸眼视力≤0.6 人数；5—6 岁幼儿单眼裸眼视力≤0.8 人数。

(2)视力低常率＝(视力低常人数/实查人数)×100％。

(视力低常人数＝医院确诊视力低常人数＋保健医确诊视力低常但未去医院就诊人数)

(3)视力矫治率＝(矫治人数/视力低常人数)×100％。

(矫治人数为经医院确诊低常并进行矫治或观察人数)

(4)弱视患病率＝(经医院确诊为弱视的儿童数/实查人数)×100％。

4. 听力

(1)听力筛查人数：指在每年一次的体检中使用符合"北京市儿童听力筛查设备技术参数"的听觉评估仪进行听力筛查的人数。其中包括已确诊的听力损失人数。

(2)听力损失人数(新发、既往)：根据听力诊断中心确诊的人数进行统计，其中新发指诊断时间为本年度；既往指诊断时间为非本年度。

(3)统计指标：听力筛查率＝听力筛查人数/在册儿童数×100％。

听力损失患病率＝听力损失人数/听力筛查人数×100％。

(听力损失人数＝既往听力损失人数＋本年度医院确诊听力损失人数)

【案例 3-1】

2019 年度幼儿体检工作总结分析报告

一、幼儿各项体检情况统计

表 3-10　2019 年大体检指标完成情况

体检率			身高体重增长率			增长合格率		肥胖患病率		贫血患病率	
应查人数	实查人数	体检率(％)	可比人数	增长人数	增长率(％)	增长合格人数	增长合格率(％)	肥胖人数	肥胖率(％)	实查人数	体检率(％)
281	281	100	170	170	100	162	95.3	10	5.9	0	0

表 3-11　幼儿视力和龋齿统计情况

视力							龋齿							
应查人数	实查人数	体检率(％)	视力低常人数		视力低常率(％)	矫治人数	矫治率(％)	体检人数	体检率(％)	患龋人数	患龋率(％)	矫治人数	矫治率(％)	可比人数	新龋率(％)
			园内	确诊											
256	256	100	10	10	3.9	10	100	281	100	112	39.9	105	93.8	179	17.9

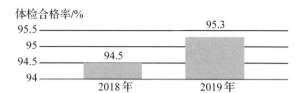

图 3-1　2019 年与 2018 年体检合格率对比情况

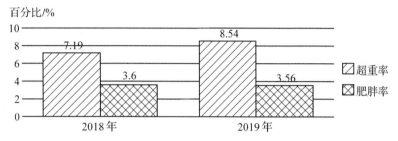

图 3-2　2019 年与 2018 年超重与肥胖儿童对比情况

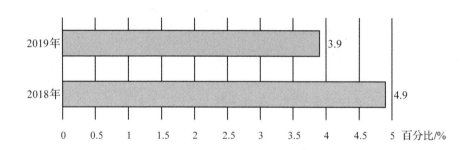

图 3-3　2019 年与 2018 年视力低常率对比情况

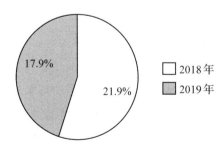

图 3-4　2019 年与 2018 年新龋率对比情况

153

二、工作成绩

1. 通过表 3-10 指标分析，各项体检指标达到了一级一类园所标准。

2. 全园无贫血、沙眼幼儿。

3. 2018 年至 2019 年幼儿身高体重增加合格率趋于平稳。

4. 通过图 3-2 可以看出，肥胖儿患病率与 2018 年同期相比趋于稳定，但 2019 年的超重率为 8.54%，与 2018 年同期相比明显上升，增加了 1.35 个百分点。

5. 通过图 3-3 可以看出，视力低常率下降显著，比 2018 年降低了 1 个百分点。这与重视日常的健康宣教、加强和视力异常家长沟通等密不可分，提高了家长的关注度。

6. 通过图 3-4 可以看出，新龋率比 2018 年同期下降 4 个百分点。这与日常工作中对幼儿进行健康教育活动，对家长进行相关健康宣传密不可分，提高了幼儿及家长的关注度。

7. 2019 年幼儿大体检的全园各项指标达一级一类要求。将幼儿体检结果反馈给家长，督促体检结果异常（营养不良、肥胖、龋齿、视力异常）的幼儿家长及时带幼儿就医矫治，争取家长的积极配合，促进幼儿的健康成长。

三、工作重点

1. 对肥胖儿进行专案管理，管理率达 100%。在对肥胖儿的管理中，我们将肥胖儿管理纳入日常卫生保健的常规工作中，每天由教师对本班内的肥胖儿进行饮食、户外活动的观察记录，每月对肥胖儿进行身高、体重的测量，对其进行肥胖度测量及个人分析并及时反馈家长，让家长了解幼儿的生长发育状况。本学期有肥胖儿 10 名，配合幼儿园合理控制体重的有 8 名，管理有效（包括肥胖度下降及肥胖度增幅不到 5% 的幼儿）4 名，管理无效 4 名；结案（2 名管理有效幼儿毕业，3 名管理无效幼儿毕业，2 名不配合幼儿毕业）7 名，剩余管理 3 名。个别肥胖儿的肥胖度有所增加，身高体重标准的幼儿中有 3 名幼儿增重过快，成为超重幼儿。要加强这些幼儿家长的健康教育工作，让家长了解肥胖的危害性，与家长、班级教师了解幼儿饮食及日常活动等情况，一起探讨有针对性的措施，提高家长的关注度，家园同步，并帮助幼儿逐步形成有益于健康的行为和习惯。小班新生入园时就有 7 名超重儿和 2 名肥胖儿，导致超重率明显高于上一年，经过这一年的科学管理，其中有 2 名幼儿由肥胖儿下降为超重儿，有 3 名幼儿由超重儿恢复到正常标准要求。其他肥胖儿的肥胖度均有不同程度的下降，园所本学期肥胖儿患病率与上年同期相比趋于稳定。下学期应加强对肥胖儿户外活动锻炼及家庭行为的监督调查，促进幼儿身心健康成长。

$$管理有效率＝（管理有效人数/管理人数）×100\%$$
$$＝（4/10）×100\%$$
$$＝40\%$$

2.2019年幼儿新龋率比2018年降低了4个百分点，但2019年的龋齿矫治率为93.8%，比2018年有所下降，主要是因为小班幼儿新入园时有21名患有龋齿，其中18名幼儿是患门牙龋齿，矫治后牢固性欠佳，家长多数选择不矫治，导致矫治率下降。同时幼儿年龄小，刷牙方式不规范，家长缺少监督致使刷牙不到位，增加了幼儿患龋率，今后要加强教育引导，家长要做好监督工作，必要时由家长帮助幼儿刷牙。

3. 视力低常率下降显著，比2018年降低了1个百分点，且低于区里视力低常率。及时将结果反馈给家长，让家长带视力低常幼儿到医院做进一步检查，反馈回来后以弱视、散光为主。幼儿班级应加强用眼卫生教育，同时加大家长对幼儿眼保护的重视，尤其现代社会对电子产品的使用较多，要求家长监督控制幼儿对电子产品的使用时间，注意用眼卫生。

四、努力方向

1. 关注入园时的超重和肥胖的幼儿及个别越管越胖患儿，做好家长健康教育工作，家园同步，力争降低幼儿肥胖度的增加幅度。

2. 加强牙齿保护的健康教育宣传工作，提高幼儿龋齿预防的关注度；对患龋齿的幼儿，要督促家长及时为幼儿进行龋齿矫治。

3. 虽然幼儿视力低常率明显下降，但依然要加强幼儿视力保护的健康教育宣传工作，提高家长、教师及幼儿对视力保护的关注度，养成良好用眼的习惯。

（来源：北京三里屯幼儿园）

【分析与评价】

定期体检是保证幼儿健康成长的重要手段。保健医定期、连续地对幼儿进行体格测量和全身检查，以了解幼儿发育状况，监测幼儿生长发育趋势，及时发现出生缺陷、遗传性疾病以及其他身体缺陷和疾病，指导家长科学喂养及开展早期教育；帮助家长及时发现幼儿在成长过程中出现的问题，做到早发现、早治疗、早干预。

将定期健康体检的数据进行分析，可以从统计表中的营养不良性疾病、超重或肥胖儿童、体格发育增长情况、五官保健等异常情况的检查率入手，根据全园整体情况，分班级、分年龄、分性别，与上一年同期数据对比，配以表格或图形帮助理解，有利于保健医全面掌握全园幼儿的健康状况，同时为科学规范地开展保健工作奠定基础。

二、晨、午检及全日健康观察

幼儿晨、午检及全日健康观察是为了让教师了解在园生活幼儿的身体健康状况，及早发现异常，针对具体情况及时采取措施，以保证在园幼儿的健康。

(一)晨、午检查

晨间检查工作可根据本园实际情况，采取进园保健医检查、进班班级教师检查两者相结合的方式。日托园在幼儿入园时、午睡后对幼儿进行健康观察。全托园在晨检时、午睡后、晚间对幼儿进行健康观察。不论选择哪种方式，均由保健医负责巡诊，发现问题及时处理。

1. 晨间检查

每日晨间幼儿入园时保健医应参照检查程序对幼儿进行健康检查，检查内容为"摸、看、问、查"。

一摸：有无发热(可疑者测量体温)。

二看：一般情况(精神状态、面色等)；传染病的早期表现(咽部、皮肤有无皮疹等)。

三问：饮食、睡眠、大小便情况。

四查：有无携带不安全的物品，发现问题迅速处理。

2. 午睡后检查

观察幼儿的精神状况、有无发热和皮肤异常等，发现问题及时处理。

(二)全日健康观察

观察幼儿的饮食、睡眠、大小便、精神状况、情绪、行为等内容，并做好观察及处理记录。

卫生保健人员每日深入班级进行多次巡视，发现患病、疑似传染病幼儿应当尽快隔离并与家长联系，及时到医院诊治，并追访诊治结果。患病幼儿应当离园休息治疗。

对在园幼儿检查及全日健康观察中发现的异常情况由检查者负责登记，保健医登记在晨、午、晚检及全日健康观察登记册上（见表 3-12）。班上教师登记在交接班登记册上（见表 3-13）。

表 3-12　晨、午、晚检及全日健康观察登记册

日期	姓名	班级	晨、午、晚检及全日健康观察		诊断	处理	检查者
			症状或家长主诉	体征			

使用说明：

1. 此登记册供园所保健医使用，作为保健医对幼儿日常疾病处理的记录。

2. 记录内容：晨、午、晚检及全日健康观察中发现的幼儿健康问题。

3. 记录中"诊断"处填写疾病名称。同一幼儿在同一诊断的连续病程中，需在"诊断"栏疾病名的右下角注明病程时间。

4. 未就诊可填写"症状待查"。

5. 提供"儿童疾病统计表"汇总的数据（学年儿童常见病的发病例数）。

6. 记录医疗或保健医处理方式，包括处理时间、方法，对重点观察的幼儿要有其离园前的情况。

7. 当日幼儿均正常时，需要记录"晨、午、晚检及全日健康观察未见异常"。

表 3-13　交接班登记册

	值班教师：	应到幼儿＿＿＿人 实到幼儿＿＿＿人	缺勤＿＿＿人 中途离园幼儿＿＿＿人
上午		幼儿活动、饮食情况	
午休		幼儿午休情况	
下午	值班教师：	应到幼儿＿＿＿人 接班幼儿＿＿＿人	缺勤＿＿＿人 中途离园幼儿＿＿＿人
		午检及下午幼儿活动情况	
夜班情况			

使用说明：

1. 由班上保教人员负责记录。

2. 记录内容：儿童出勤情况，晨、午、晚检及全日健康观察中发现的与幼儿健康有关的问题（精神状态、饮食、睡眠、大小便、外伤等）以及全托夜班情况。

3. 特殊情况记录应有发生时间、幼儿状况及处理事件的时间、过程及结果；上午发现问题，下午应继续观察。

4. 出勤情况：

(1)应到人数：班级在册幼儿数。

(2)实到人数：上午到园幼儿数（中途离园也算在内）。

(3)接班人数：下午接班时的幼儿数；上午班老师 12：00 交班，下午班老师 12：00 接班。

(4)中途离园幼儿：要写明幼儿姓名、离园时间。

(5)出园幼儿数：离园时幼儿数。

三、工作人员健康检查

为了幼儿健康，避免成人将疾病传染给幼儿，掌握园内工作人员的健康状况，杜绝将传染病带入园内，保护在园幼儿健康，园内工作人员也应进行健康检查，均需持证上岗，持证率达 100%。

(一)上岗前健康检查

工作人员上岗前必须在卫生行政部门指定的医疗卫生机构[所在区（县）的妇幼保健院]进行健康检查，取得"托儿所、幼儿园工作人员健康证明书"后方可上岗。

精神病患者或有精神病史者不得在托幼机构工作。

(二)定期健康检查

在岗工作人员必须按照卫生行政部门指定的医疗卫生机构[所在区（县）的妇幼保健院]的项目每年进行一次健康检查，取得"托儿所、幼儿园工作人员健康证明书"方可续签，继续在岗工作。

食堂从业人员还应每年参加一次所在区（县）公共卫生从业人员健康培训，并取得培训证明。

(三)疾病检出管理

1. 在岗工作人员一旦检出既往患有或现在患有精神病者，应当立即调离托幼机构，同时不签发工作人员"托儿所、幼儿园工作人员健康证明书"，做好记录。

2. 凡患有下列症状或疾病者须离岗治疗，治愈后须持县级以上人民政府卫生行政部门指定的医疗卫生机构出具的诊断证明，并取得托幼机构工作人员健康合格证后，方可回园(所)工作。

(1)发热、腹泻等症状。

(2)流感、活动性肺结核等呼吸道传染性疾病。

(3)痢疾、伤寒、甲型病毒性肝炎、戊型病毒性肝炎等消化道传染性疾病。

(4)淋病、梅毒、滴虫性阴道炎、化脓性或渗出性皮肤病等。

3. 体检过程中发现异常者，由体检的医疗卫生机构通知托幼机构的患病工作人员到相关专科进行复查和确诊，并追访诊治结果，结果合格者方可签发"托儿所、幼儿园工作人员健康证明书"。

第二节　幼儿园预防接种检查管理

通过对新入园和在园幼儿进行预防接种的管理，保障园内幼儿健康，有效减少或控制传染病在园内的继发和暴发。

一、预防接种的概念

1. 预防接种，是把疫苗(用人工培育并经过处理的病菌、病毒等)接种在健康人的身体内，使人在不发病的情况下产生抗体，获得特异性免疫。例如接种脊灰疫苗等。

2. 疫苗[由国家卫生和计划生育委员会颁布的《预防接种工作规范(2016版)》中称疫苗]，是指为了预防、控制传染病的发生、流行，用于人体预防接种的疫苗类预防性生物制品，是利用病原微生物及其代谢产物，经过人工减毒、灭活或基因工程等方法制成，用于预防传染病的自动免疫制剂。

3. 接种单位，是指承担预防接种工作任务的各级医疗卫生机构[包括城镇医疗机构、乡(镇)卫生院、社区卫生服务中心、村卫生所/室、社区卫生服务中心/站等]，由县级卫生计生行政部门指定，并明确其责任区域或任务。

4. 常规接种，是指接种单位按照国家免疫规划疫苗儿童免疫程序、疫苗使用指导原则、疫苗使用说明书，在相对固定的接种服务周期时间内，为接种对象提供的预防接种服务。

5. 临时接种，在出现自然灾害、控制疫苗针对传染病流行等情况，开展应急接种、补充免疫或其他群体性预防接种时，按应急接种、补充免疫或群体性预防接种方案，在适宜的地点和时间，设立临时预防接种点，对目标人群开展的预防接种服务。

6. 群体性预防接种，是指在特定范围和时间内，针对可能受某种传染病威胁的特定人群，有组织地集中实施的预防接种活动。补充免疫（原称为"强化免疫"）是一种较常采用的群体性预防接种形式。

7. 应急接种，是指在传染病疫情开始或有流行趋势时，为控制传染病疫情蔓延，对目标人群开展的预防接种活动。

二、疫苗分类

根据国务院颁布的《疫苗流通和预防接种管理条例》，将疫苗分为第一类疫苗和第二类疫苗。

1. 第一类疫苗是指政府免费向公民提供，公民应当依照政府的规定受种的疫苗，包括国家免疫规划疫苗，省级人民政府在执行国家免疫规划时增加的疫苗，县级及以上人民政府或者其卫生计生行政部门组织开展的应急接种或群体性预防接种所使用的疫苗。包括卡介苗、乙肝、脊灰、百白破、麻疹、麻腮风、乙脑、A 群流脑、A＋C 群流脑、甲肝等疫苗。

2. 第二类疫苗是指由公民自费并且自愿受种的其他疫苗。包括水痘、口服轮状病毒、HIB、流感等疫苗。

三、疫苗补种原则

国家免疫规划疫苗补种通用原则：

未按照推荐年龄完成国家免疫规划规定剂次接种的 14 岁以下儿童，应尽早进行补种，在补种时掌握以下原则：

1. 对未曾接种某种国家免疫规划疫苗的儿童，根据儿童当时的年龄，按照该疫苗的免疫程序进行补种。

2. 未完成国家免疫规划规定剂次接种的儿童，只需补种未完成的剂次，无须重新开始全程接种。

3. 应优先保证儿童及时完成国家免疫规划疫苗的全程接种，当遇到无法使用同一厂家疫苗完成全程接种情况时，可使用不同厂家的同品种疫苗完成后续接种(含补种)。疫苗使用说明书中有特别说明的情况除外。

4. 如果第一类疫苗和第二类疫苗接种时间发生冲突时，应优先保证第一类疫苗的接种。但在特殊情况下，用于预防紧急疾病风险的非国家免疫规划疫苗，如狂犬病疫苗、黄热病疫苗或其他需应急接种的疫苗，可优先接种。

四、预防接种的重要性

出生后的婴儿可以从母体内获得一定的抵抗传染病的能力，但随着婴儿的成长，尤其是六个月以后，母体抗体逐渐消失，幼儿患各种传染病的风险将逐渐增加。为了提高幼儿抵抗传染病的能力，就需要有计划地给幼儿进行预防接种，使幼儿自身产生抵抗力以预防传染病的发生，保护幼儿的身体健康。

五、预防接种的注意事项

1. 不同疫苗同时接种：两种及以上注射类疫苗应在不同部位接种。严禁将两种或多种疫苗混合吸入同一支注射器内接种。

2. 不同疫苗接种间隔：两种及以上注射类减毒活疫苗如果未同时接种，应间隔不小于 28 天进行接种。国家免疫规划使用的灭活疫苗和口服类减毒活疫苗，如果与其他灭活疫苗、注射或口服类减毒活疫苗未同时接种，对接种间隔不做限制。

六、幼儿园预防接种查验管理

1. 查验项目：卡介苗、乙肝、脊灰、百白破、麻腮风、乙脑、A 群流脑、A＋C 群流脑、甲肝、白破等疫苗接种情况。随国家免疫规划疫苗免疫程序及省级人民政府疫苗增加要求的改变，查验疫苗的种类应进行相应调整。

2. 保健医对新入园或中途转园幼儿查验其预防接种证，并将疫苗接种记录填写在"新入园儿童免疫规划疫苗接种情况登记册"纸质版或电子版上，掌握幼儿入园时的预防接种情况。

3. 在查验中发现的未按照国家免疫规划程序规定及省级人民政府疫苗增

加要求接种疫苗的幼儿，经指定的预防接种单位医生复查后，保健医填写儿童疫苗补种通知单，交与幼儿监护人，督促监护人带儿童到其居住地预防接种单位进行补种，或在儿童监护人同意的情况下，监护人可带幼儿到托幼机构所在地的预防接种单位进行补种。保健医在幼儿补种后，将补种情况如实填写在登记册上。

4. 在查验过程中，接种记录以预防接种证为准，无接种证以电子/纸质接种卡为准，无卡无证视为未种。发现无预防接种证/卡的幼儿，保健医督促监护人带领幼儿到其居住地或托幼机构所在地的预防接种单位进行补证、补种。幼儿补证、补种后，保健医查验其接种证，并将疫苗接种记录填写在登记册上。

5. 疫苗漏种判定标准：以幼儿预防接种证为准，依据国家免疫规划疫苗儿童免疫程序参考用表（表3-14）进行查验（疫苗判定标准随国家免疫规划疫苗儿童免疫程序改变而相应调整）。

6. 每年3月和9月对在园幼儿预防接种情况进行统计，针对未按时接种的幼儿，督促幼儿监护人及时完成幼儿预防接种，接种完成率应达100%。

七、幼儿园预防接种管理制度

1. 预防接种证的管理，保健医对幼儿预防接种证进行统一管理，并负责在园幼儿常规免疫预防接种的预约、登记、统计、上报工作。每月保健医向适龄幼儿监护人下发接种通知单，由家长到保健室办理接种证借阅，记录在借阅登记表上（见表3-15），按照预约安排的相应时间带幼儿到托幼机构所在地的预防接种单位进行接种。

表 3-14　国家免疫规划疫苗儿童免疫程序

月(年)龄	卡介苗 BCG	乙肝疫苗 HepB	甲肝减毒活疫苗 HepA-L	脊灰疫苗 PV	百白破疫苗 DTaP	麻风疫苗 MR	麻腮风疫苗 MMR	乙脑减毒活疫苗 JE-L*	A群流脑多糖疫苗 MPSV-A	A群C群流脑多糖疫苗 MPSV-AC
出生时	●	●								
1月龄		●								
2月龄				●(IPV)						
3月龄				●(bOPV)	●					
4月龄				●(bOPV)	●					
5月龄					●					
6月龄		●							●	
8月龄						●		●		
9月龄									●	
1岁										
1.5岁			●		●		●			
2岁								●		
3岁										●

续表

月(年)龄	卡介苗 BCG	乙肝疫苗 HepB	甲肝减毒活疫苗 HepA-L	脊灰疫苗 PV	百白破疫苗 DTaP	麻风疫苗 MR	麻腮风疫苗 MMR	乙脑减毒活疫苗 JE-L	A群流脑多糖疫苗 MPSV-A	A群C群流脑多糖疫苗 MPSV-AC
4岁				●(bOPV)						
6岁					●(DT)		●			

* 从非疫区新入京的35岁以下成人，如大学生，基础免疫一剂乙脑减毒活疫苗，第二年加强一剂。

BCG: 卡介苗

HepB: 重组乙型肝炎疫苗(乙肝疫苗)

HepA-L: 甲型肝炎减毒灭活疫苗(甲肝灭活疫苗)

PV: 脊髓灰质炎疫苗

IPV: 脊髓灰质炎灭活疫苗(脊灰灭活疫苗)

bOPV: 二价口服脊髓灰质炎减毒活疫苗(脊灰减毒活疫苗)

DTaP: 无细胞百日咳白喉破伤风联合疫苗(百白破疫苗)

DT: 白喉破伤风联合疫苗(白破疫苗)

dT: 白破疫苗(成人及青少年用)

MR: 麻疹风疹联合减毒活疫苗(麻风疫苗)

MMR: 麻腮风联合减毒活疫苗(麻腮风疫苗)

JE-L: 乙型脑炎减毒活疫苗(乙脑减毒活疫苗)

MPSV-A: A群脑膜炎球菌多糖疫苗(A群流脑多糖疫苗)

MPSV-AC: A群C群脑膜炎球菌多糖疫苗(A群C群流脑多糖疫苗)。

表 3-15　预防接种证借阅登记表

借阅日期	班级	幼儿姓名	借阅人姓名	还证日期	接收人姓名	备注

2. 做好预防接种的宣教工作：利用家长会、宣传栏、微信等多种形式，定期向在园适龄幼儿监护人进行按时预防接种的重要性和有关传染病知识的宣传，告知在园幼儿按时接种疫苗。

3. 发生传染病时应急接种

（1）当托幼机构发生疫苗可预防水痘、麻疹、风疹、流行性腮腺炎等传染病疫情时，保健医应按规定填写传染病登记册，立刻向托幼机构所在地的预防接种单位报告。

（2）根据预防接种单位确定的应急接种范围和人数，发放"儿童应急接种通知单"，督促监护人及时带幼儿到预防接种单位进行应急接种，协助预防接种单位做好托幼机构消毒处理及其他防控措施。

（3）北京市已纳入免疫规划的常用应急接种疫苗包括北京市免疫规划程序中的麻疹疫苗、麻风腮疫苗、流脑疫苗、百白破疫苗、甲肝疫苗、乙肝疫苗等，水痘疫苗、出血热疫苗、钩体疫苗、炭疽疫苗也可用于应急接种。

4. 患传染病的幼儿隔离期满后，凭指定医疗卫生机构开具的复课证明方可返园。根据需要，来自疫区或有传染病接触史的幼儿，检疫期过后方可入园。

【拓展阅读】

推荐图书：

刘妤、闫学明：《幼儿园保健医工作指南》，北京师范大学出版社，2017 年。

推荐理由：

本书系统阐述了幼儿园保健医的基本工作要求及专项工作程序，具有较强的指导性、实用性和可操作性，为在岗的保健医拓展了工作思路，提供了丰富、可行的方法。

推荐文件：

《预防接种工作规范（2016 年版）》，发布时间：2016 年 12 月。

推荐理由：

详细全面阐述了各类疫苗使用和管理规范等内容，并提出了更加完善、科学的预防接种管理模式，为幼儿园预防接种工作提供专业的指导和参考。

【本章小结】

《幼儿园教育指导纲要（试行）》中明确提出：幼儿园必须把保护幼儿的生命和促进幼儿的健康放在工作的首位。学前幼儿生长发育迅速，可塑性强，却处于生命较为稚弱的时期，各器官系统发育不成熟，因而他们对环境的适应能力和抗疾病能力较弱。因此，幼儿园各项卫生保健工作必须坚持贯彻"预防为主"的方针，对疾病做到防患于未然，以实现幼儿的身心健康为目标，运用多种手段和措施，采取科学且行之有效的方法，帮助幼儿逐步形成有益于健康的行为和习惯，提高幼儿自我保护的意识及能力，促进幼儿身心和谐健康发展。

【本章小结】

1. 幼儿园 3—6 岁幼儿每年健康检查的项目有哪些？

2. 幼儿园保健医及教师在晨、午检及全日健康观察中应关注幼儿的哪些方面？

3. 幼儿园工作人员健康检查的时间应是什么时候？

4. 幼儿园幼儿预防接种查验项目内容包括什么？

第四章 幼儿园膳食营养与体质健康管理

【本章要点】

● 了解膳食管理的目的、内容及要求；

● 了解营养素的基础知识；

● 掌握制订膳食计划的方法与要求；

● 了解幼儿体质测试的意义；

● 掌握幼儿体质测试指标的基本要求与评定标准；

● 掌握幼儿体格锻炼的原则与注意事项；

● 明确体格锻炼管理制度。

【本章关键词】

食谱制定；膳食管理；体质测试；体格锻炼；管理制度

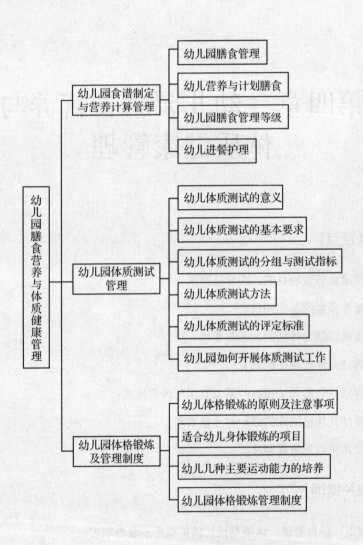

幼儿园膳食营养与体质健康管理

幼儿园食谱制定与营养计算管理
- 幼儿园膳食管理
- 幼儿营养与计划膳食
- 幼儿园膳食管理等级
- 幼儿进餐护理

幼儿园体质测试管理
- 幼儿体质测试的意义
- 幼儿体质测试的基本要求
- 幼儿体质测试的分组与测试指标
- 幼儿体质测试方法
- 幼儿体质测试的评定标准
- 幼儿园如何开展体质测试工作

幼儿园体格锻炼及管理制度
- 幼儿体格锻炼的原则及注意事项
- 适合幼儿身体锻炼的项目
- 幼儿几种主要运动能力的培养
- 幼儿园体格锻炼管理制度

营养是健康之本，无论在生理还是心理方面，合理的膳食和科学的养育对幼儿都有极其重要的影响。3—6岁幼儿正处于生长发育的旺盛时期，大脑和神经系统发育迅速，骨骼处于骨化过程，各个器官逐渐成熟和完善。而平衡膳食是摄取合理营养的唯一途径，只有为幼儿提供营养均衡的膳食，才能满足幼儿身体发育过程中对各种营养素的需要，促进幼儿健康成长。

生命在于运动，体格锻炼不仅能让幼儿骨骼和肌肉、神经系统及身体各器官系统都得到协调发展，还可以在一定程度上弥补某些幼儿身体的先天不足，增强幼儿的抵抗力，促进身体的正常发育。体格锻炼除了能提高幼儿动作的协调性、灵敏性外，还可以促使幼儿的平衡感、节奏感、方位感等各种感觉得到全面发展。通过户外体育活动，还可以让幼儿受到阳光、新鲜空气等自然环境因素的刺激，增强幼儿对外界环境的适应性，促进幼儿身心两方面的健康发育。

幼儿的体质健康不仅需要科学、均衡的营养膳食，还需要通过合理的体育运动来实现。因此，本章结合幼儿园的实践经验对如何制定均衡的饮食与开展适宜的体育活动，从概念和具体方法到案例的维度进行系统的介绍，增强幼儿体质，为幼儿的正常生长发育提供保障，使祖国的花朵健康成长。

第一节 幼儿园食谱制定与营养计算管理

一、幼儿园膳食管理

(一)目的

加强托幼机构集体膳食的科学管理,为儿童提供合理的营养膳食,科学制定食谱,保证膳食平衡,促进儿童健康成长。

(二)管理范围

园(所)内儿童膳食。

(三)管理内容与要求

1. 托幼机构食堂应当按照《食品安全法》《食品安全法实施条例》《餐饮服务许可管理办法》《餐饮服务食品安全监督管理办法》《学校食堂与学生集体用餐卫生管理规定》等有关法律法规的要求,建立健全各项食品安全管理制度。

2. 儿童膳食实行民主管理,幼儿园成立膳食委员会,由园(所)长、保健人员、食品卫生管理员、保教人员、炊事人员、财会人员及家长代表组成。每月至少召开会议 1 次,研究儿童膳食中存在的问题并随时征求家长意见,总结经验,以求不断提高膳食质量,并将会议内容记录在"儿童膳食委员会会议记录册"上。

3. 儿童膳食单位必须取得有效的餐饮服务许可证。儿童食品应当在具有食品生产许可证或食品流通许可证的单位采购。食品进货前必须采购查验及索票索证,托幼机构应建立食品采购和验收记录,做好出入库账目登记。

4. 食堂从业人员必须每年进行健康检查,取得有效的健康证明后方可参加工作。炊事人员必须持有效的"北京市公共卫生从业人员健康体检合格证"和"卫生法规知识培训合格证"上岗。

5. 工作人员膳食与儿童膳食各环节应严格分开。儿童膳食费要专款专用,精打细算,计划开支,每月结算并公布账目,每学期膳食收支盈亏不超过 2%。

6. 食品储存要做到生熟食品分开,分类、分架、隔墙、离地存放,并注有标识,注明保质期,定位储存。生食在冰箱内存放不得超过 2 周。

7. 每餐提供的食品成品应留样。留样食品应按品种分别盛放于清洗消毒后的密闭专用容器内，在冷藏条件下存放 48 小时以上，每样品种留样量不少于 100 克，以满足检验需要，并做好记录。

8. 制定餐、点数，儿童正餐间隔时间 3.5—4 小时，进餐时间 20—30 分钟/餐，准时开饭，全托应增加晚点。

9. 每天各班统计出勤人数，报告食堂，炊事员应根据各班当天报来的实际出勤人数按量按食谱做饭，做到少剩饭（主食剩余量最好控制在 5％以内），不浪费。买不到所定食品可临时以同类食物代替，并在食谱上进行更改。

二、幼儿营养与计划膳食

计划膳食是集体膳食的一种科学管理方法。它能使儿童得到合理的平衡膳食，能使膳食费用有计划地合理使用。

(一)营养素的基础知识

宏量营养素指蛋白质、脂肪和碳水化合物。微量营养素指维生素、矿物质和其他膳食成分。

1. 宏量营养素

(1)蛋白质。

①蛋白质分类和儿童需要量。

营养学上根据食物蛋白质所含氨基酸的种类和数量将食物蛋白质分为三类，分别是完全蛋白质、半完全蛋白质和不完全蛋白质。其中，完全蛋白质是指所含必需氨基酸种类齐全、数量充足、比例适当的蛋白质，不仅能维持学前儿童新陈代谢所需要的营养，还能促进学前儿童的生长发育。奶、豆类、蛋、鱼肉中所含的蛋白质都属于完全蛋白质。半完全蛋白质中所含氨基酸虽然种类齐全，但是其中某些氨基酸的数量不能满足人体的需要，也就是说可以维持生命，但是不能促进生长发育。植物性食物大多属于此类，如米、面、土豆等所含的蛋白质。不完全蛋白质不能提供人体所需的全部必需蛋白质，也就是说，它们既不能维持生命，也不能促进生长发育。例如，玉米中的玉米胶蛋白、豌豆中的豆球蛋白、肉皮中的胶质蛋白等便是不完全蛋白质。

学前儿童身体处于成长的高峰期，维持生长发育需要大量优质的蛋白质，对各种氨基酸的需要量按单位体重计算是成人的数倍。要发挥蛋白质的特殊生理功能，必须以充足的热量供应为前提，通常而言，蛋白质供应量和热能供应量有一定比例(见表4-1)。

表 4-1　不同年龄的人每日所需蛋白质指数

年龄	1—3 岁	4—6 岁	7—10 岁	11—14 岁	15—18 岁	19 岁以上
指数	1.80	1.49	1.21	0.99	0.88	0.79

具体计算方法为：先找出年龄段指数，再用此指数乘体重(千克)，所得到的结果就是每日所需的蛋白质克数。

例如：体重15千克，年龄3岁，其指数就是1.80。套以公式，即15×1.80＝27克。

②蛋白质的主要食物来源。

蛋白质广泛存在于食物中，动物性食物，如肉、鱼、蛋、奶的蛋白质含量高，达到10%—20%，质量优，利用率高，属于优质蛋白质。植物性食物中豆类的蛋白质含量较高，达到20%—40%，同属于优质蛋白质，是唯一能够替代动物性蛋白质的植物蛋白。

(2)脂类。

脂肪的食物来源及儿童每日需要量。

在各类食物中，都含有一定量的脂肪。膳食脂肪的来源，不仅包括烹调用的油脂及肉类食物中的脂肪，还包括各种食物中所含有的脂类物质，但人体所需要的脂类主要来源于各种植物油和动物脂肪。

其中，植物油料以大豆、花生和油菜籽等作物的种子含油量高，且含有丰富的必需脂肪酸。核桃、瓜子、榛子等坚果类，油脂含量虽然丰富，但在饮食中占比很小，不能作为脂类食物的主要来源。学前儿童所需要脂肪的量为每日30—40g，即可满足身体生长发育需要。

(3)碳水化合物。

碳水化合物也就是糖类，它是人体最主要的能量来源。糖类是由碳、氢、氧三种元素组成的化合物。糖类是人类机体进行正常生理活动、生长发育和体力活动时主要的能量来源。糖类来源于粮谷类、薯类食品。其次还有少量来自食用糖及蔬菜、水果中的少量单糖。

2. 微量营养素

(1)矿物质。

矿物质广泛地存在于膳食中，一般都能满足机体的需要。对于学前儿童来说，比较容易缺乏的矿物质有钙和铁。在特殊情况下，碘、锌的摄入量可能也会不足。

第一，钙。钙是人体含量最多的一种无机元素，对学前儿童来说钙的缺乏可能影响儿童骨骼、牙齿的发育，甚至导致佝偻病。膳食中易吸收、含量高的钙以乳和乳制品为佳，是儿童最为理想的钙源。此外，虾皮、海带、海藻类海产品和豆制品等也是比较理想的食物来源。

第二，铁。铁是人体必需微量元素中含量最多的一种，膳食中铁摄入不足的儿童易烦躁、抗感染和抵抗力下降，甚至出现缺铁性贫血。一般来说，膳食中铁的最佳来源是动物肝脏、动物血、肉类和鱼类食品，绿色蔬菜、海带、黑木耳等铁含量也较高。

第三，碘。人体中的碘是甲状腺的重要组成部分，也是人体必需的微量元素之一。碘具有促进蛋白质合成、加速生长发育、保持正常新陈代谢的重要作用。海带、紫菜、海虾、海贝、海参等海产品是含碘类最丰富的食物。

第四，锌。锌具有促进全身代谢的功能。动物性食品是锌的主要来源，如肝、肉、蛋等；海产品中的锌含量也较高；豆类、蔬菜和水果中的含锌量相对不高。

(2)维生素。

维生素是人体生长和代谢所必需的一类复杂的有机化合物，在人体的生长、代谢、发育过程中发挥着重要的作用。

第一，维生素 A。维生素 A 是"眼睛的守护神"，对于儿童视力的发育有很大帮助。膳食中维生素 A 主要存在于动物性食物中，如动物肝脏、鱼肝油、鱼卵、乳类、禽蛋等。在植物性食物中，凡深绿色、红色或黄色的食物都含有较丰富的胡萝卜素，如菠菜、胡萝卜、辣椒等。

第二，维生素 B1 和 B2。维生素 B 群影响着人体的神经机能，其中，对儿童有着重大影响的是维生素 B2，它被称为"成长的维生素"。膳食中维生素 B1 含量丰富的食物有谷类、豆类、干果类、瘦猪肉、禽蛋类等；维生素 B2 含量丰富的主要是动物性食物，如肝脏、肉类、蛋类、乳类等，其次是豆类和新鲜蔬菜。

第三，维生素 C。维生素 C 可以促进儿童对铁质的吸收，活化细胞与细胞间的联系。膳食中维生素 C 较为丰富的食物主要是新鲜蔬菜和水果，特别是绿色蔬菜、柑橘、柚子、猕猴桃等维生素 C 含量较高。

第四，维生素 D。维生素 D 是能够帮助人体吸收钙、磷的重要物质，因此在儿童骨骼生长的过程中发挥着重要功效。含维生素 D 较为丰富的膳食主要存在于动物性食物中，如动物肝脏、鱼肝油、奶油、禽蛋类等。

(二)制订膳食计划

1. 托幼机构应当根据儿童生长发育需求，以《中国居民膳食指南》为指导，参考《中国居民膳食营养素参考摄入量(DRIs)》和 2—5 岁儿童各类食物每日参考摄入量(见表 4-2)，制订儿童膳食计划。

表 4-2　各类食物每天建议摄入量

食物	2—3 岁	4—5 岁
谷类	85～100g	100～150g
薯类	适量	适量
蔬菜	150～200g	200～250g
水果	100～150g	150～300g
畜禽肉类		
蛋类	50～70g	70～105g
水产品		
大豆	5～15g	15g
坚果	—	适量
乳制品	500mL	350～500mL
食用油	15～20g	20～25g
食盐	<2g	<3g

2. 制定每人每日各类食物用量(见表 4-3)。按平时儿童对各种食物的食用量，参照上次营养计算结果，结合膳食费，制定出谷类、干豆类、肉类、蛋类、鱼虾蟹贝类、蔬菜类、水果类、糖类、油脂类及调味品等每人每日的具体用量。

表 4-3 儿童膳食计划表

食品名称	单价（元）	每人每日用量（克）	能量		蛋白质（克）	钙（毫克）	维生素A（微克RAE）	所需费用（元）	全园每周用量（斤）	全园每月用量（斤）
			（千卡）	（千焦）						

测算结果	DRIs	%	测算结果	DRIs	%
能量			钙		
蛋白质			维生素 A		

3. 粗算每人每日食物用量中所含的能量、蛋白质及其他各种营养素（见表4-4）。

表 4-4 儿童每人每日营养素摄取量计算表

类别	食品名称	全园总消耗量（斤）	平均每人每日进食量（克）	能量		蛋白质（克）	脂肪（克）	维生素A（微克RAE）	维生素B1（毫克）	维生素B2（毫克）	维生素C（毫克）	钙（毫克）	锌（毫克）	铁（毫克）	钠（毫克）
				（千卡）	（千焦）										

4. 将计算结果与膳食营养素参考摄入量（DRIs）标准相比较（DRIs 标准计算方法见后文"营养计算"及儿童营养表 4-13）。对于日托园（所）来说，能量、蛋白质及其他各种营养素需达到膳食营养素参考摄入量（DRIs）的 80% 以上。对于全托园（所）来说，能量和蛋白质需达到膳食营养素参考摄入量（DRIs）的 90%，其他各种营养素达到 DRIs 的 80% 以上。反复调整食物量直到符合要求为止。

5. 计算每人每周各类食物用量：每人每日各类食物用量×5。

6. 根据膳食计划制定带量食谱，每月至少制定两次带量食谱，隔周使用，每季度至少进行一次营养计算。

7. 有条件的托幼机构可为贫血、营养不良、食物过敏等儿童提供特殊膳食。

(三)制定食谱

民以食为天，多种多样的食物为学前儿童生长发育提供了营养来源与基础。因此，在日常膳食选择中必须注重营养搭配，从多种不同类型的食物中汲取充分营养，以达到营养全面促进健康的目的。而食谱是制作膳食的依据。托幼机构在制作膳食时既要保证儿童营养量的摄入达到要求，又要做到不剩饭，因此需要在保证食谱多样性的基础上制定带量食谱(见表 4-5)。

表 4-5　幼儿园儿童营养食谱

年　　月　　日至　　年　　月　　日

餐点		星期一		星期二		星期三		星期四		星期五	
		食谱	带量/人	食谱	带量/人	食谱	带量/人	食谱	带量/人	食谱	带量/人
早餐											
午餐											
午点											
晚餐											
全日总带量/人	各类及制品										
	薯类/淀粉及制品										
	小吃/甜品/速食食品										
	干豆类及制品										
	蔬菜类及制品										
	菌藻类										
	水果类及制品										
	坚果/种子类										
	乳类及制品										
	蛋类及制品										
	肉类及制品										
	鱼虾蟹贝类										
	糖/蜜饯类										
	油脂类										
	调味品类										

1. 科学、合理地制定食谱

(1)制定食谱的目的：使营养的摄入量能满足绝大多数儿童对各种营养素

的需要。

（2）制定食谱的原则：依据《中国居民膳食指南》，制订儿童膳食计划，膳食中应包括幼儿生长发育所需要的各种营养素，注意营养素比例适当、动植物食品间的平衡、食品物种多样化、科学加工烹调食物，满足幼儿年龄特点的需要。

（3）食谱的编制方法：食谱分为带量食谱和花样食谱。带量食谱要在膳食计划的基础上制定；花样食谱根据用餐儿童的年龄、数量、膳食费等，配制膳食的种类、重量，以满足儿童平衡膳食的要求。

（4）三餐食谱安排：早餐以主食为主，优质蛋白为辅，配有青菜。午餐主副食并重，两菜一汤，菜品为一荤一素，多选用各种季节性蔬菜。晚餐安排脂肪较少、易于消化的食物，减少油炸食品和甜食的供给。每天有一定量深色蔬菜的摄入。

（5）每餐热量分配。

①热量：日托早餐25%—30%，午餐35%，午点5%—10%，晚餐30%。全托早餐25%—30%，午餐35%，午点5%，晚餐30%—35%。增加晚点不计入热量分配。

②食物热量来源：蛋白质供热12%—15%；脂肪供热25%—30%（以植物性脂肪为佳）；碳水化合物供热50%—60%。

③蛋白质来源：动物蛋白加豆类蛋白（优质蛋白）达到40%—50%，不低于30%。

2. 制定花样食谱

根据市场供应情况，食物品种要多样化且合理搭配。对食谱要求遵循以下六点。

（1）依据平衡膳食宝塔，按照儿童年龄及一定比例适量分配到一日三餐中，编制科学、合理、平衡的营养膳食。

（2）合理选择多样化食物。

①根据季节特点，选择应季食物。

②按照儿童营养需要量，运用食物替换的方法搭配儿童每周食谱，建议主副食花样，一周内不重样。

（3）注意蛋白质的互补作用，充分利用豆制品。

（4）保证饮食清淡少盐，兼顾营养膳食的搭配，注意粗细粮搭配、干稀搭配、荤素搭配。同时要注重甜咸口味和食物软硬的搭配。

(5)食谱应满足儿童饮食的需要(种类、大小、色、香、味);小于1岁、1—2岁、3—6岁儿童的饮食制作要有区别。

(6)在主副食的选料、洗涤、切配、烹调的过程中,方法应当科学合理,减少营养素的损失,符合儿童清淡口味,达到营养膳食的要求。烹调食物注意色、香、味、形,提高儿童的进食兴趣。

3. 制定带量食谱

带量食谱是在花样食谱的基础上,把膳食计划中各类食物的每周用量全部反映在食谱中,定出每餐或每日每人的各种食物原料的用量。

将膳食计划中每周食物用量分配到每日、每餐的儿童食物带量中。带量食谱完成后应将每周各类食品的数量相加,其总量须与同期计划用量相符(如果所用食物较昂贵,不能保证每周的食谱上均能体现,可以体现为每两周一次或每月一次)。

采购员必须按照食谱要求供应食物,炊事员按照食谱上规定的花样和各种原料的数量制作饭菜,保证膳食计划的落实。如果食谱上的原料未能及时买到,可由保健医决定用同类食物代替,但必须在食谱上及时做出相应的修改。

(四)幼儿食谱

1. 幼儿花样食谱(参考)

幼儿园制订食谱需结合季节特点,充分搭配应季食物,让儿童吃到最新鲜的食物,能吸收更多的维生素、矿物质,维持儿童身体健康,使大脑及机体器官组织充分发育,保证其拥有健康的体魄,促进其健康成长。

(1)幼儿园春季食谱。

春天天气回暖,万物复苏,幼儿户外活动时间增加,充足的日照时间有助于钙、磷的吸收,促进幼儿骨骼生长。春天也是幼儿生长发育的高峰期,膳食中需要大量的含钙物质,因此,食谱中就需要含钙量丰富的食物,如骨头汤、紫菜虾皮汤、牛奶等。春天幼儿易患口腔溃疡、皮肤病,所以一定要安排新鲜蔬菜,如菠菜、油菜、山药。此外,新鲜水果在春季大量上市,是补充维生素和矿物质的重要来源(见表4-6)。

表 4-6　幼儿园春季食谱

餐点	星期一	星期二	星期三	星期四	星期五
早餐	蔬菜卷 西红柿炒茄丝 南瓜粥	虎头卷 菠菜蛋花汤	葡萄干芝麻卷 黄瓜炒鸡蛋 红薯粥	芝士火腿比萨 甜香蘑菇汤	热狗包 五香鹌鹑蛋 二米蔬菜粥
加餐	牛奶 腰果	牛奶 开心果	牛奶 大杏仁	牛奶 腰果	牛奶 大杏仁
午餐	红豆米饭 芙蓉鸡片 熏干海米炒菜心 黄瓜紫菜蛋花汤	豆沙包 小炖肉 炒合菜 香菜冬瓜汤	紫米饭 太阳肉 番茄炒豆腐 油菜鸡蛋汤	牛奶米饭 五彩虾仁 素炒三丝 翡翠白玉汤	南瓜米饭 胡萝卜土豆烧牛肉 木耳炒莴笋 小白菜粉丝汤
午点	苹果 橙子	水晶梨	火龙果	香蕉	雪梨银耳汤
晚餐	毛毛虫面包 肉末萝卜条 芹菜炒黄豆芽 油麦菜麻酱汤	牛奶米饭 糖醋排骨 双菇烩双花 二丝木耳汤	猪肉茴香水饺 蒸山药 蔬菜饺子汤	葱油卷 京酱肉丝 鲜蘑豆腐汤	杂粮蔬菜团子 酱猪肝 小米南瓜粥

(2)幼儿园夏季食谱。

夏季暑热挟湿,是人体新陈代谢活跃的时期。幼儿活动量大,容易出汗,能量相对消耗也多,血液循环加快,需要及时补充各种营养,但由于天气热的原因,幼儿又会出现食欲不佳的状况,因此,必须充分补充水分、无机盐、蛋白质、维生素等。在烹调过程中注意菜肴的颜色、外形、味道,增强幼儿的食欲,以清淡为主,少油腻,多摄入消暑利湿的食物。如时令蔬菜,特别是瓜类、鱼类、鸭肉、猪瘦肉,红豆、绿豆等,让幼儿健康地度过盛夏(见表4-7)。

表 4-7　幼儿园夏季食谱

餐点	星期一	星期二	星期三	星期四	星期五
早餐	糊塌子 西红柿炒圆白菜 小米粥	黄油面包 五香鹌鹑蛋 牛奶燕麦片	香椿鸡蛋饼 炒胡萝卜丝 绿豆粥	豆馅烧饼 油菜蛋花疙瘩汤	奶香玉米饼 鸡蛋炒西葫芦片 大米红枣粥
加餐	酸奶 大杏仁	酸奶 腰果	酸奶 开心果	酸奶 大杏仁	酸奶 腰果

续表

餐点	星期一	星期二	星期三	星期四	星期五
午餐	绿豆米饭 红烧带鱼 蒜蓉粉丝娃娃菜 丝瓜蛋汤	双色卷 牛肉鲜蔬 黄瓜炒鸡蛋 豌豆汤	红薯米饭 油焖大虾 香菇烧冬瓜 菠菜鸡蛋汤	金玉米饭 荠菜里脊肉片 菜心炒双耳 番茄鸡茸汤	五仁米饭 锅烧鸭块 炒三丁 鸡蛋紫菜汤
午点	哈密瓜 白兰瓜	香蕉	苹果 梨	西瓜	伊丽莎白瓜
晚餐	意大利面 蒸玉米 田园蔬菜汤	什锦炒饭 糖卷果(京味小吃) 香菇鸡蛋汤	魔方 肉片炒西葫芦 西芹百合 绿豆汤	门钉肉饼 韭菜炒豆芽 海米冬瓜汤	玫瑰卷 菠萝鸡片 豆皮油菜 美味海带汤

(3)幼儿园秋季食谱。

进入秋季，天气干燥，幼儿易出现口、鼻腔、喉、皮肤干燥，且唇角开裂，大便干结，影响幼儿的健康成长。因此，应让幼儿多吃滋阴润肺、性味平和的食物，如芋头、芦笋、莲藕、山药、毛豆、梨、苹果、山楂、芝麻等，做好秋季的养生保健(见表4-8)。

表 4-8　幼儿园秋季食谱

餐点	星期一	星期二	星期三	星期四	星期五
早餐	腰果芝麻卷 酱牛肉 枸杞山药粥	麻酱棒 蒜蓉茄丝 小米南瓜粥	开花奶馒头 香葱炒鸡蛋 浓郁蘑菇粥	蛋花卷 蔬菜馄饨汤	葱油卷 鸡蛋豆炒胡萝卜 棒糁红薯粥
加餐	酸奶 腰果	酸奶 大杏仁	酸奶 开心果	酸奶 腰果	酸奶 大杏仁
午餐	山楂米饭 蒜苗牛肉炒豆皮 多宝菠菜 三丝鸡茸汤	葡萄干蒸饭 番茄水果鲷鱼 西兰花炒蟹味菇 白菜豆腐汤	玫瑰卷 红烧山药鸡块 蚝油生菜 碧绿香菇鸡蛋汤	红枣米饭 腰果虾仁 河塘小炒 番茄蛋花汤	碎金米饭 西红柿炖牛腩 清炒芦笋 什锦冬瓜汤
午点	富士苹果	皇冠梨	橘子	香蕉 梨水	火龙果
晚餐	猪肉芹菜包子 蒸红薯 莲子枣粥	菊花蒸饼 猪肉炖海带 粉丝圆白菜 时蔬鲜虾汤	腊肠炒饭 姜汁排叉 豌豆鱼丸汤	老北京炒疙瘩 蜂蜜芋头 黄瓜鸡蛋汤	五彩肉饼 蒜蓉油麦菜 菜心紫菜鸡蛋汤

(4)幼儿园冬季食谱。

冬季天气寒冷，幼儿的身体一方面需要储存热量抵抗寒冷，另一方面还需要营养素用以生长，因此，这个季节应选择能增强机体抵抗力及热量高的食物，如羊肉、牛肉、红薯、红枣、豆类、核桃、萝卜等，提供具有抗寒、防感冒效果的保健营养汤，保证幼儿平稳地度过冬季(见表4-9)。

表 4-9　幼儿园冬季食谱

餐点	星期一	星期二	星期三	星期四	星期五
早餐	小猪包 鸡丝炒小白菜 小枣薏米粥	奶香热狗包 素炒二丝 芸豆粥	果仁蛋糕 鸡蛋炒菠菜 红薯燕麦粥	五香千层饼 虾皮小白菜 胡萝卜粥	翡翠卷 五香鹌鹑蛋 珍珠疙瘩汤
加餐	酸奶 腰果	酸奶 大杏仁	酸奶 开心果	酸奶 腰果	酸奶 大杏仁
午餐	瓜子仁米饭 红烧肉 松仁玉米 羊肉莲藕汤	菠萝米饭 清蒸龙利鱼 香菇素什锦 豆苗蛋花汤	牛奶米饭 红焖羊排 爆炒双花 时蔬菌菇汤	太阳米饭 糖醋莲藕小排骨 豆瓣茄子 麻酱蔬菜汤	二米饭 京酱肉丝 素烧小萝卜 棒骨海带汤
午点	水晶梨	富士苹果	柚子 芦柑	橙子	香蕉
晚餐	猪肉香菇水饺 蒸红薯 饺子汤	肉末茄丁面 牛舌饼 丝瓜蛋汤	提子蒸饼 板栗香菇鸡块 海米烧菜花 番茄鸡茸汤	玉米面枣发糕 肉片烧口蘑 萝卜丝汤	三鲜馅饼 蒸南瓜 四彩鱼骨汤

2. 幼儿带量食谱(参考)

带量食谱是在花样食谱的基础上，把膳食计划中各类食物的每周用量全部反映在食谱中，定出每餐或每日每人的各种食物原料的用量(见表4-10)。

3. 幼儿膳食推荐

(1)主食类。

魔方：面粉中加入少量的小麦胚粉，并用各种颜色的蔬菜汁和面，变成幼儿喜欢的魔方形状。小麦含有丰富的碳水化合物、多种维生素、钙、铁、磷、钾、镁等，有除烦、止血、利小便的功效。

玫瑰卷：把火龙果果汁与白面掺杂一起，形似玫瑰花，色泽美观、味道香甜，很受幼儿喜欢。玫瑰卷含有丰富的碳水化合物、维生素、膳食纤维，促进幼儿肠道消化吸收，提高身体免疫力。

表4-10　幼儿常量食谱

星期一

餐点	食谱	带量/人	克
早餐	肉龙	猪肉（肥瘦）	10
		菠菜	20
		小麦粉（富强粉，特一粉）	25
	二米粥	稻米	10
		小米	5
加餐	酸奶腰果	酸奶（高蛋白）	125
		腰果	6
午餐	牛奶米饭	稻米	50
		牛乳	25
	京酱肉丝	鸡胸脯肉	70
		洋葱	15
		甜面酱	4
		绵白糖	2
		葵花籽油	0.5
	板栗扒菜心	三鲜豆皮	5
		栗子（熟）	5
		娃娃菜	70
		葵花籽油	3
		精盐	0.5
		枸杞子	0.2
	海米冬瓜汤	冬瓜	20
		香菜	1
		海米	1
		芝麻酱	3
午点	苹果	红富士苹果	80
	鸭梨	鸭梨	80

星期二

餐点	食谱	带量/人	克
早餐	奶香玉米饼	全脂牛奶粉	10
		小麦粉（富强粉，特一粉）	5
		绵白糖	0.3
	西红柿炒圆白菜丝	番茄	15
		甘蓝	15
		葵花籽油	30
		精盐	0.5
	大红薯粥	葵花籽油	3
		稻米	10
		甘薯（红心）	10
午餐	牛乳	牛乳	225
	紫米饭	稻米	45
		黑米	2
	莲藕炖排骨	猪小排	60
		藕	30
		葵花籽油	3
		精盐	0.5
	胡萝卜烩双花	胡萝卜（红）	20
		菜花	50
		西兰花	25
		葵花籽油	5
		精盐	0.5
	黄瓜蛋花汤	黄瓜	25
		鸡蛋	20
午点	香蕉	香蕉	160

星期三

餐点	食谱	带量/人	克
早餐	热狗包	火腿	10
		全脂加糖奶粉	5
		小麦粉（富强粉，特一粉）	25
	牛奶燕麦片	牛乳	8
		燕麦片	180
		绵白糖	3
		葵花籽油	0.5
加餐	酸奶	酸奶（高蛋白）	125
	开心果（熟）	开心果（熟）	6
午餐	地瓜米饭	甘薯（红心）	45
		稻米	10
	鱼香肉丝	鸡胸脯肉	40
		胡萝卜（红）	35
		甜椒	15
		木耳（干）	1
		葵花籽油	0.5
	蒜蓉粉丝娃娃菜	娃娃菜	80
		粉丝	6
		大蒜	2
		葵花籽油	3
		精盐	0.5
	西红柿鸡蛋汤	番茄	20
		鸡蛋	10
午点	火龙果	火龙果	160

星期四

餐点	食谱	带量/人	克
早餐	麻酱棒	芝麻酱	5
		红糖	5
		全脂牛奶粉	25
		小麦粉（富强粉，特一粉）	2
		绵白糖	15
		鸡蛋	5
		番茄	10
	番茄菠菜蛋柳叶汤	小麦粉（富强粉，特一粉）	10
		白菜（干）	0.5
		香菜（干）	0.2
		紫菜（干）	0.5
午餐	牛乳	牛乳	225
	绿豆米饭	稻米	45
		绿豆	2
	咖喱鸡肉	鸡胸脯肉	30
		洋葱	15
		马铃薯	20
		胡萝卜（红）	20
		咖喱粉	3
		葵花籽油	0.5
	西红柿炒鸡蛋	番茄	70
		鸡蛋（红皮）	35
		葵花籽油	5
		精盐	3
	丝瓜蛋花汤	丝瓜	0.5
		鸡蛋（红皮）	20
		葵花籽油	10
		精盐	2
		香菜（脱水）	0.5
午点	脐橙	橙	80
	柚子	柚	80

星期五

餐点	食谱	带量/人	克
早餐	黄油面包	面包（红皮）	30
		鸡蛋（红皮）	25
		芝麻籽（黑）	0.2
		全脂牛奶粉	5
		黄油	2
		胡萝卜（红）	3
		细香葱	3
		鸡肉肠	3
	牛奶	牛乳	180
		绵白糖	0.5
加餐	酸奶	酸奶（高蛋白）	125
	杏仁	杏仁	6
午餐	二米饭	稻米	50
		小米	5
	白萝卜炖羊肉	羊肉（瘦）	35
		白萝卜	30
		葵花籽油	3
		精盐	0.5
	珊瑚豆腐	豆腐	50
		胡萝卜（红）	30
		豌豆	10
		黄瓜	10
		木耳（干）	0.5
		葵花籽油	3
		精盐	0.5
	菠菜粉丝汤	玉米（鲜）	5
		菠菜	30
		粉丝	1
午点	橘子	蜜橘	160

续表

餐点	星期一 食谱	带量/人	克	星期二 食谱	带量/人	克	星期三 食谱	带量/人	克	星期四 食谱	带量/人	克	星期五 食谱	带量/人	克
晚餐	紫薯双色花卷	紫薯	5	什锅炒面	面条(富强粉·切面)	55	京味小吃之褡裢火烧	小麦粉(富强粉·特一粉)	50	桃心卷	火龙果	10	香香炒饭	稻米	55
		小麦粉(标准粉)	40		胡萝卜(红)	15		茴香	60		牛乳	10		胡萝卜(红)	30
		全脂加糖奶粉	5		甘蓝	10		猪肉(肥瘦)	20		全脂加糖奶粉	5		鸡蛋(红皮)	30
		牛乳	10		猪肉(瘦)	15	果仁菠菜	菠菜(鲜)	25		小麦粉(富强粉·特一粉)	40		大葱	5
	山药烧鸭块	鸭腿	30		鸡蛋(红皮)	10		核桃(鲜)	10	小炖肉	胡萝卜(红)	20		精盐	0.5
		山药	20		番茄	10		花生(炒)	5		马铃薯	30		葵花籽油	3
		胡萝卜(红)	20		油菜	15		鸡蛋	10		葵花籽油	5		豌豆	10
		葵花籽油	3	鲜磨豆腐汤	蘑菇(鲜磨)	15	玉米馇粥	玉米馇(黄)	10		精盐	0.5		火腿肠	10
		精盐	0.5		豆腐	15					猪肉	30		木耳(干)	0.5
	菠菜炒粉条	菠菜	60		香菜(脱水)	1				青笋银芽	胡萝卜(黄)	30	蒸南瓜	南瓜	20
		水晶粉	3								精盐	0.5	番茄油菜平菇汤	番茄	50
		葵花籽油	0.5								花生油	0.5		平菇	30
		精盐	0.5								莴笋	40		油菜	10
	虾皮紫菜鸡蛋汤	紫菜(干)	10								绿豆芽	30			
		鸡蛋(红皮)	10							羊肉萝卜玉米汤	白萝卜	10			
		虾皮	1								玉米(黄·干)	10			
											羊肉片	5			
											枸杞子	0.2			
											香菜(脱水)	1			
每日人均总带量	谷类及制品		130	谷类及制品		137	谷类及制品		130	谷类及制品		130	谷类及制品		145
	薯类、淀粉及制品		8	薯类、淀粉及制品		10	薯类、淀粉及制品		16	薯类、淀粉及制品		50	薯类、淀粉及制品		1
	小吃、甜饼、速食食品		5	小吃、甜饼、速食食品		15	小吃、甜饼、速食食品		3	小吃、甜饼、速食食品		2	小吃、甜饼、速食食品		70
	干豆类及制品		226	干豆类及制品		246	干豆类及制品		238	干豆类及制品		283.5	干豆类及制品		235
	蔬菜类及制品 深色蔬菜		100	蔬菜类及制品 深色蔬菜		100	蔬菜类及制品 深色蔬菜		141	蔬菜类及制品 深色蔬菜		165.5	蔬菜类及制品 深色蔬菜		188
	菌藻类		0.5	菌藻类		15	菌藻类		1	菌藻类		0.2	菌藻类		11
	水果类及制品 坚果、种子类		160	水果类及制品 坚果、种子类		160	水果类及制品 坚果、种子类		160	水果类及制品 坚果、种子类		170	水果类及制品 坚果、种子类		160 / 6.2
	乳制类及制品		200	乳制类及制品		265	乳制类及制品		353	乳制类及制品		315	乳制类及制品		367
	蛋类及制品		10	蛋类及制品		30	蛋类及制品		20	蛋类及制品		50	蛋类及制品		55
	肉类及制品		110	肉类及制品		75	肉类及制品		70	肉类及制品		65	肉类及制品		48
	鱼虾蟹贝类		2	鱼虾蟹贝类		0.3	鱼虾蟹贝类		0.3	鱼虾蟹贝类		1	鱼虾蟹贝类		0.5
	糖、蜜饯类		12	糖、蜜饯类		11	糖、蜜饯类		8	糖、蜜饯类		11.5	糖、蜜饯类		9
	油脂类		9	油脂类		1.5	油脂类		1	油脂类		12	油脂类		1.5
	调味品类			调味品类			调味品类			调味品类			调味品类		

猪肉香菇水饺：由鲜肉馅、香菇、绿色新鲜蔬菜混合制成饺子馅。外观小巧美观，味道鲜美，富含蛋白质、脂肪、碳水化合物、膳食纤维及 B 族维生素。

(2)菜类。

糖醋山药鸡：山药含有 B 族维生素、维生素 C、维生素 E、蛋白质等，有健脾益胃、助消化、润肺止咳、降低血糖的功效。

蒜苗牛肉炒豆皮：蒜苗含有蛋白质、胡萝卜素、维生素 B2 等，有消积食、杀菌、抑菌的功效。

红烧带鱼：带鱼含有丰富的维生素 A、维生素 B1、维生素 B2、钙、铁、磷等，有补脾益气、暖胃养肝、补气养血的功效。

(3)粥、汤类。

红薯粥：红薯含有维生素 A、B 族维生素、维生素 C、维生素 E、钾、铁、铜等，有保护视力、提高免疫力的功效。

莲子枣粥：莲子含有丰富的维生素 C、维生素 E、钙、磷、钾、镁等，有清心火、安神、补脾止泻的功效。

枸杞银耳粥：银耳含有丰富的蛋白质、氨基酸、碳水化合物、钙、磷、铁等，有益气安神、养胃清肠、降血脂、美容抗癌的功效。

羊肉莲藕汤：莲藕含有丰富的膳食纤维、B 族维生素、维生素 C、钙、磷、铁、鞣酸等，有清热解渴、止血化痰的功效。

4. 选用特定食物作为滋补佳品

在食谱的制定上，可为幼儿选用一些"药食同源"的食物，如香菇、蘑菇、大枣、木耳等。这些食物既含有丰富的营养素，又都味甘性平，只要适量进食，不失为幼儿强身健体的天然食物滋补佳品，同时有助于提高身体的免疫机能。

(五)幼儿食谱的营养计算

1. 计算营养素摄入量

(1)统计食物消耗量。

记录时，食品单位应统一，按斤或公斤统计。

第一，前盘库。

时间：自统计时段的前一日晚饭后。

方法：准确称重库存各种食物，分别登记在表 4-11 的结存数量栏内。

第二，累计购入食品账。

每天购买的各种食物按品种分别登记在表 4-11 的购入累计栏内，也可以将食物品种累加后登记入账。

第三，后盘库。

时间：统计时段最后一天的晚饭后。

方法：准确称重库存各种食物，分别登记在表 4-11 的剩余数量栏内。

第四，计算实际消耗量：结存数量＋购入累计－剩余数量＝全园实际消耗量。将计算结果分别登记在表 4-11 的实际消耗栏内。

表 4-11　儿童食物量记录表

年　　月　　日至　　月　　日

食物名称								
结存数量								
购入累计	___月___日							
	___月___日							
	___月___日							
	___月___日							
剩余数量								
实际消耗								

（2）统计就餐人数。

各班记录用餐人数，早、午、晚三餐分别统计，记录在表 4-12 中。用餐人数＝全月各班每日每餐人数相加÷3。

表 4-12　就餐人数登记表

年　　月

日期	早	午	晚	日期	早	午	晚
合计				合计			

（3）计算营养量。

第一，将表 4-11 中各类食物实际消耗量，按食物种类分别列在表 4-4 食品名称及全园总消耗量栏内。

第二，计算平均每人每日进食量：全园各类食物总消耗量÷人日数＝平均每人每日进食量（克）。将平均每人每日进食量填入表 4-4 相应栏内。

第三，查食物成分表计算营养量：平均每人每日各种食物进食量与食物成分表中食品所含能量、蛋白质及其他营养素分别相乘，计算结果记入表 4-4 各种营养素栏内。

例：平均每人每日食用面粉 125 克，要确定其中所含的蛋白质量。

食物成分表上富强粉每 100 克食品含蛋白质 10.3 克。

125 克面粉获得蛋白质＝10.3÷100×125＝12.875 克。

（4）计算平均每人每日所摄入的各种营养素量：将表 4-4 中各种食物中各类营养素分别相加。

2. 计算 DRIs

（1）将实际进餐的各年龄组儿童人数记入人数栏内。

（2）求共差：人数×差值。

（3）求差数：共差总数÷总人日数×计算系数。

（4）求 DRIs：差数＋2 岁基数。记入表 4-13 相应栏内。

例：蛋白质的 DRIs＝蛋白质的共差总数÷总人数×10＋25。

（六）幼儿食谱的营养评价

1. 计算平均每人每日进食量：将食物按表 4-14 第一项中食物类别要求从表 4-4 中分类累加。

2. 计算营养素占 DRIs 的百分数：不同营养素摄入量÷相应 DRIs×100％记入表 4-14 第二项中。

3. 能量来源分布。

脂肪供能占总能量的百分比＝脂肪提供的能量÷总能量＝9×脂肪量（克）÷总能量（千卡）×100％。

蛋白质供能占总能量的百分比＝蛋白质提供的能量÷总能量＝4×蛋白质量（克）÷总能量（千卡）×100％，记入表 4-14 第三项中。

4. 蛋白质来源：将表 4-4 的动物性食物的蛋白质及豆类食物的蛋白质数量分别抄在表 4-14 第四项内，再将此项的数相加÷总蛋白质×100％或豆类蛋

年 月

表 4-13 儿童营养素参考摄入量计算表

年龄(岁) / 人日数	能量 (千卡) 差值	共差	(千焦) 差值	共差	蛋白质(克) 差值	共差	维生素A(微克RAE) 差值	共差	维生素B1(毫克) 差值	共差	维生素B2(毫克) 差值	共差	维生素C(毫克) 差值	共差	钙(毫克) 差值	共差	锌(毫克) 差值	共差	铁(毫克) 差值	共差	钠(毫克) 差值	共差
1~	-2.0		-0.83		0		0		0		0		0		0		0		0		0	
2~	0		0		0		0		0		0		0		0		0		0		0	
3~	1.75		0.735		0.5		0		0		0		0		0		0		0		0	
4~	2.25		0.945		0.5		0.5		0.2		0.1		1		2		1.5		1		2	
5~	3.0		1.26		0.5		0.5		0.2		0.1		1		2		1.5		1		2	
6~	4.75		1.99		1.0		0.5		0.2		0.1		1		2		1.5		1		2	
总人数																						
共差总数																						
总人日数																						
计算系数	×100		×1000		×10		×100		×1		×1		×10		×100		×1		×1		×100	
差数																						
2岁基数	1050		4390		25		310		0.6		0.6		40		600		4		9		700	
平均参考值																						

白÷总蛋白质×100%，动物性食物的蛋白质÷总蛋白质×100%，记入表4-14第四项中。

5.膳食费盈亏百分比记入表4-14第五项中：当月膳食费盈余或亏空额÷当月膳食费应支付额×100%。

6.存在问题：将本园营养分析情况(表4-14中的第二至五项)与合理膳食要求进行比较，找出问题。

表 4-14　营养分析总结表

一、平均每人每日进食量　　　　　　　　　　　　　　　　　　　　　年　　月　　日

食物类别	谷类及制品	薯类/淀粉及制品	小吃/甜品/速食食品	干豆类及制品	蔬菜类及制品	深色蔬菜	菌藻类	水果类及制品	坚果/种子类	乳类及制品	蛋类及制品	肉类及制品	肝类	鱼虾蟹贝类	糖/蜜饯类	油脂类	调味类	盐
数量（克）																		

二、营养素摄入量

	能量		蛋白质（克）	脂肪（克）	维生素A（微克RAE）	维生素B1（毫克）	维生素B2（毫克）	维生素C（毫克）	钙（毫克）	锌（毫克）	铁（毫克）	钠（毫克）
	（千卡）	（千焦）										
平均每人每日												
DRIs												
比较（%）												

三、能量来源分布

		脂肪		蛋白质	
		要求	现状	要求	现状
摄入量	（千卡）				
	（千焦）				
占总能量（%）					

四、蛋白质来源

	优质蛋白		
	要求	动物性食物	豆类
摄入量（克）			
占蛋白质总量（％）	≥50％		

五、膳食费使用（当月膳食费：　　元/人）

项目	数值
本月总收入（元）	
本月支出（元）	
盈亏（元）	
占总收入比（％）	

注：膳食费学期盈亏不超过总收入的2％。

三、幼儿园膳食管理等级

膳食管理等级按膳食管理的不同水平分为四级。幼儿园应根据各园具体情况逐步提高膳食管理水平，达到一级膳食。

1. 第一级：实行计划膳食，全年膳食达到合理膳食要求。

合理膳食要求：

（1）儿童每人每日膳食中营养素摄入量。

全托园儿童能量和蛋白质达到 DRIs 的 90％以上，其他营养素达到 DRIs 的 80％以上。

日托园儿童能量、蛋白质及其他各种营养素达到 DRIs 的 80％以上。

（2）每餐能量分配。

早餐 30％（包括上午 10 点的加餐）。

午餐 40％（包括下午 2 点的午点）。

晚餐 30％（含晚上 8 点的少量水果、牛奶等）。

（3）能量来源。

蛋白质、脂肪和碳水化合物供能占比根据最新版《中国居民膳食营养素参考摄入量》进行调整。

（4）蛋白质来源：优质蛋白占蛋白总量的 50％以上。

(5)食物多样，谷类为主。

(6)多吃新鲜蔬菜和水果，蔬菜量与粮食量基本相等或略多，多食深色蔬菜。

(7)经常吃适量的鱼、禽、蛋、瘦肉。

(8)每天饮奶，常吃大豆及其制品。

(9)膳食清淡少盐，正确选择零食，少喝含糖高的饮料。

2. 第二级：实行计划膳食，达到合理膳食要求。

3. 第三级：未实行计划膳食（无带量食谱，不做营养计算），只有花样食谱，膳食账目清楚。

4. 第四级：保证幼儿吃饱、吃好，吃得卫生。

四、幼儿进餐护理

1. 幼儿园进餐环境应当卫生、整洁、舒适。儿童在进餐过程中，保教人员不擦地、不扫地、不铺床。

2. 餐前做好充分的准备，儿童在餐前（约15分钟）不做剧烈活动，避免过度兴奋。按时进餐，餐前和进餐时要保持儿童情绪愉快，专心进餐。

3. 餐前组织儿童洗手，做到随到随吃，减少等待时间。年幼、体弱和吃饭慢的儿童给予照顾并提出相应要求。

4. 掌握进食量（每餐时间不少于20分钟），保证吃饱、吃好，教育儿童充分咀嚼不要过分催饭。对食欲不好的儿童要分析原因，给予照顾。

5. 1岁半的儿童开始培养自己用勺，2岁学会独立吃饭，2岁半时饭、菜可分开，4岁以上学会用筷子吃饭。

6. 纠正儿童偏食、挑食，培养其良好的饮食行为和卫生习惯。

7. 儿童在餐后擦嘴、漱口或刷牙，以达到清洁口腔、预防龋齿的目的。

第二节　幼儿园体质测试管理

一、幼儿体质测试的意义

幼儿体质测试是检验幼儿体能发展的重要标准，同时对增强幼儿体质、提高幼儿运动中的自我保护能力等都有促进作用。幼儿园每年的体质测试活动是在初步掌握不同年龄阶段幼儿的体能发展水平的情况下，了解部分幼儿体能发展的不均衡之处，结合幼儿的生长发育情况进行综合评价，进一步全面了解幼儿的体质发育情况，为体育锻炼活动计划提供依据，使家长及教师在日常生活中能够有目的地加强幼儿的体质锻炼。

幼儿体质测试活动的开展有利于幼儿心理素质的培养。在运动技能的反复练习中，培养幼儿不怕困难、坚韧不拔的意志品质；为幼儿提供自我表现的平台，使他们体验到成功，增强自信；帮助幼儿养成自觉锻炼的习惯，并奠定终身喜爱体育运动的基础。

二、幼儿体质测试的基本要求

1. 按照《国民体质测定标准手册（幼儿部分）》规范操作，每年测定一次，时间相对固定。对有伤病残疾的可以免于测定。

2. 园内成立测试小组，负责全园 3—6 岁儿童的体质测试工作。

3. 体质测试要具有符合体质测试项目要求的场地、器材。

4. 体质测试的保健人员应经过培训，并负责测试小组人员的培训、质量监督管理及测试工作中的医务监督。测试后保健人员要及时对测试数据进行整理、综合分析，完整录入相关网络信息系统，并上报有关部门，对数据进行分析，了解儿童的体质状况，以指导儿童的体格锻炼。

三、幼儿体质测试的分组与测试指标

（一）分组

1. 分组和年龄范围

《国民体质测定标准手册（幼儿部分）》的适用对象为 3—6 岁的中国幼儿，按年龄、性别分组，3—5 岁幼儿每 0.5 岁为一组；6 岁幼儿为一组。男女共计 14 个组别。

2. 年龄计算方法

（1）3—5 岁幼儿。

测试时已过当年生日，且超过 6 个月者：年龄＝测试年－出生年＋0.5；

测试时已过当年生日，且不满 6 个月者：年龄＝测试年－出生年；

测试时未过当年生日，且距生日 6 个月以下者：年龄＝测试年－出生年－0.5；

测试时未过当年生日，且距生日 6 个月以上者：年龄＝测试年－出生年－1。

(2)6 岁幼儿。

测试时已过当年生日者：年龄＝测试年－出生年；

测试时未过当年生日者：年龄＝测试年－出生年－1。

(二)测试指标

测试指标包括身体形态和素质两类(见表 4-15)。

表 4-15　测试指标

类别	测试指标
身体形态	身高
	体重
素质	10 米折返跑
	立定跳远
	网球掷远
	双脚连续跳
	坐位体前屈
	走平衡木

四、幼儿体质测试方法

受试者测试前应保持安静状态，不要从事剧烈体力活动，着运动服和运动鞋参加测试。

(一)形态指标

1. 身高

反映人体骨骼纵向生长水平。

使用身高计测试，精度为 0.1 厘米。

测试时，受试者赤脚、呈立正姿势站在身高计的底板上(躯干挺直，上肢自然下垂，脚跟并拢，脚尖分开约 60 度)，脚跟、骶骨及两肩胛与身高计的立柱接触，头部正直，两眼平视前方，耳屏上缘与眼眶下缘最低点呈水平（见图 4-1）。记录以厘米为单位，保留小数点后一位。

2. 体重

反映个体发育程度和营养状况。

使用体重秤测试，精度为 0.1 千克。

测试时，受试者自然站在体重秤中央，站稳后，读取数据（见图 4-2）。记录以千克为单位，保留小数点后两位。

注意事项：测试时，受试者尽量减少着装；上、下体重秤时，动作要轻缓。

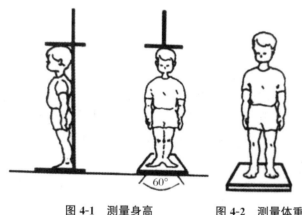

图 4-1 测量身高　　　图 4-2 测量体重

(二)素质指标

1. 10 米折返跑

测试人体的灵敏素质。

使用秒表测试。在平坦的地面上画长 10 米、宽 1.22 米的直线跑道若干条，在每条跑道折返线处设一手触物体（如木箱），在跑道起、终点线外 3 米处画一条目标线（见图 4-3）。

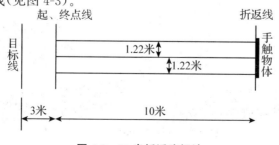

图 4-3 10 米折返跑场地

195

测试时，受试者至少两人一组，以站立式起跑姿势站在起跑线前，当听到"跑"的口令后，全力跑向折返线，测试员视受试者起动开表计时。受试者跑到折返处，用手触摸物体后（见图4-4），转身跑向目标线，当胸部达到起点线的垂直面时，测试员停表。记录以秒为单位，保留小数点后一位。小数点后第二位数按"非零进一"的原则进位，如10.11秒记录为10.2秒。

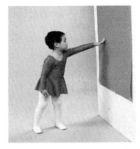

图 4-4　10 米折返跑测试

注意事项：受试者应全速跑，途中不得串道，接近终点时不要减速。在起终点处和目标线处不得站人，以免妨碍测试。

2. 立定跳远

测试人体的爆发力。

使用沙坑（距沙坑边缘 20 厘米处设立起跳线）或软地面、卷尺和三角板测试。

测试时，受试者双脚自然分开，站立在起跳线后，然后摆动双臂，双脚蹬地尽力向前跳，测量起跳线距最近脚跟之间的直线距离（见图4-5）。测试两次，取最大值，记录以厘米为单位，不计小数。

注意事项：受试者起跳时，不能有垫跳动作。

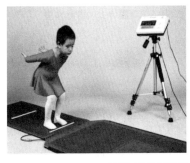
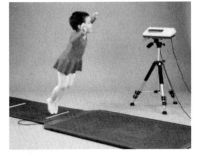
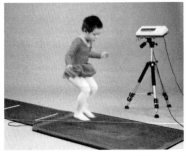
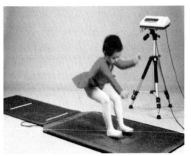

图 4-5　立定跳远测试

3. 网球掷远

测试人体上肢和腰腹肌肉力量。

使用网球和卷尺测试。在平坦地面上画一个长 20 米、宽 6 米的长方形，在长方形内，每隔 0.5 米画一条横线（见图 4-6），以一侧端线为投掷线。

测试时，受试者身体面向投掷方向，两脚前后分开，站在投掷线后约一步距离，单手持球举过头顶，尽力向前掷出（见图 4-7）。球出手时，后脚可以向前迈一步，但不能踩在或越过投掷线，有效成绩为投掷线至球着地点之间的直线距离。如果球的着地点在横线上，则记录该线所标示的数值；如果球的着地点在两横线之间，则记录靠近投掷线的横线所标示的数值；如果球的着地点超过 20 米长的测试场地，可用卷尺丈量；如果球的着地点超出场地的宽度，则重新投掷。测试两次，取最大值，记录以米为单位。

注意事项：测试时，严禁其他幼儿进入投掷区，避免出现伤害事故。

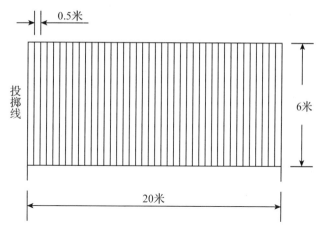

图 4-6　网球掷远测试场地

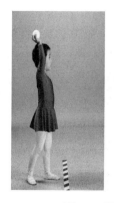
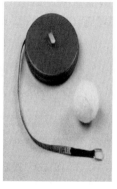

图 4-7　网球掷远测试

4. 双脚连续跳

测试人体协调性和下肢肌肉力量。

使用卷尺和秒表测试。在平坦地面上每隔 0.5 米画一条横线，共画 10 条，每条横线上横置一块软方包（长 10 厘米，宽 5 厘米，高 5 厘米），在距离第一块软方包 0.2 米处设立起跑线（见图 4-8）。

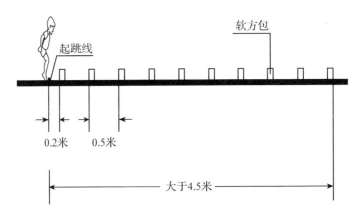

图 4-8　双脚连续跳测试场地

测试时，受试者两脚并拢，站在起跳线后，当听到"开始"口令后，双脚同时起跳，双脚一次或两次跳过一块软方包，连续跳过 10 块软方包。测试员视受试者起动开表计时，当受试者跳过第十块软方包双脚落地时，测试员停表（见图 4-9）。测试两次，取最好成绩，记录以秒为单位，保留小数点后一位，小数点后第二位数按"非零进一"的原则进位，如 10.11 秒记录为 10.2 秒。

注意事项：测试时，如果受试者两次单脚起跳跨越软方包、踩在软方包上或将软方包踢乱，则需重新测试。

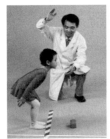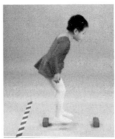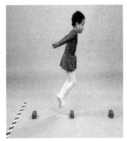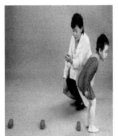

图 4-9　双脚连续跳测试

5. 坐位体前屈

测试人体柔韧性。

使用坐位体前屈测试仪测试。

测试时，受试者坐在垫上，双腿伸直，脚跟并拢，脚尖自然分开，全脚掌蹬在测试仪平板上；然后掌心向下，双臂并拢平伸，上体前屈，用双手中指指尖推动游标平滑前移，直至不能移动为止（见图 4-10）。测试两次，取最大值，记录以厘米为单位，保留小数点后一位。

注意事项：测试前，受试者应做准备活动，以防肌肉拉伤；膝关节不得弯曲，不得有突然前振的动作；记录时，正确填写正负号。

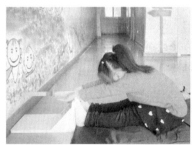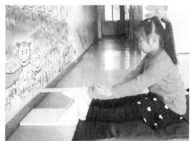

图 4-10　坐位体前屈测试

6. 走平衡木

测试人体平衡能力。

使用平衡木（长 3 米，宽 10 厘米，高 30 厘米；平衡木的两端为起点线和终点线，两端外各加一块长 20 厘米、宽 20 厘米、高 30 厘米的平台；见图 4-11）和秒表测试。

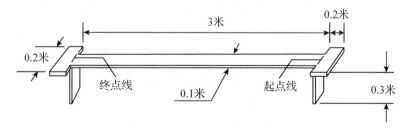

图 4-11　平衡木测试器材

测试时，受试者站在平台上，面向平衡木，双臂侧平举，当听到"开始"口令后前进。测试员视受试者起动开表计时（见图 4-12），当受试者任意一个脚尖超过终点线时，测试员停表。测试两次，取最好成绩，记录以秒为单位，保留小数点后一位，小数点后第二位数按"非零进一"的原则进位，如 10.11 秒记录为 10.2 秒。

注意事项：测试时，受试者如中途落地须重试；要安排人员对受试者进行保护。

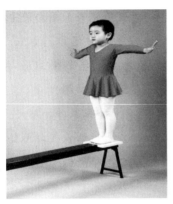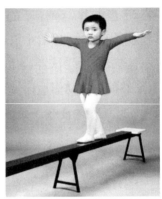

图 4-12　走平衡木测试

五、幼儿体质测试的评定标准

(一)评定方法

采用单项评分和综合评级进行评定。

单项评分采用 5 分制，身高标准体重、身高/年龄按照 WHO2006 年标准进行评分；10 米折返跑、立定跳远、网球投掷、双脚连续跳、坐位体前屈和走平衡木按《国民体质测定标准手册(幼儿部分)》进行评定。

综合评级是根据受试者各单项得分之和确定，共分四个等级：一级(优秀)、二级(良好)、三级(合格)、四级(不合格)。任意一项指标无分者，不进行综合评级(见表 4-16)。

表 4-16　综合评级标准

等级	得分
一级(优秀)	＞31 分
二级(良好)	28—31 分
三级(合格)	20—27 分
四级(不合格)	＜20 分

(二)评定标准

1. 身高标准体重评分标准(按WHO2006年标准进行评分，见表4-17)

表4-17　身高标准体重评分标准

评分	1分	3分	5分	3分	1分
WHO2006年标准	<M−2SD	M−2SD~ M−1SD	M−1SD~ M+1SD	M+1SD~ M+2SD	≥M+2SD

注：M是平均值；SD是标准差。

2. 年龄/身高评分标准(按WHO2006年标准进行评分，见表4-18)

表4-18　年龄/身高评分标准

评分	1分	2分	3分	4分	5分
WHO2006年标准	<M−2SD	M−2SD~ M−1SD	M−1SD~ M+1SD	M+1SD~ M+2SD	≥M+2SD

3. 其他单项指标评分标准

表4-19和表4-20是3—6岁幼儿10米折返跑的评分标准。表4-21和表4-22是3—6岁幼儿立定跳远评分标准。表4-23和表4-24是3—6岁幼儿网球掷远评分标准。表4-25和表4-26是3—6岁幼儿双脚连续跳评分标准。表4-27和表4-28是3—6岁幼儿坐位体前屈评分标准。表4-29和表4-30是3—6岁幼儿走平衡木评分标准。

表4-19　3—6岁幼儿(男)10米折返跑评分表　　　　　单位：秒

年龄(岁)	5分	4分	3分	2分	1分
3	<8.0	8.0~9.0	9.1~10.2	10.3~12.8	12.9~15.8
3.5	<7.5	7.5~8.3	8.4~9.4	9.5~11.3	11.4~14.0
4	<6.9	6.9~7.6	7.7~8.5	8.6~10.1	10.2~12.4
4.5	<6.7	6.7~7.2	7.3~8.0	8.1~9.7	9.8~11.8
5	<6.4	6.4~6.9	7.0~7.6	7.7~8.9	9.0~10.3
5.5	<6.2	6.2~6.7	6.8~7.3	7.4~8.5	8.6~10.0
6	<5.8	5.8~6.2	6.3~6.8	6.9~7.9	8.0~9.4

表 4-20　3—6 岁幼儿 (女) 10 米折返跑评分表　　　　　单位：秒

年龄 (岁)	5 分	4 分	3 分	2 分	1 分
3	<8.2	8.2～9.3	9.4～10.5	10.6～13.4	13.5～16.8
3.5	<7.7	7.7～8.6	8.7～9.7	9.8～12.0	12.1～14.9
4	<7.2	7.2～8.0	8.1～9.0	9.1～10.8	10.9～13.2
4.5	<7.0	7.0～7.6	7.7～8.5	8.6～10.2	10.3～12.4
5	<6.7	6.7～7.2	7.3～8.0	8.1～9.6	9.7～11.2
5.5	<6.4	6.4～6.9	7.0～7.6	7.7～9.0	9.1～10.5
6	<6.1	6.1～6.5	6.6～7.2	7.3～8.5	8.6～10.2

表 4-21　3—6 岁幼儿 (男) 立定跳远评分表　　　　　单位：秒

年龄 (岁)	5 分	4 分	3 分	2 分	1 分
3	>76	76～59	58～43	42～30	29～21
3.5	>84	84～70	69～53	52～35	34～27
4	>95	95～80	79～65	64～47	46～35
4.5	>102	102～89	88～73	72～55	54～40
5	>110	110～96	95～80	79～65	64～50
5.5	>119	119～103	102～90	89～70	69～56
6	>127	127～111	110～95	94～79	78～61

表 4-22　3—6 岁幼儿 (女) 立定跳远评分表　　　　　单位：秒

年龄 (岁)	5 分	4 分	3 分	2 分	1 分
3	>71	71～55	54～40	39～29	28～21
3.5	>81	81～65	64～50	49～34	33～25
4	>89	89～74	73～60	59～44	43～32
4.5	>96	96～81	80～68	67～50	49～40
5	>102	102～89	88～75	74～60	59～50
5.5	>109	109～96	95～82	81～66	65～54
6	>116	116～101	100～87	86～71	70～60

表 4-23　3—6 岁幼儿(男)网球掷远评分表　　　　　　单位：秒

年龄(岁)	5 分	4 分	3 分	2 分	1 分
3	>5.5	5.5~4.0	3.5~3.0	2.5~2.0	1.5
3.5	>5.5	5.5~4.5	4.0~3.0	2.5~2.0	1.5
4	>6.0	6.0~5.0	4.5~4.0	3.5~3.0	2.5~2.0
4.5	>8.0	8.0~6.5	6.0~4.5	4.0~3.0	2.5
5	>9.0	9.0~7.5	7.0~5.5	5.0~4.0	3.5~3.0
5.5	>10.0	10.0~8.0	7.5~6.0	5.5~4.0	3.5~3.0
6	>12.0	12.0~9.5	9.0~7.0	6.5~4.5	4.0~3.5

表 4-24　3—6 岁幼儿(女)网球掷远评分表　　　　　　单位：秒

年龄(岁)	5 分	4 分	3 分	2 分	1 分
3	>5.0	5.0~3.5	3.0~2.5	2.0~1.5	1
3.5	>5.0	5.0~4.0	3.5~3.0	2.5~2.0	1.5
4	>5.0	5.0~4.5	4.0~3.5	3.0~2.5	2
4.5	>5.5	5.5~4.5	4.0~3.5	3.0~2.5	2
5	>8.5	8.5~6.0	5.5~4.5	4.0~3.5	3.0~2.5
5.5	>8.5	8.5~6.5	6.0~5.0	4.0~3.5	3
6	>8.0	8.0~6.5	6.0~5.0	4.5~3.5	3

表 4-25　3—6 岁幼儿(男)双脚连续跳评分表　　　　　　单位：秒

年龄(岁)	5 分	4 分	3 分	2 分	1 分
3	<6.6	6.6~9.1	9.2~13.0	13.1~19.6	19.7~25.0
3.5	<6.1	6.1~8.2	8.3~11.1	11.2~16.9	17.0~21.8
4	<5.6	5.6~7.0	7.1~9.1	9.2~13.1	13.2~17.0
4.5	<5.3	5.3~6.4	6.5~8.1	8.2~11.2	11.3~14.5
5	<5.1	5.1~5.9	6.0~7.2	7.3~9.8	9.9~12.5
5.5	<4.9	4.9~5.6	5.7~6.8	6.9~9.3	9.4~11.9
6	<4.4	4.4~5.1	5.2~6.1	6.2~8.2	8.3~10.4

表 4-26   3—6 岁幼儿(女)双脚连续跳评分表   单位:秒

年龄(岁)	5 分	4 分	3 分	2 分	1 分
3	<7.1	7.1~9.7	9.8~13.4	13.5~20.0	20.1~25.9
3.5	<6.2	6.2~8.4	8.5~11.2	11.3~17.0	17.1~21.9
4	<5.9	5.9~7.3	7.4~9.5	9.6~13.4	13.5~17.2
4.5	<5.5	5.5~6.7	6.8~8.5	8.6~11.9	12.0~14.9
5	<5.2	5.2~6.1	6.2~7.5	7.6~10.0	10.1~12.7
5.5	<4.9	4.9~5.7	5.8~6.9	7.0~9.2	9.3~11.5
6	<4.6	4.6~5.2	5.3~6.2	6.3~8.3	8.4~10.5

表 4-27   3—6 岁幼儿(男)坐位体前屈评分表   单位:秒

年龄(岁)	5 分	4 分	3 分	2 分	1 分
3	>14.9	14.9~11.7	11.6~8.6	8.5~4.9	4.8~2.9
3.5	>14.9	14.9~11.6	11.5~8.5	8.4~4.7	4.6~2.7
4	>14.9	14.9~11.5	11.4~8.5	8.4~4.5	4.4~2.4
4.5	>14.4	14.4~11.0	10.9~8.0	7.9~4.2	4.1~1.8
5	>14.4	14.4~11.0	10.9~7.6	7.5~3.5	3.4~1.1
5.5	>14.4	14.4~11.0	10.9~7.6	7.5~3.3	3.2~1.0
6	>14.4	14.4~10.5	10.4~7.1	7.0~3.2	3.1~1.0

表 4-28   3—6 岁幼儿(女)坐位体前屈评分表   单位:秒

年龄(岁)	5 分	4 分	3 分	2 分	1 分
3	>15.9	15.9~13.0	12.9~10.0	9.9~6.3	6.2~3.2
3.5	>15.9	15.9~13.0	12.9~10.0	9.9~6.3	6.2~3.5
4	>15.9	15.9~13.0	12.9~10.0	9.9~6.0	5.9~3.4
4.5	>16.0	16.0~13.0	12.9~10.0	9.9~6.0	5.9~3.0
5	>16.6	16.6~13.2	13.1~9.7	9.6~5.5	5.4~3.0
5.5	>16.7	16.7~13.0	12.9~9.7	9.6~5.5	5.4~3.0
6	>16.7	16.7~13.0	12.9~9.6	9.5~5.4	5.3~3.0

表 4-29　3—6 岁幼儿(男)走平衡木评分表　　　单位：秒

年龄(岁)	5分	4分	3分	2分	1分
3	<6.6	6.6~10.5	10.6~16.8	16.9~30.0	30.1~48.5
3.5	<5.9	5.9~9.3	9.4~15.0	15.1~27.0	27.1~41.1
4	<4.9	4.9~7.3	7.4~11.5	11.6~21.5	21.6~33.2
4.5	<4.3	4.3~6.2	6.3~9.6	9.7~17.8	17.9~28.4
5	<3.7	3.7~5.2	5.3~7.8	7.9~14.0	14.1~22.2
5.5	<3.3	3.3~4.5	4.6~6.7	6.8~12.0	12.1~19.2
6	<2.7	2.7~3.7	3.8~5.3	5.4~9.3	9.4~16.0

表 4-30　3—6 岁幼儿(女)走平衡木评分表　　　单位：秒

年龄(岁)	5分	4分	3分	2分	1分
3	<6.9	6.9~10.7	10.8~17.3	17.4~32.4	32.5~49.8
3.5	<6.1	6.1~9.6	9.7~15.0	15.1~27.4	27.5~40.4
4	<5.3	5.3~8.1	8.2~12.2	12.3~22.5	22.6~32.2
4.5	<4.7	4.7~6.9	7.0~10.1	10.2~18.6	18.7~26.5
5	<4.1	4.1~5.7	5.8~8.2	8.3~14.0	14.1~23.7
5.5	<3.6	3.6~5.0	5.1~7.4	7.5~12.5	12.6~20.1
6	<3.0	3.0~4.2	4.3~6.1	6.2~10.7	10.8~17.0

六、幼儿园如何开展体质测试工作

　　3—6 岁正是幼儿机体组织和器官不断发育成长的重要时期。他们骨骼中的软组织、水分和有机物含量较多，弹性大，但坚固性差，易弯曲变形。由于肌肉中的水分较多，蛋白质和无机物较少，因此富有弹性但力量较弱，耐力差。由于胸廓狭小，呼吸肌力量弱，因此呼吸表浅，频率快，肺活量小。然而，幼儿期的大脑发育十分迅速，他们好奇、好动、好模仿，什么都想去试一试。可是，由于身体其他方面的发育还不成熟，在模仿和运动中常常缺乏灵敏性和协调性。同时，幼儿心理发展还很不稳定，意志力较薄弱，容易出现注意力不集中、兴趣易变、做事不能持久等情况。根据幼儿的身心发展特点，怎样才能发展幼儿的能力，增强他们的体质，使幼儿更加健康活泼地成长呢？

（一）高度重视，全员参与

1. 充分认识开展幼儿体质训练的重要性，重视体质测试工作

幼儿园要成立体质测试小组，有计划地开展体质测试工作，真正确保此项工作扎实开展。全园每位教师达成共识，鼓励幼儿通过各种各样的身体活动方式来练习和掌握运动技巧。

2. 保健医参加系统学习，确保体质测试工作科学开展

理论是实践的基础。保健医要积极参加各种有关体质测试的理论学习与培训，掌握科学的测试方法。对全体教师进行培训讲解，以理论学习、实践练习、亲自体验训练的方法，达到全园教师共同知晓，也为幼儿园体质测试工作打好基础，使体质测试工作更加规范。

（二）把体质测试内容贯穿到幼儿一日生活之中

1. 利用场地，创设游戏情境，坚持各项练习

在场地的整体布局上，要充分考虑一切可利用的因素。例如，可以设置跳房子、平衡走、立定跳远、双脚连续跳、10 米折返跑、网球投掷练习的标准场地，在满足全园幼儿练习需要的基础上，也方便教师掌握幼儿的达标程度。

丰富可操作的材料，可以提高幼儿参与活动的积极性及活动的质量。例如，可以提供练习奔跑的"尾巴"，练习投掷的沙包、飞盘等，练习平衡的高跷、梅花桩等。为满足不同幼儿的需要，在材料的提供上要注意大小、轻重以及高矮。

2. 分段安排时间，每日有计划地以游戏的形式开展幼儿体能训练活动

充分利用时间和空间，采取分段安排的方法。每天户外活动时，保健医要进行观察和记录，如幼儿练习方式是否正确，活动量是否达到中等强度，同时给予科学的指导。可以分为三个时段即早晨、上午、下午，利用体育区域、户外时间以及运动器械等对幼儿的体能进行练习，这样不仅保证幼儿每天都有充足的体育活动，而且使幼儿的一日活动做到动静交替，各种基本动作得到练习，有益于幼儿的身心健康发展。

3. 巧妙利用生活中的过渡环节，进行坐位体前屈的练习

可以在饭前的过渡环节，让幼儿一起练习坐位体前屈。方法：幼儿之间脚对脚坐好，将腿伸直，两手拉好，同时可以说儿歌："拉大锯，扯大锯，姥

姥家唱大戏。爸爸去，妈妈去，小宝宝也要去。"通过这种练习，可以让幼儿在玩中锻炼躯干和下肢的柔韧性。还可利用幼儿起床时间，让幼儿一起练习坐位体前屈。方法：坐在床上，双腿伸直不弯曲，用手去够脚尖。一边做动作一边说儿歌："毛毛虫，爬啊爬，一爬爬到小脚丫。"

4. 根据日常活动时间和季节情况，对体能训练活动进行适当的调整

可以在早晨、室内体育活动时，安排活动强度较小的内容，如走平衡木、投掷、双脚连续跳，还要将幼儿体能锻炼融入幼儿的户外游戏中。如练习投掷的游戏：打败牙细菌；练习跳跃的游戏：小羊过河、跳房子等；练习跑步的游戏：接力赛、长江黄河等。为了满足幼儿的不同需要，还要将体质测试内容融入打破幼儿班级界限的活动中去，如平衡区、跳跃区、车区等，让幼儿在轻松愉快的游戏中达到锻炼身体的目的。

根据季节的变化，灵活安排幼儿的体育活动，发展幼儿体能。例如，春天和秋天，可以组织幼儿远足春游、秋游，开展跑、跳等运动量大的游戏活动，促进幼儿身体的生长发育。夏天开展投掷、平衡走、攀爬、钻爬等活动量相对较小的游戏，让幼儿在动静交替的游戏中获得健康发展。冬天，可以组织幼儿进行玩雪、扫雪、打雪仗等活动，在活动中发展幼儿的投掷等能力，同时又可以使幼儿在与冰雪的亲密接触中，提高身体的适应能力和抗寒能力，减少疾病的发生。

5. 创编游戏，满足幼儿的游戏需要，使幼儿各项体能均衡得到发展

《纲要》和《指南》指出，幼儿园的活动要以游戏为基本活动，教师要为幼儿提供丰富的游戏条件，使幼儿在游戏中获得自身的满足和发展。为了使游戏更符合幼儿的需要，幼儿园可以成立体育小组，由专家引领，园内骨干教师参与，共同为不同年龄段幼儿创编好玩又适合的体育游戏及体育课。

(三)家园共育

陈鹤琴先生曾说过："幼儿教育是一件很复杂的事情，不是家庭一方面可以单独胜任的，也不是幼儿园一方面可以单独胜任的，必须两方面共同合作才能达到充分的功效"，说的就是"家园共育"。只有家长有效地参与幼儿教育，才能使幼儿真正地健康成长。幼儿园可以利用节假日积极创造机会，鼓励幼儿进行户外运动。在一年一度的亲子运动中也可以使家长了解自己孩子的体育发展水平，从而真正起到家园共育的作用。

(四)重视体质测试分析，为调整体育活动策略提供依据

每年五六月都会进行体质测试工作，都由体质测试小组成员有计划地开展，做到标准统一、结果公开，并结合实际，分析原因，制定新学期的整改措施。根据弱势项目进行测试，改进锻炼方法，丰富锻炼内容，进行合理的选择、编排和创新。从提高幼儿力量、耐力、速度和柔韧性、协调性、灵敏性等体质体能方面进行安排，即采用一些好的传统内容和方法，根据时代的特点编排一些形式新颖，富有更多游戏性、趣味性的锻炼内容，充分调动幼儿参加体育锻炼的积极性、主动性和创造性，以便更好地提高幼儿的体育成绩。

第三节　幼儿园体格锻炼及管理制度

一、幼儿体格锻炼的原则及注意事项

幼儿园应了解体格锻炼对幼儿健康促进的作用，熟悉幼儿体格锻炼应遵循的原则和注意事项，并掌握体格锻炼中医学监护的主要内容与方法。

(一)体格锻炼的原则

1. 幼儿园应当根据儿童的年龄、生理特点及季节变化，每日有组织地开展各种形式的体格锻炼，掌握适宜的运动强度，保证运动量，提高儿童身体素质。每日户外活动时间不少于 2 小时(全托儿童不少于 3 小时)，其中体育锻炼不少于 1 小时。

2. 保证儿童室内外运动场地和运动器械的清洁、卫生、安全，做好场地布置和运动器械的准备。定期进行室内外安全隐患排查。

3. 利用阳光、空气、水和器械，选择多样化的锻炼项目，有计划地进行儿童体格锻炼。做好运动前的准备工作。运动中注意观察儿童面色、精神状态、呼吸、出汗量和儿童对锻炼的反应，若有不良反应要及时采取措施或停止锻炼；加强运动中的保护，避免运动伤害。运动后注意观察儿童的精神、食欲、睡眠等状况。

4. 全面了解儿童健康状况，患病儿童停止锻炼；病愈恢复期的儿童运动量要根据身体状况予以调整；体弱儿童的体格锻炼进程应当较健康儿童缓慢，时间缩短，并要对儿童运动反应进行仔细的观察。

(二)注意事项

1. 体格锻炼遵循运动量由小到大、动作由易到难等循序渐进的原则，使身体逐渐适应。

2. 体格锻炼必须经常进行，持之以恒。每日户外活动时间不少于 2 小时（全托儿童不少于 3 小时），其中体育锻炼不少于 1 小时。

3. 选择全面多样的锻炼项目，以利于幼儿身体机能全面提高。

4. 在运动前要有准备活动，运动后要有整理活动。在活动中根据儿童的年龄、性别、健康状况等具体情况，在锻炼时间、锻炼强度、锻炼密度、锻炼内容上都区别对待。

(三)工作要求

1. 保健人员参与制订儿童体格锻炼计划，督促保教人员按计划执行并检查。

2. 保健人员负责对体格锻炼用具、场地等提出相应的卫生要求，进行医务监督，预防运动创伤。

3. 对肥胖儿制订特殊的体格锻炼计划，应遵循安全性、可接受性、有效性的基本原则。

表 4-31 幼儿园班级幼儿户外活动检查表(保健医用)

班级：	带教教师：		配班老师：		检查时间：	
锻炼内容：跑 、跳、投、爬、钻、攀，力量训练，柔韧性训练，协调性训练。 部位：上肢、下肢、腰腹。						
一、活动前的准备						
幼儿下楼情况：	整齐有序		较好		乱、无秩序	
教师是否关注到整个队伍的所有幼儿？	是		否			
是否有活动前准备：与该活动(游戏)主要内容相似的专项活动。准备活动结束离正式运动的时间间隔以 1—4 分钟为宜，以免失去准备活动的作用。				是		否
二、幼儿做操情况						
是否有教师带领幼儿做操？				是		否

教师是否用生动活泼的语言鼓励幼儿做操？		是	否
做操时教师是否关注到所有幼儿？		是	否
三、幼儿游戏情况			
教师组织的游戏是否符合户外活动？		是	否
教师组织的游戏：	生动有趣，能充分锻炼幼儿身体，参与儿童多	部分幼儿愿意参加	枯燥，幼儿无兴趣，参与儿童少
幼儿是否在教师的视野范围内？		是	否
教师是否关注到所有幼儿的安全？		是	否
四、幼儿户外护理			
本班教师是否随季节变化为幼儿及时增减衣服？		是	否，说明
在天气较热、易出汗时（夏季）是否为幼儿准备纸巾？		是	否，说明
运动后是否做整理活动，如慢跑、放松操、行走等，使躯体和心脏比较一致地恢复到安静状态？		是	否
五、室内活动			
班级教师是否在天气不好的情况下选择室内活动？		是	否，说明
活动场所的选择是否适合全班幼儿运动？		是	否，说明
六、其他情况			
活动量与幼儿年龄	适中	偏少	偏多
活动结束后幼儿上楼情况	整齐有序	较好	乱，无秩序

七、特殊儿童

本班特殊儿童名单

教师是否有针对性地对肥胖儿童进行训练？				是	否

针对肥胖儿童锻炼的项目是

肥胖儿童的运动强度	高	中	低	说明

八、总体评价

指标	平均心率：　次/分		汗量：不多　中等　大量	呼吸：　次/分	
	动作：	注意力：	情绪：	食欲：	睡眠：

其他描述：

二、适合幼儿体格锻炼的项目

幼儿具有特殊的生理、心理特点，天性活泼好动，不知也不会自我保护，所以体格锻炼必须循序渐进，还应与卫生保健以及阳光、空气和水等自然因素相结合，必须遵照趣味性、多样性、经常性等基本要求，掌握和控制适宜的运动负荷(生理方面负荷和心理方面负荷)，运用游戏法、比赛法等适宜的练习方法提高幼儿的锻炼兴趣。

(一)娱乐性的锻炼项目

这类锻炼项目可以使幼儿在轻松、愉快的氛围中进行体格锻炼，对于增进幼儿身心健康、培养幼儿锻炼身体的兴趣和陶冶幼儿情操具有积极作用。

1. 模仿性体育锻炼：幼儿非常喜欢模仿各种动物的体态和走、跑、跳、飞、游等动作。例如：模仿小兔跳、小鸟飞、蛙跳等各种动作。这些可以通过群体练习，使气氛热烈、效果更佳；也可以只提出任务不示范，让幼儿经过思考后，再用身体动作完成。这有利于培养他们善于思考的探索精神，有助于开发智力。

2. 集体游戏：游戏本身就是幼儿体格锻炼最重要的内容之一。老师组织集体性游戏是幼儿十分喜爱的，其内容也非常丰富。例如，老鹰捉小鸡、网小鱼、贴人，以及打雪仗、滚雪球、水中游戏和用各种球等器材玩的娱乐性游戏。

(二)发展身体活动能力的锻炼项目

对幼儿进行科学有计划的锻炼，可以使身体各个部分得到充分的锻炼，有利于系统地提高幼儿各脏器、神经系统的功能及协调性、灵活性、耐受性等各项能力。

1. 协调性锻炼

自抛自接皮球：站立向上抛球，双手接球(可以拍手后接球，也可以坐下起立后再接住球)。

两人相互传接球，投篮、滚球、投接沙包。

跳绳、舞蹈、啦啦操等。

2. 平衡性锻炼

两臂侧平举，踩着地上的直线行走。

直臂握乒乓球拍(拍上放一小球)走步或跑步。

单腿跳或可站在地面上单腿站立(金鸡独立、燕式平衡等)。

练习骑滑板车或三轮车。

学习滑冰、轮滑、滑板等。

3. 节奏感锻炼

节奏是身体对活动的时间、空间与量等特征进行综合性控制的表现,是一种复杂的动作技术要素,对早期培养幼儿的节奏感非常重要。可以采取以下形式锻炼节奏感:

按照不同的节拍做拍手训练;

有节奏地跳跃(可用手势、哨子、录音机、节拍器等指挥);

有节拍地做徒手体操或拍手;

练习有音乐伴奏的舞蹈等;

原地进行不同节奏的拍球、跳绳等活动。

4. 柔韧性锻炼

幼儿身体正处于骨骼、关节、韧带等各方面不断发育完善的阶段,因此幼儿期是发展柔韧素质的黄金时期。这类练习项目非常多,但一定要注意在锻炼前做好准备活动,循序渐进地练习。

徒手练习:压腿、体侧屈、左右转体等。

使用体育器械:使用体操棍(或短绳)做转肩、转体练习,在肋木上压腿等。

5. 机敏性锻炼

根据不同的信号、口令做出不同动作的练习。例如吹哨,吹一声就向前跑出,吹两声就向后转跑回,比赛谁先到终点。

快速反应的游戏,如贴人、吃毛桃、长江黄河等游戏。

有攻防性质的简单比赛练习,如抓尾巴、攻城等游戏。

(三)综合性锻炼项目

这类锻炼项目以完整的成套动作为特点,往往有一定技术要求,大部分可以用来比赛。

1. 水中练习(戏水、游泳等)。

2. 登山、徒步远游。

3. 冰雪运动或游戏。

4. 啦啦操。

5. 跳皮筋。

6. 技巧练习(滚翻、平衡等)。

7. 滚球、滚轮胎。

8. 通过障碍跑步(或走步)接力。

(四)幼儿不宜做的一些锻炼项目

1. 不宜做头顶重物的游戏,防止重物的重力、压力对幼儿的颈椎、大脑产生不良影响。

2. 不宜倒立较长时间,避免颅内的压力过于升高,而对脑血管、视觉器官等产生不良影响。

3. 不宜做"推小车"游戏(一名幼儿双臂伸直撑地,另一人架起他的双腿前进),以及快速爬行的游戏,防止幼儿的双臂支撑不住而摔在地上,擦伤面部或胸部。

4. 不宜拔河,防止幼儿较长时间屏气用力,致使胸膜腔内压升高,对心脏以及头部产生不良影响或对幼儿的手、臂关节、肌肉造成拉伤。

5. 不宜举重物,以免造成局部肌肉过于粗壮,影响身体各部分匀称发展;或由于局部的肌肉过早受刺激变得发达,而给心脏等器官造成较重的负担;抑或造成幼儿局部肌肉僵硬,失去正常弹性。

6. 不宜较长距离高速奔跑,防止幼儿尚在发育的心脏等器官受到损伤,造成终身遗憾。

7. 不宜负重跑或跳,因为负重部位血液循环会受到破坏,从而影响该部位肌肉的正常活动与发育。另外,负重后幼儿富含水分、胶质的骨骼易变形,甚至出现畸形。

三、幼儿几种主要运动能力的培养

《幼儿园教育指导纲要(试行)》指出:"培养幼儿对体育活动的兴趣是幼儿园体育的重要目标,要根据幼儿的特点组织生动有趣、形式多样的体育活动,吸引幼儿主动参加,用幼儿感兴趣的方式发展基本动作,提高动作的协调性、灵活性。"

(一)跳跃能力的培养

跳跃是一种以大肌肉为主的全身运动。跳跃需要一定的灵巧性和协调性,能有效地促进幼儿动作的协调、反应的敏捷、注意力的分配。跳绳是一项集游戏、锻炼于一身的比较剧烈的全身性、综合性的运动项目，可以促进幼儿动作的协调性。摇绳练臂力，跳绳练腿劲，快摇练速度，多跳练耐力，此外还可以促进动作的协调性，增强人体心血管、呼吸和神经系统的功能。经常跳绳，对促进幼儿运动器官和内脏机能的发育有着重要作用，尤其对发展弹跳力和提高灵敏度、协调性、速度、耐力等方面机能都具有显著的效果，对幼儿身体素质的提高以及体质的增强都有一定的益处。跳绳简单易行，花样繁多，可简可繁，随时可做，特别适宜在气温较低的季节作为健身运动，而且，大班幼儿即将升入小学，跳绳运动也将作为体育活动的一种。

幼儿跳跃的目标要求是：小班能身体平稳地双脚连续向前跳；中班能助跑跨跳过一定距离，或助跑跨跳过一定高度的物体；大班能连续跳绳。如果想促进幼儿跳跃能力的发展，就要科学合理地安排幼儿的活动时间和活动的强度，采用体育运动与室外活动相结合的方式提高幼儿的跳跃能力，让幼儿通过互相帮助的自由组合方式来增强自信心，促进幼儿之间的沟通和交往。通过充分利用活动器材的方式来促进幼儿跳跃能力的发展。

1. 利用情境营造氛围，激发幼儿的活动兴趣

教师在组织活动之前，要结合幼儿的年龄特点、实际水平及跳跃能力的发展目标，采用情景的形式导入，使幼儿的注意力迅速集中到活动中来，同时身心得到充分舒展，调动起幼儿参与活动的积极性。例如，在教授小班幼儿双脚连续跳时，可以创设"兔子跳"的情景，逐步提高幼儿双脚跳的能力。在练习双脚并齐跳的动作时，幼儿虽然知道应该双脚并齐，可在实际跳跃过程中，很多幼儿并不能按照动作要领去做，要么双脚一前一后地跳，要么边跳边跑。所以教师可以利用兔子跳的游戏情景，提供粘有小兔图片的纸棍，让幼儿将纸棍夹在两腿中间，用腿夹紧，进行双脚行进跳。这个游戏情景的设置，保证幼儿在跳跃时双脚能并齐。

2. 设计游戏，分解难点，逐步掌握跳跃的动作要领

教幼儿练习跳跃动作时，要抓住教学活动的重点，主要目的是让幼儿学习跳跃的动作方法，通过循序渐进的方式逐渐增加难度，让幼儿逐步尝试，缓解幼儿的心理压力。这样做也更有利于调动幼儿的学习兴趣，逐步练习跳跃的动作，使幼儿形成正确跳跃的动作概念，并敢于尝试用这种方法去挑战自己的运动能力。例如，在学习跨跳时，对于幼儿来说，跨跳的难点在于单

脚起跳、单脚落地、腾空后的跨步动作和落地缓冲。所以在幼儿已经能用双脚跳的基础上，再练习跨跳会比较适宜。根据幼儿的学习特点，依次进行"踩石头跨跳""躲避大灰狼""跨跳小河""拔萝卜"等游戏，这样就可以将难点分解到不同的活动中，使幼儿更加容易练习动作。

3. 根据季节特点，灵活安排跳跃活动

在每项运动开始之前，教师都要跟幼儿沟通，告诉他们运动的方法、规则和注意事项，激发幼儿的活动热情和对跳跃运动的兴趣。教师还要根据天气冷热和季节的变化，科学地安排幼儿跳跃练习活动。跳跃活动的时间和强度，也要根据季节的变化而定。如，夏天的时候，教师就可以安排每周的早晨进行活动；春天、秋天和冬天的时候，教师可以安排幼儿在户外活动或者在室内体育活动时进行跳跃练习，并且要保证幼儿每天的活动时间为两个小时，而且要增强冬天的身体锻炼。

4. 创设跳跃区，激发幼儿的创新意识

对于幼儿来说，创设各种主题情节的游戏，营造竞争氛围的挑战性运动环境，更能激发幼儿积极探索和参加体育活动的兴趣和愿望，更能激发幼儿从被动接受转为主动参与，使活动具有更强的吸引力和挑战性。可以根据幼儿园的场地特点进行合理规划，巧妙利用园内资源，创设出幼儿喜欢的、富有挑战性的跳跃运动区域环境。例如，可以运用轮胎、独木桥、纸盒、木梯、垫子等进行设置，让幼儿练习障碍式距离跳跃；运用跨栏、自制纸棒、凳子等，让幼儿练习距离式高度跳跃；等等。虽然都是跳跃活动，但一个是对跳跃高度的训练，另一个则是对跳跃距离的提升，为幼儿创新提供了一定的空间。幼儿在挑战的运动环境中，不断地尝试，不断地探索，大大增加了他们的想象力、合作性，充分调动了幼儿的积极性，提高了幼儿运动的自主性，并且激发了幼儿大胆创新的意识。

(二)投掷能力的培养

投掷是一个比较难的动作，需要全身很多部位协调一致地行动。投掷能加强幼儿的上肢、腰部、腹部等肌肉力量，使上肢关节、韧带得到锻炼。投掷不仅能培养幼儿协调的动作技巧，展现力量之美，增强体质体能，体验健康快乐，而且能激发幼儿不断进取、勇于克服困难的精神。

幼儿在体能测试中投掷的水平往往是偏低的，如何提高幼儿的投掷水平，从两个方面进行介绍。

1. 分析幼儿现状，查找原因

通过对幼儿日常游戏的观察，幼儿投掷水平低的原因主要有以下两个方面。

(1)幼儿自身方面。幼儿的上肢力量较弱。投掷方法不正确，特别是出手的角度掌握不好。幼儿对投掷活动缺乏兴趣。

(2)教师方面。教师对投掷的动作要领了解得不够充分。材料投放不充分，游戏情境创设不够，导致幼儿对投掷活动缺乏兴趣。

2. 通过开展系列活动，提高幼儿投掷水平

(1)教师亲自尝试，体会动作要领。聘请体育老师教授动作要领，并亲自尝试练习投掷，揣摩动作要领与技巧。教师将动作要领用生动浅显的语言讲给幼儿听，让幼儿明确投掷的方法，为提高幼儿的投掷水平打下了坚实的基础。

(2)利用家长资源，丰富幼儿玩具及活动材料。丰富的活动材料能够充分调动幼儿的活动积极性，因此，家园共育，充分利用家长这一重要的教育资源，和家长一起为幼儿制作丰富的投掷类玩具，如沙包、降落伞、流星球、飞盘、投掷靶等，满足了幼儿的兴趣需要。

(3)创设游戏情境，吸引幼儿参与投掷活动。投掷活动相对于其他活动显得比较枯燥，幼儿对投掷活动缺乏兴趣，不愿意练习投掷，也是幼儿投掷水平低的原因之一。为了激发幼儿的活动兴趣，教师可以创设游戏情境，吸引幼儿练习投掷。如，小班教师可以用大纸箱做嘴巴动物，让幼儿投喂动物；中班教师根据幼儿的兴趣，创设击打怪兽的游戏情境；大班教师根据幼儿已初步形成竞争意识、规则意识的年龄特点，可以和幼儿一起玩丢沙包的游戏。游戏情境的创设，大大激发了幼儿参与投掷的积极性。

(4)纠正幼儿动作，使幼儿明确动作要领。投掷的动作要领，肩上挥臂、出手角度是幼儿最难掌握的。因此，可以悬挂各种各样的吊饰，鼓励幼儿用投掷物击打挂在高处的饰物，从而练习投掷的出手角度，逐渐形成正确的投掷习惯，提高幼儿的投掷水平。

四、幼儿园体格锻炼管理制度

1. 与保教密切配合，结合幼儿园幼儿年龄特点，有计划地组织幼儿开展体格锻炼。老师根据幼儿年龄特点、健康状况及季节变化筛选和调整活动内

容，每次户外活动选择多样化的锻炼项目，使儿童的上肢、下肢、柔韧度等都能得到积极的全面的锻炼。

2. 充分考虑园所场地和实际情况，户外活动项目设计符合儿童年龄、生理特点，目的性、趣味性强，运动量循序渐进、动静交替，老师随时注意幼儿的活动密度与强度，保证幼儿精力充沛，不能过度疲劳，保育老师带好卫生纸，随时提醒儿童擦汗。

3. 幼儿体格锻炼前保育老师要准备好所需的活动器械，并根据活动内容合理布置安排，认真检查器械是否安全。外出前提醒儿童大小便，注意关注儿童着装是否合适、整齐，是否露肚皮(保育老师要帮助自理能力差的小班幼儿掖好衣服)。老师要教育儿童遵守各种活动规则和常规要求，预防运动伤害，并组织儿童做好准备活动。加强运动中的保护，随时关注儿童个体差异，全面了解儿童健康状况，患病儿童及病愈恢复期的儿童运动量要根据身体状况予以调整；体弱儿童的体格锻炼进程应当较健康儿童缓慢，时间缩短，并要对儿童运动反应进行仔细的观察，超重和肥胖儿童可适当加大运动量，保证运动效果。及时处理流鼻血、磕碰受伤等突发事件。活动结束后做好整理活动，儿童回班后老师要及时清点人数，并引导儿童懂得活动后要稍作休息再饮适量水，出汗后不要立即脱衣服、摘帽子等运动健康知识。

4. 定期检修大型玩具，及时排查安全隐患，制定大型玩具消毒记录表，保证儿童室内外运动场地和运动器械的清洁、卫生、安全。

5. 利用阳光、空气、水和器械，有计划地对儿童开展体格锻炼。每日户外活动时间不少于 2 小时，其中体育锻炼不少于 1 小时，参考某幼儿园户外活动时间表(见表 4-32)。

表 4-32　某幼儿园户外活动时间表

活动时间	2月至7月			9月至次年1月		
	大班	中班	小班	大班	中班	小班
上午	9:00—10:05	8:55—10:05	8:50—9:55	10:00—11:00	10:00—11:00	10:00—11:00
下午	15:15—16:15	15:15—16:15	15:10—16:15	15:05—16:05	15:05—16:05	15:05—16:05

建立儿童户外运动监测表，准确记录儿童运动过程中面色、精神状态、呼吸、出汗量和儿童对锻炼的反应等情况，若有不良反应要及时采取措施或停止锻炼。仔细观察儿童运动后精神、食欲、睡眠等方面变化，适时调整活

动内容。

6. 体质测试工作

(1)体质测试时间：每年大体检结束后两周内对在园 3—6 岁儿童开展一次体质测试。

(2)测试内容包括：10 米折返跑、立定跳远、网球投掷、双脚连续跳、坐位体前屈、走平衡木。

(3)成立体质测试小组：为了保证体质监测工作顺利开展，组织成立幼儿园体质测试小组，人员具体分工如下：

组长：园长，全面负责体质监测工作的人员安排及体测项目相关工作；负责体质监测器材准备及场地的协调工作。组员：保健医，负责整个体质监测工作以及体质监测小组成员的培训与指导，体测中质量监控及技术支持工作，体测后数据录入及分析工作；班级教师，项目负责人。

(4)体质测试流程：提前制定体质监测工作的流程预案，保健医对体测小组成员及各班班长分别进行体质测试相关工作的理论与实操的培训，强调各测试项目动作的要点，并指导班级老师做好儿童日常项目的训练工作。在体测的过程中保健医全程监测指导，充分保证采集体测数据的可靠性。

(5)数据采集和分析：体测结束后两周内将数据录入二期和弋康系统内。根据采集数据从全园整体情况、班级、年龄、性别四个方面分析六项素质指标。保健室及时将分析结果反馈给保教部门。

7. 积极创造条件，开展适当的体育活动，每年至少组织 1 次大型儿童运动会。

8. 体格锻炼要遵循循序渐进、由简到繁、由易到难、时间从短到长，从而逐渐提高锻炼强度的原则。

【案例 4-1】

体育游戏与体育活动案例

一、体育游戏

案例一

游戏名称：小孩小孩真爱玩

活动目标：练习按信号向指定方向跑；培养幼儿注意力和观察力。

活动方法：教师和幼儿站在场地的一端。教师(或与幼儿一起)说："小孩小孩真爱玩，摸摸这儿、摸摸那儿，摸摸轮胎（或滑梯或攀爬架等物）跑回来！"当说完"来"字后，幼儿迅速向指定方向跑去，摸到轮胎（或指定物体）后，再跑回来。游戏重新开始。

规则要求：

1. 必须说完"来"字后，幼儿才能跑出。

2. 幼儿必须摸到指定的物体后，才能跑回。

注意事项：

1. 目标明显，容易摸到。

2. 如果请全体幼儿说儿歌时，说到"摸摸"时，停下来不说，听教师说出所指物体。熟悉游戏后，可请一名幼儿说出所指物体。

案例二

游戏名称：蚂蚁背豆

活动目标：练习手脚着地屈膝爬的动作，发展幼儿的平衡能力及灵敏素质。

活动准备：沙袋若干个（超过幼儿人数2—3倍）。

活动方法：将幼儿分成人数相等的两组，分别站在场地的两端，面对面站在自己的圆圈内，场地中间画两条平行线，将沙袋放在里面。听口令后，两组幼儿同时手脚着地向前爬至沙袋处，用一只手取一个沙袋放在背上，迅速爬回起点，将沙袋放在自己的圆圈内。然后立即返回场地中间再取一个沙袋，直至将沙袋运完。每个幼儿清点自己的沙袋数，多者为胜。

规则要求：

1. 游戏开始前，幼儿必须站在圈内。

2. 幼儿必须把沙袋放在自己的背上，不得用手拿回。

注意事项：幼儿爬行时手中可拿泡沫块，不要用手指接触地面。

二、体育教学活动

中班体育教学活动

北京市昌平区南口镇中心幼儿园教师　陈宇

活动名称：我是跳跃小能手

活动目标：

1. 尝试练习助跑跨跳，发展跳跃能力和动作的协调性。

2. 能有参加体育锻炼的积极性，知道体育锻炼对身体有好处。

活动准备：

1. 经验准备：幼儿有过双脚跳的经验。

2. 物质准备：音乐《学做解放军》，小红旗若干，高矮不同的跨跳障碍物若干。

活动重点：学习助跑跨跳的方法。

活动难点：掌握助跑跨跳的基本动作。

活动过程：

1. 热身活动

(1)教师通过解放军的形象引出主题，为幼儿介绍解放军不怕苦、不怕累，每天坚持训练，保护我们大家的安全，让我们向解放军叔叔学习。

(2)播放歌曲《学做解放军》，随着音乐做热身活动，重点部位是下肢。

2. 基本活动

(1)按照场地的布置，鼓励幼儿探索如何跳过高矮不同的障碍物。

(2)师幼共同总结都有哪些跳跃的方法，或请探索出助跑跳的幼儿进行示范。

(3)教师讲解助跑跨跳的动作要点：向前跑跳中单脚起跳，蹬地用力，方向要正，在空中瞬间滞留前弓步，摆腿落地后，不要骤停，应继续向前跑几步。

(4)幼儿动作体验。

(5)请个别幼儿进行模仿、示范，教师与幼儿共同总结经验。

(6)幼儿分散练习助跑跨跳。指导幼儿不要怕困难，能够大胆地进行尝试，教师进行指导。

(7)小结：请助跑跨跳得好的幼儿示范分享自己的经验。

3. 游戏"闯关小勇士"

游戏玩法：

(1)教师为幼儿设置好高矮难度不同的障碍物，每组障碍物距离40厘米左右，请幼儿进行练习。

(2)幼儿练习几分钟后，自由结成2—3组进行比赛。听到教师的哨声后，每队的前一个人跨跳过第二个障碍物后，下一个幼儿出发。直到把所有的红旗都夺回，速度最快的组为胜。

(3)根据幼儿的情况游戏可反复 2—3 次。

4. 结束部分

(1)随着音乐带领幼儿做放松活动：甩甩手臂、踢踢小脚、拍拍大腿和小腿，便步离开场地。

(2)收拾活动器械。

（来源：北京市昌平区南口镇中心幼儿园）

【分析与点评】

1. 本次体育教学活动发展了幼儿的跳跃能力和动作协调性。

2. 在初步尝试助跑跨跳后，鼓励幼儿进行经验分享。

3. 利用难易结合的小游戏，巩固助跑跨跳。

【拓展阅读】

推荐图书：

北京市教育委员会学前教育处：《幼儿园健康教育活动的实践探索》，北京少年儿童出版社，2016 年。

推荐理由：

该书真实记录了北京市关于园本课程开发与研究、园本教研制度建设的现阶段进展。本书作者以一个专业研究者的眼光，借助于听课、评课的亲身经历，透视了课堂上教师的言行举止、幼儿的身心表现，并将这些细节加以理论阐述和学理说明。

推荐图书：

《托幼园所卫生保健工作实用手册》，中国农业出版社，2013 年。

推荐理由：

卫生保健工作在幼儿园工作中具有特别重要的意义，其工作对象是正在发育和成长中的幼儿。而学前期儿童正处在生长发育的关键时期，他们生长发育迅速，为了保证幼儿的身心健康，本书从全面合理的营养、丰富多彩的体格锻炼、扎实有效的防病措施等方面，详细地对托幼园所卫生保健工作进行实用技能讲解，充分体现出对学龄前儿童的细腻关爱。

推荐图书：

人民教育出版社体育室：《幼儿园体育活动的理论与方法》，人民教育出版社，2013 年。

推荐理由：

体育是幼儿全面发展教育的重要组成部分，是增进儿童健康、增强体质、促进幼儿身心发展的积极手段。《幼儿园体育活动的理论与方法》教材以"健康第一"为指导思想，用新的观点构建体例和编写教材，力图反映当前和当今一段时期幼儿教育、幼儿体育改革与发展的思想、观点和方法。

推荐图书：

刘馨：《幼儿体育活动设计与指导》，北京师范大学出版社，2004 年。

推荐理由：

《幼儿体育活动设计与指导》一书，收集了来自全国一线幼儿教师在教育工作中设计与编写的幼儿体育活动案例，并由幼教专家进行评析，以此来帮助幼儿教师更好地理解幼儿教育的新思想、新观念，不断提高自己在设计和组织幼儿体育活动方面的能力与水平。

【本章小结】

　　营养是健康的根本，膳食是营养的来源，平衡膳食是维持健康的首要原则，是营养的重要组成部分。在本章节中通过对定义的解析与幼儿园实际案例的分析，充分认识到遵循科学的饮食方法，保持均衡的膳食，与科学、合理且适宜幼儿的体育活动相结合，不仅能满足幼儿机体的各种生理需要，还能够增强幼儿的运动能力，提高身体素质，从而预防多种疾病的发生，促进身体健康。

【讨论与思考】

　　1. 幼儿园食谱制定的原则是什么？结合工作探讨原则如何落实。

　　2. 幼儿膳食管理分为哪几个等级？

　　3. 幼儿体质测试包括几个项目？测试时注意事项是什么？

　　4. 幼儿园如何制订体格锻炼计划？

第五章　幼儿园健康教育

【本章要点】

● 熟悉幼儿园健康教育工作要求；

● 了解常见心理健康问题；

● 熟悉幼儿园安全教育的目标；

● 熟悉幼儿园保健医开展健康教育工作内容和方法；

● 掌握幼儿园保健医开展安全教育工作方法；

● 掌握幼儿心理健康教育的标准；

● 熟悉对幼儿实施心理健康教育的策略。

【本章关键词】

健康教育；安全教育；心理健康教育；工作内容与方法

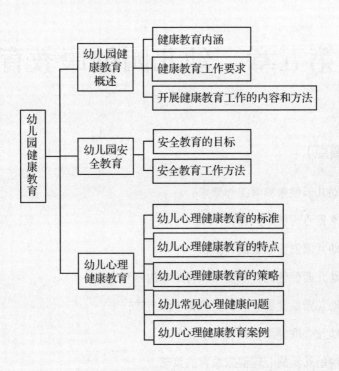

健康教育是实现我国幼儿教育事业稳定发展的基础和前提，也是对幼儿实施素质教育的重要组成部分。3—6岁幼儿处于人一生中发展的关键期，幼儿园健康教育的目的是不仅要提高幼儿健康知识水平，改善幼儿对待个人健康和公共卫生的态度，培养幼儿的各种有益于个人、社会的健康行为和习惯，还要密切关注幼儿的心理健康，培养幼儿树立乐观、自信、坚强的品格，引导幼儿正确处理人际关系。总而言之，幼儿园健康教育是以实现幼儿的身心健康为目标，全面提高幼儿对健康的认识水平，培养幼儿的良好习惯所实施的教育，将为幼儿未来的健康生活奠定坚实的基础。

第一节　幼儿园健康教育概述

一、健康教育内涵

健康是指一个人身体、心理和社会适应方面的良好状态。健康是人的基本权利，也是人类永恒的主题。学龄期儿童正处于身体发育不完善、抗病能力不足以及适应能力弱的阶段，容易受到外界干扰，从而影响幼儿身体健康。因此，提高幼儿健康水平，是幼儿园工作的重中之重。

幼儿园健康教育是幼儿园教育的重要组成部分，是指以保护和促进幼儿的健康为主要目标，以身体锻炼和身体保健的有关知识、技能为主要内容而实施的教育过程。其目的是通过对儿童监护人、保教人员和在园幼儿进行健康宣教，传播健康知识，更新健康理念，培养健康行为，改善周围环境，促进儿童健康发展。

健康教育活动的价值和意义：通过对幼儿进行必要的健康教育，可以使幼儿掌握基本的技能，获得丰富的知识和经验，最终促进幼儿身体正常发育和协调发展。同时，健康教育活动有助于提高幼儿的自我保健和自我保护的意识和能力，促使幼儿逐步形成有益于健康的行为和习惯。更重要的是，可以使幼儿逐步成为维护和促进自身健康的小主人，培养幼儿勇敢、顽强的意志品质和自信心，同时还能培养幼儿的群体意识，使之形成良好的个性，促进幼儿社会性发展，并为幼儿一生的健康奠定良好的品质和行为基础。

二、健康教育工作要求

北京市妇幼保健院对幼儿园开展健康教育工作提出以下工作要求：

1. 应当根据不同季节、疾病流行等情况制订全年健康教育工作计划，并组织实施。

2. 健康教育内容包括：膳食营养、心理卫生、疾病预防、儿童安全以及良好的行为习惯的培养等。

3. 健康教育的形式包括健康教育课堂、发放健康教育资料、宣传专栏、咨询指导、家长开放日等。

根据内容、对象、时间、地点的不同，采取多种形式，如：

(1)知识讲座、座谈会、讨论会等；

(2)板报、宣传册、宣传画等；

(3)游戏、儿歌、角色扮演等；

(4)电话、网络(微信、QQ 等社交软件)等；

(5)家庭访问、家长信、家长会、面对面咨询指导等。

4. 每月至少开展一次健康教育工作，其中每季度对保教人员开展一次健康讲座，每学期至少举办一次家长讲座。每班有健康教育图书，并组织儿童开展健康教育活动。

5. 定期评估相关知识知晓率、良好生活卫生习惯养成、儿童健康状况等健康教育效果，做好健康教育记录及资料存档，填写"健康教育册"。

三、开展健康教育工作的内容和方法

《幼儿园教育指导纲要(试行)》中首先提到的就是健康领域，并且在指导要点中指出：幼儿园必须把保护幼儿的生命和促进幼儿的健康放在工作的首位。树立正确的健康观念，在重视幼儿身体健康的同时，要高度重视幼儿的心理健康。可见健康对幼儿期的孩子乃至整个幼儿园的教育都发挥着重要作用。

健康宣教是保健医生的一项常态工作，要切切实实地为教育教学服务，采用多种多样的健康教育活动方法，让健康宣教不流于形式，为幼儿的健康成长护航，实现保健工作与保教工作的无缝对接。在健康教育的过程策略实施中，要以丰富知识、改进态度、传授方法、训练行为、培养习惯为原则，通过灵活的组织形式具体实施。应注意综合运用多种方法，并根据幼儿的情况、活动的不同内容、组织形式和活动方式，以及环境、器材等客观条件的具体情况灵活运用。将健康知识、保健观念渗透到幼儿一日生活的各个环节，渗透到保教人员、家长、幼儿的心中。

(一)做好传染病防控工作，筑起幼儿免疫屏障

1. 结合传染病的防控特点及时开展健康教育

幼儿园的传染病防控，是保障在园幼儿身体健康的重要手段。幼儿园是学龄前儿童生活密集的场所，也是传染病易感人群聚集的场所。保护易感者

是做好传染病预防工作的重要措施。为此，幼儿园应制定出多种传染病相关工作制度以及应急处置流程，确保各岗位教职员工能够有组织、有计划、协调有序地开展传染病防控工作。

在传染病流行前有针对性地做好一些预防接种，能够使易感人群在传染病流行期增强对传染病的抗病能力，减少传染病的发生概率。保健医按照北京市规定的免疫接种程序，对全园幼儿做好免疫预防接种的查验工作。每月初统计出当月需要接种疫苗的幼儿，向家长发放疫苗接种通知单和预防接种本，提醒家长及时带幼儿到所属地段保健科完成疫苗接种。对于漏种的幼儿，立即通知家长及时进行补种。除了做好程序免疫外，还应根据幼儿年龄特点，安排适当的锻炼和活动，特别是户外活动，增强幼儿体质和抗病能力。做到劳逸结合，注意幼儿的饮食卫生和营养素的供应，预防贫血及佝偻病的发生。

【案例5-1】

幼儿园健康教育实例

北京市昌平区南口镇中心幼儿园在预防传染病工作中，做到了全园上下高度重视，保健室在做好传染病"五早"工作的同时，还制定出了一套传染病防控的基本管理方法。根据常见传染病的流行性和季节性的特点，结合健康教育计划，针对不同人群开展了丰富的健康教育活动。如春夏季节以肠道传染病为主，开展饮食卫生、防止病从口入的健康教育活动；秋冬季节以预防呼吸道传染病为主，开展少带幼儿到公共场所、出门戴口罩等预防方法的健康教育活动。各班教师针对幼儿年龄特点，利用集中教育、故事、儿歌、区域游戏等途径开展健康教育活动。保健医针对不同人群，利用宣传栏、微信、讲座、健康教育课等途径开展健康教育活动。

保健医深入班级普及健康知识，指导班级开展健康教育活动。通过实物、模型，再配以儿童喜爱的儿歌、讲故事等形式，使不同年龄班幼儿掌握一定健康知识，如：让小班幼儿知道多吃蔬菜身体棒，中班幼儿知道怎样预防疾病、讲卫生，大班幼儿懂得怎样增强抗病能力、运动中如何保护自己等。保健医为全园幼儿讲授"细菌大作战""肚子里有个火车站"等健康课，指导幼儿日常生活中如何有效预防疾病的发生。通过活动，让幼儿知道了讲卫生、预防传染病要从小做起。

园所有效利用周一升国旗时间，对全体教师和幼儿进行生动、有趣的健康教育。保健医提前准备与幼儿的生活习惯、健康行为或者季节性防病知识有关教育的内容，借助幼儿们能理解的儿歌、故事、顺口溜等形式讲给全园师幼们。利用升国旗的时间使幼儿学会了健康生活习惯、饮食卫生、冬季防病等知识，也使教师和幼儿们强化了对于健康的理解和认识。

（来源：北京市昌平区南口镇中心幼儿园）

【分析与点评】

幼儿园是人群高度密集的场所，幼儿是传染病易感人群之一。保健医作为全园卫生保健工作的主要负责人，首要工作就是有效预防与控制传染病在园的发生和蔓延，确保幼儿身心健康，维护正常的教育、保育秩序。所以，开展传染病宣传教育工作是非常必要的。保健医应结合健康教育计划和传染病季节性的特点，采取多种形式，广泛地开展宣传教育活动，使师幼了解传染病的预防措施，提高自我保护意识。

2. 开展保育教研，提高健康教育水平

每学期组织保育员开展教研学习。保育员通过专业培训能够提高自身的专业知识和业务水平，为更好地做好日常工作、保证幼儿身体健康提供了保障。明确以培养健康幼儿为目标，转变保育员教育理念，引领保育员开展丰富的教育实践活动，使保育员在专业发展上得到很大的提升，进而促进幼儿身心和谐发展。

为了能够更科学、规范地开展保育工作，在保育过程中实施有针对性的健康教育，培养幼儿独立自主的生活能力，提高保育员自身水平，保证幼儿在干净、整洁、舒适的环境中健康快乐成长，北京市昌平区南口镇中心幼儿园保健室以每月两次的频率，组织保育员针对幼儿一日生活中各环节的常规开展教研活动。一次次的观摩、集中梳理讨论、工作实践、理论考核，最终使保育员在了解所带年龄段幼儿特点的同时，更加明确在各环节中幼儿的常规培养内容以及工作标准和方法，提高了工作效率，保证了工作质量。在幼儿一日生活的保育工作中，保育员应密切关注幼儿的健康状态和个体需要，采取保育措施，真正做到保教结合，促进幼儿身心健康、全面发展。保育员通过每周书写一篇关于幼儿生活习惯的教育随笔，逐渐养成观察幼儿的习惯，从而能够及时了解幼儿异常的生活行为，并给予纠正和指导，书写以及分析案例的能力也有显著提升。

保健医利用园所 App 等网络资源条件，制作了专题视频，内容包括：紫外线消毒灯使用方法、感染诺如病毒人员呕吐物处理方法、火灾报警控制器操作流程等，简单、方便、高效，便于新教师自学和班组学习，从而提高大家对卫生保健工作的重视与支持。

为了提高全体教职工对传染病预防工作的重视，保健医会定时对教职工进行培训和宣教，内容包括卫生保健知识、传染病疫情防控知识、食品安全知识等方面，还会针对保安、保洁人员做好传染病防控应急处理流程、诺如病毒的应急处理方法等相关内容的培训。通过学习丰富了教职工的工作经验及保健意识。

3. 家园共育促进健康教育活动的开展

《幼儿园教育指导纲要（试行）》指出："家庭是幼儿园重要的合作伙伴。应本着尊重、平等、合作的原则，争取家长理解、支持并主动参与，帮助家长提高教育能力。"健康教育更是要做好家长的健康教育工作，取得家长的理解与支持。

幼儿园的传染病防控工作，应引起家长足够的重视，采用集体教育和个别教育相结合的原则，开展具有专业性、时效性、科学性的健康教育理念宣传，转变家长的育儿观念，做到家园合作、科学应对、及时处理，可以有效地预防传染病的传播和扩散。

保健医应根据传染病情况，及时对家长进行教育培训。通过宣传栏、发放宣传材料、微信等形式对家长进行健康教育宣传，内容包括：疫情防控知识、垃圾分类、预防传染病知识、预防结核病知识、预防接种日宣传、五官保健等，以丰富家长对卫生保健的认识，提高家长育儿水平。

北京市昌平区南口镇中心幼儿园走进社区进行宣教。为了提高幼儿园周边居民的育儿知识，更新居民的育儿理念，保健医走进社区进行宣教活动，已经成为一种常态工作，充分发挥了社区早教活动站的作用，通过向社区居民发放营养健康知识、预防流感等内容的宣传材料，做到对入园儿童早教育、早宣传。

每年幼儿大体检活动结束后，保健部门会统计并反馈幼儿的体检报告及体质检测报告，让家长从幼儿的成长中，不仅仅看到幼儿的进步，更从中学习到新的健康理念，并把它运用到自己的家庭教育中。当然，对于体检中发现的肥胖儿童、视力异常儿童、龋齿儿童等，保健医要利用晨间接待、离园环节、电话访谈、家长约谈等方式，对家长进行一对一的交流。从幼儿的生活习惯中探寻原因，站在为幼儿健康着想的角度帮助家长提高认识，取得家长配合。例如：在肥胖儿童的管理上，首先要了解幼儿在家庭中的生活习惯、饮食习惯及家人的饮食观念，探寻幼儿肥胖形成的原因，继而从专业的角度，帮助家长转变观念，制定出合理的肥胖儿童干预措施。家园共同配合，从调整幼儿的膳食结构，纠正幼儿不良的膳食行为，培养健康的生活方式，加强适量的有氧运动入手，帮助幼儿减肥。

(二)不断提高膳食质量，保证幼儿正常生长发育

1. 多种途径研究，提高膳食质量，保证幼儿膳食均衡

学龄前儿童正处于生长发育的关键时期，也是良好饮食习惯培养的关键时期。科学、营养、均衡的饮食是学龄前儿童获得全面营养、健康成长、构建良好饮食习惯的保障。但是目前幼儿在均衡饮食、形成良好饮食习惯等方面仍需要加强指导、培养和逐步完善。幼儿园要积极开展饮食教育，及时纠正饮食行为的偏差，保证幼儿获得足够的营养，健康发展。

根据幼儿生理、心理的特点，在制定幼儿食谱时，结合《中国居民膳食指南(2016)》中对学龄前儿童膳食的指导和要求，注重食物多样化，每日品种达到25种以上，保证膳食营养均衡，全面充足。为了激发幼儿的食欲，保证饮食均衡，南口镇中心幼儿园根据膳食制作的多种需要，主食中加入蔬菜汁、水果汁、牛奶等原材料，自创了核桃包、祥云卷、紫薯青团等花样主食，制作出外形可爱、颜色鲜艳、口感松软、香味诱人的花样面点，非常讨幼儿喜欢(见图5-1)。

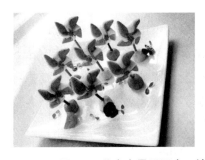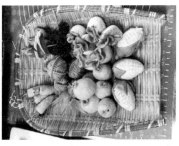

图 5-1 北京市昌平区南口镇中心幼儿园自创花样主食

为了提高食堂人员制作的水平，昌平区南口镇中心幼儿园厨师参加中国烹饪大师厨艺交流提升活动。活动中烹饪大师亲自示范、指点，使厨师们在

技能操作上有了新的提高，为幼儿餐增添营养的同时又丰富了花样品种。同时为全面提升幼儿园营养膳食的制作水平，食堂的厨师与保健室老师共同参加了"关心下一代全国幼儿园营养膳食制作技能竞赛（北京赛区）暨北京市童康杯比赛"，不仅展示了个人的厨艺技能，也开阔了眼界，丰富了技能，为幼儿饮食更加科学、健康奠定了基础（见图 5-2）。

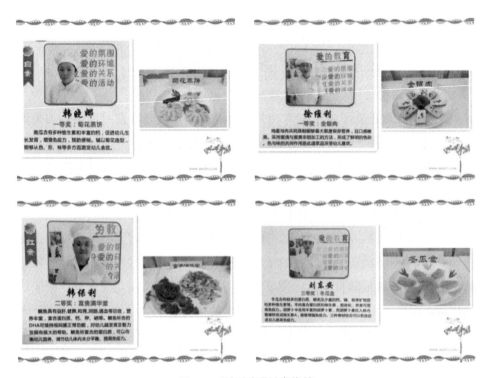

图 5-2 "童康杯"以赛代练

为了提高南口镇中心幼儿园的膳食质量，由园领导、保健医、食堂人员等组成膳食智囊团，为幼儿食谱制定出谋划策，不断翻新制作方法，以便烹饪出不同种类的菜肴。还定期召开伙委会，调动各方面的力量挖掘各种可利用的资源，园领导、保健医、食堂人员、教师代表、家长代表等人全面参与食谱制定，使幼儿食谱做到种类丰富、营养均衡。

2. 家园共育，关注幼儿饮食，促进幼儿健康成长

《幼儿园教育指导纲要（试行）》明确指出："家庭是幼儿园重要的合作伙伴。应本着尊重、平等、合作的原则，争取家长的理解、支持和主动参与，并积极支持、帮助家长提高教育能力。"可见，幼儿园教育应特别重视家庭教

育资源的合理开发和利用，使家长切实参与到幼儿园的教育活动中来，共同促进幼儿健康发展。

【案例5-2】

家园共育，共促幼儿健康发展

为推动全民健康生活方式的深入开展，科学传播健康知识，昌平疾病预防控制中心和昌平区南口镇中心幼儿园联合开展了"全民健康生活方式之减糖行动"宣传活动。活动中大家观看了幼儿园自制的《减糖》宣传片，观看了孩子们表演的童话剧《牙齿细菌大作战》，邀请了专家向家长进行"牙齿健康"讲座，品尝了昌平区南口镇中心幼儿园食堂制作的低糖食品等，通过活动提升了幼儿营养膳食工作，也让家长们学到了减糖、控糖的保健知识，提升了家长的健康饮食和科学育儿观念，增进家园之间的互助交流。

幼儿园一日生活皆教育，昌平区南口镇中心幼儿园保健室联合业务室共同把传统膳食文化引入园本课程里，共同打造具有"爱育"特色的节日节气主题活动。班级以中国传统的二十四节气为背景，以感受节日节气氛围、品尝节日美食、体验节日活动为主要形式，保健室配合制定出营养均衡的节气食谱，厨房运用科学、适宜的烹饪方法，设计制作了多种色香味俱全、花样多变的主食和菜肴。为此，编制二十四节气食谱的想法应运而生，同时为迎合家长需求，传承膳食文化，特向家长开展二十四节气食谱征集活动，先后共筛选出家长上交的节气食谱20份参与评比。其中有的家长自己编录视频，包括选材介绍、制作流程、营养价值等内容；有的家长制作的菜肴堪称专业厨师水平，从色香味形几方面充分体现了饮食的魅力，展现了我国饮食文化的博大精深和丰富内涵；有的家长制作的菜肴非常适合幼儿园批量制作，具有较强的实用价值。为了使家长们精心制作的菜肴能够让更多的幼儿品尝到，幼儿园组织相关人员分别从节气时令、营养价值、幼儿特点、批量制作等方面进行了认真筛选和评议。目前，已经整理成册印出小样，向家长广泛推广。

家庭是幼儿园的重要合作伙伴，家庭与幼儿园共同担负着促进幼儿身心健康发展的责任。孩子们的饮食健康不仅是幼儿园最关心的大事，也是家长们关注的重点。为使家长全面了解3—6岁幼儿的健康饮食，同时知晓幼儿园的带量食谱以及幼儿营养餐的设计等，昌平区南口镇中心幼儿园特意邀请国家二级公共营养师王国义博士，以"科学配餐，养育强健幼儿"为题面向家长进行了讲座，使家长们在"不同体质幼儿营养餐及食物搭配与烹饪"上有了科学正确的认知，也激发了家长们对幼儿餐制作的热情。

在与家长的沟通中得知，孩子们特别喜欢吃幼儿园的饭菜，每天离园前都会带爸爸妈妈们到膳食展示柜前看一看、说一说，并告诉家长回家也想吃和幼儿园一样的饭菜。家长们就开始好奇幼儿园的餐到底是如何做的呢？是不是有什么秘诀呢？为了满足家长的需求，保健室与食堂共同创办了"南幼食课——家长课堂"，昌平区南口镇中心幼儿园的红案与白案厨师亲临现场，手把手地教家长如何制作幼儿餐，还将其中的方法、搭配与营养价值毫无保留地告诉家长。活动的举办不仅使家长了解了幼儿园营养膳食的特点，还学习到了幼儿餐的制作方法，促使更多的家长重视幼儿营养膳食。

2018年6月28日，昌平区南口镇中心幼儿园开展了主题为"家园共育，爱在餐中"花样主食家长品尝会活动，活动共分四个环节，首先发放了"幼儿膳食水平调查问卷"；其次展示了"童康杯"幼儿园营养餐烹饪技能大赛中幼儿园取得的成果；再次向家长们介绍烹饪的菜肴和特色的花样主食，展示了幼儿园营养餐的科学、专业与特点，家长们赞不绝口，感叹幼儿园厨师的高超技艺，纷纷表示"没想到幼儿园的饭菜这样花心思，种类繁多，造型独特，难怪孩子们喜欢"。此次活动得到家长的一致好评，都纷纷向厨师咨询食物的配料及做法，希望幼儿园以后经常开展此类活动。本次活动真正做到餐中有爱、爱在每餐、吃出营养、吃出健康，我们把"爱的教育"融入膳食制作和管理过程中，努力做到科学化、特色化、高质量。

（来源：北京市昌平区南口镇中心幼儿园）

【分析与点评】

提高幼儿膳食水平，是家长最关心的事；了解孩子在园的进餐情况，家长有知情权；改进和提升幼儿园的饮食质量，家长有发言权。因此，我们非常关注家长参与幼儿园膳食管理的情况，注意倾听家长的心声，接受来自家长的合理化建议。

无论是幼儿园的教育活动还是一日生活活动，都离不开家庭的支持与理解，家庭不仅是幼儿教育的重要资源，更是幼儿园教育的重要合作伙伴。只有家庭有效地参与幼儿教育，才能使幼儿真正健康成长。

(三)养成良好的个人卫生习惯，为幼儿发展奠定基础

1. 集中教育活动帮助幼儿良好卫生习惯的养成

按照北京市妇幼保健院要求，围绕健康教育计划，保教结合，对幼儿开展丰富多彩且形式多样的健康教育活动，通过寓教于乐的健康教育活动，促进幼儿身心健康全面发展，在游戏中学到了知识。

集体教育活动是对幼儿进行健康教育的主要途径之一。在集中教育环节，教师应该面向全体幼儿统一组织活动，促进幼儿形成正确良好的个人卫生认知和行为。活动中需要统一的规则，教师和全体幼儿要牢记于心，这样良好的卫生习惯才能很好地培养起来。如果规则不统一，模棱两可，小朋友们就无所适从，不知道该怎么办，随心所欲，永远也达不到目的。幼儿的模仿力极强，他们模仿的主要对象是教师，教师在幼儿的眼中是最伟大、最有权威的偶像，言谈举止具有很大的感染力。为此，作为教师，我们首先要真正成为孩子的表率。如在要求幼儿喝水时，老师也应与幼儿同时进行，让幼儿能够主动饮水并且达到饮水量；幼儿洗手，老师也要与幼儿共同洗手，并在与幼儿的共同活动中，示范洗手的正确方法，让幼儿模仿。幼儿在教师良好行为潜移默化的影响下自然也形成了好的习惯。

幼儿的学习一般有被迫与自愿两种情况，后者来自幼儿积极、主动的反应，有利于良好习惯的培养。幼儿年龄越小，越要发挥幼儿的主动性，这样才能取得良好效果。幼儿对外界事物的认识是建立在感性认识的基础上的。因此，教学活动中注意模仿的对象要从抽象化变为具体化，活动中多采用童话故事与富有童趣的儿歌，如《洗手歌》《小猪变干净了》等教学内容，让幼儿装扮成各种小动物参与表演等教学手段，更能引起幼儿的参与兴趣。活动要以幼儿为主体，不要让幼儿感到这是一种负担，从而将教学活动转化为他们的自愿活动。幼儿好玩耍，爱做游戏。根据这一特点，把各种生活卫生习惯内容渗透在游戏之中，让幼儿在玩中学、学中玩，把枯燥的内容转化为丰富多彩的生活游戏。或者，根据幼儿的实践生活体验，让幼儿感受良好生活习惯给自己带来的好处，从而产生养成良好的生活卫生习惯的意愿。

幼儿刚入园，会有许多不便，采用互相帮助的形式，如开学初让动手能力强的小朋友帮助能力弱的小朋友穿衣服、拉拉链等，让幼儿在帮教中学习，更有利于幼儿掌握。有些幼儿可能已经形成了一些不良的生活习惯，为了让幼儿主动自愿地改掉缺点，开设"我是小能手"比赛，周周评比，在评比中学

习，树立榜样，让幼儿知道怎么做才是对的。

同时保健医深入班级进行指导，在幼儿洗手时，让其掌握正确的七步洗手法，了解讲卫生的重要性；在户外活动滑滑梯、爬网时，了解保护自己的运动方法等。

2. 在区域活动中实现幼儿卫生行为习惯的渗透

区域活动是以幼儿的关键经验、兴趣、需要为主要依据，预设活动内容，提供适宜的活动情境、多样化的活动材料，明确活动规则，幼儿自主选择并主动与环境、材料、同伴积极互动，获得个性化发展的活动形式。区域活动凸显了幼儿的操作性学习，幼儿通过操作、探索发现知识信息，获取相关的经验和技能。在游戏中幼儿心情愉快，思维活跃，接受能力强。幼儿通过游戏的活动过程，能学会正确处理人与人之间的关系，比较容易形成一些良好的品质。同时，一些不良的行为习惯也容易表现出来，有利于教师及时发现，给予纠正。

为了让幼儿有不同的角色体验，可设置娃娃家、小医院、小厨房、美容美发、照相馆、小银行等不同角色区域，帮助幼儿形成良好的游戏体验，促进幼儿良好行为习惯的培养。如开设小医院的区域游戏，让幼儿体验牙科医生的角色，向同伴介绍保护牙齿的知识以及正确刷牙的方法，激发幼儿练习刷牙的积极性；小厨房区域游戏，通过幼儿轮流制作梨水、菊花茶等各色饮品，吸引幼儿主动饮水，从而养成主动饮水的好习惯。在生活区中，通过参与区域游戏、操作材料来帮助幼儿丰富生活经验和巩固健康常识。如生活区投放自制玩具"我喂小动物"，培养小班幼儿正确使用小勺；自制玩具"夹豆子"，帮助中大班幼儿练习使用筷子。

在幼儿园中开展儿童剧主题活动，可以在一定程度上弥补幼儿园艺术教育的不足。这是因为儿童剧是一种充分表现幼儿生活和探索过程的艺术形式，具有相对完整的叙事结构，有冲突的张力和高潮，可以让幼儿在丰富的想象中进行思维活动，以直观有效的方式促进幼儿认知、情感、社会性、审美等各方面的发展。儿童剧与日常生活相联系，能激发幼儿的兴趣，较好地帮助幼儿了解正确的卫生生活习惯，潜移默化地影响幼儿，帮助幼儿掌握良好卫生习惯方面的技能。如《牙齿细菌大作战》儿童剧，故事情节生动有趣，节奏欢快，幼儿亲自参与，使其在实践过程中起到教育作用，在表演中推动良好卫生习惯的养成。

3. 反复训练，形成良好的卫生习惯

良好行为习惯的养成，不是靠短时间内的说教形成的，而是需要反复训练和巩固才能形成的。培养幼儿的行为习惯，要从日常的每一个活动、每一个游戏、每一个环节中的一点一滴渗透和强化。它是一个不断养成、不断巩固和提高，甚至需要经过无数次循环往复的曲折过程。因此无论在态度上还是在方式上，教育者一定要有足够的耐心，给幼儿充分、反复实践的机会，不急于求成，循序渐进地利用游戏、集中教学、日常生活等形式，让幼儿不断地反复学习，从而具备良好生活卫生习惯的认知、体验和经验，逐渐形成一系列正确的行为方式，并在反复实践中得到强化。做任何事情都贵在坚持，应让幼儿"有章可循，违章必究"，帮助幼儿形成良好的卫生习惯。例如，幼儿每次户外活动回来后，必须先洗手并用毛巾擦手，再喝水；饭前、便后一定要洗手等。这些规则一定要让幼儿严格遵守，严格要求幼儿反复练习，促进其良好卫生习惯的形成，使之习以为常，形成自觉的行动。同时，通过口头表扬、奖励小贴画等方法鼓励幼儿反复练习，直到掌握为止。通过不断地强化，不断地累积，严格要求，持之以恒，使幼儿良好的行为逐步形成习惯。

4. 创造适宜的健康教育活动环境，熏陶强化

养成良好的卫生行为习惯，与环境的熏陶作用密不可分。创设良好的生活、学习环境，发挥集体作用，让幼儿真切感受到这种环境对他们的影响，在潜意识里对自己过去的不良意识与行为逐渐产生厌恶感，并能对他人的不良行为产生排斥。树立良好的班风可以约束个别幼儿不良的行为。在班上要用各种方式去大力表扬那些爱清洁、讲卫生、遵守秩序的孩子，用他们的事例来激励其他的孩子。而对一些个别幼儿的不良行为，切不可将他们作为"典型"来进行"刺激教育"，要循循善诱，在培养他们集体荣誉感的同时，让他们乐于接受大家的帮助，在集体的合作和带动下，改变这些幼儿原先的不良行为习惯。

5. 家园互助帮助幼儿形成习惯

家园互助是通过与家长群体进行沟通和交流，达成一致的教育观念，保证幼儿生活卫生习惯同步养成的方式。可以充分利用宣传栏、家长园地等，每月向家长宣传良好卫生习惯的培养目标和方法。除此之外，还可以利用家长会、家访、知识讲座、微信等方式，向家长反映幼儿卫生习惯养成的健康发展水平，便于家长掌握自己孩子的发展轨迹，同时利于教师和家长之间建

立信任、支持的合作关系。借助家长不同的职业和特长等资源，让家长参与到教育教学活动中，提升育儿经验，丰富教育资源。如从事眼科医生职业的家长讲解用眼卫生知识，从事厨师职业的家长讲解饮食搭配知识，从事消防员职业的家长讲解防火知识等。

本着面向全体、关注个体的原则，除了定期召开家长健康知识讲座集体活动以外，还可以对个别家长进行现场指导，充分利用晨间接待、幼儿离园等环节及时与个别家长交流幼儿的健康问题、生活卫生习惯问题。本着尊重、平等、合作的原则，争取家长的理解、支持和主动参与，并用心支持，帮助家长提高教育潜力。

总之，对幼儿实施良好的健康教育是幼教工作者的一项长期、系统、艰巨而又光荣的历史使命。我们必须明确健康教育的目的和健康教育所包含的内容，重视幼儿的身体健康和心理健康，在实际工作中不断更新教育理念，充分利用家长和社会资源，勇于探索、敢于创新、勤于研究，促进幼儿身心全面和谐发展。

(四)开展五官保健教育活动，提高幼儿自我保护能力

五官是人体的重要器官，缺一不可。从近年来儿科的就诊情况分析，家长经常忽视对孩子的五官保健。幼儿年龄小，缺乏五官保护意识，经常会有用手挖鼻孔或把脏东西放到嘴里的行为，因此有必要让幼儿了解五官的重要性，以及保护五官的方法，培养幼儿自我保护的能力。

开展健康教育，常规环境的创设是重要的组成部分。因此教师要根据幼儿年龄特点，创设符合幼儿发展需要、富有童趣性的环境。如大班环境创设"换牙我不怕"，能够帮助幼儿理解换牙的概念，告诉他们换牙前后应该做什么，不应该做什么。中班环境创设"保护眼睛"，让幼儿知道要控制看电子产品的时间，注意看书的距离以及做眼保健操等方法来保护眼睛。小班环境创设"圆弧刷牙法"，教育孩子养成良好的刷牙习惯，以预防蛀牙。

保健医可结合3月3日"全国爱耳日"、6月6日"全国爱眼日"、9月20日"全国爱牙日"等特殊节日，进行多种形式的宣传教育，利用宣传栏、微信等向家长宣传五官保健的知识；约谈视力异常、龋齿的幼儿的家长了解近期幼儿情况，让家长及时带幼儿治疗、定期复查；利用模型、儿歌、绘本、视频以及健康教育课的形式，帮助幼儿培养保护五官的能力；开展"我是健康宝宝"家庭亲子制作活动并对作品进行展出，让幼儿更好地了解如何预防龋齿、

保护视力、吃健康食物等，懂得健康的重要性，引导幼儿养成保护五官的行为习惯；针对教职工方面，发放自制宣传册提示教师注意用眼卫生，少看电子产品、化妆后注意清洁等眼部保健知识。

充分利用网络平台、家长留言等途径，鼓励家长将育儿方面的疑问、困惑以及心得体会等方面内容，进行交流分享，广泛听取意见和建议，帮助家长提升教育理念和指导水平，促进幼儿全面发展。

保健医每年制作关于五官保健的健教处方，将五官保健的相关知识进行汇总和提炼，制作出五官保健宣传册、自制园刊。利用走进社区、家长会或者园内大型活动的时机，将健康教育资料发放到家长手中，便于家长更好地学习和掌握五官保健的相关知识。

【案例 5-3】

"我是健康宝宝"教育活动

2017 年 4 月南口镇中心幼儿园开展了"我是健康宝宝"家庭亲子制作活动并对作品进行了展出，通过此次活动让幼儿更好地了解如何预防龋齿、保护视力、健康饮食等，懂得健康生活方式的重要性。在班级中，教师根据幼儿年龄特点创设了"保护眼睛"墙饰，帮助其形成良好的自我保护眼睛的能力以及生活自理能力，养成良好的用眼习惯。如看书时身体要坐正，不能趴着、仰着看书；看书时间过长，要让眼睛休息，向远处看，看绿颜色的植物；不能在太强、太弱的光线下看书；写字时要注意保持一拳、一尺、一寸的距离；多吃胡萝卜等含有胡萝卜素的食物，对保护视力有很大好处；眼睛"生病"了要及时进行治疗。

（来源：北京市昌平区南口镇中心幼儿园）

【分析与点评】

充分利用家长资源，家园共育，帮助幼儿养成良好的生活习惯。通过这样的亲子活动，巩固孩子们的经验和常识，让幼儿认识并自然地掌握保护牙齿的方法。家长和孩子们参与的积极性非常高，家长们也觉得活动非常有意义，给孩子和家长都留下了美好的回忆。

孩子们拥有一个健康的身体是家长、幼儿园和社会的共同愿望。幼儿园应该通过多方面的活动和环境支持，让孩子们了解保护五官的重要性，进一步提高幼儿五官保健方面的意识，促进幼儿的健康成长。

(五)健康教育主题月，提高健康教育有效性

1. 活动目的

制订健康教育计划，是开展健康教育的保障。昌平区南口镇中心幼儿园以促进幼儿身心发展为目标，贴近幼儿生活，符合幼儿健康教育发展的需要，结合预防传染病、五官保健、安全教育、营养膳食、心理健康等方面内容，以每月一个健康教育主题为核心，开展丰富多样的健康教育活动，使幼儿健康教育更加系统、全面，让幼儿能够在园健康地成长。

2. 主题框架

表 5-1　月健康教育主题活动内容

月份	主题	月份	主题
3 月	保护耳朵	9 月	爱牙护齿
4 月	预防春夏季传染病	10 月	营养膳食
5 月	健康运动	11 月	预防秋冬季传染病
6 月	爱眼护眼	12 月	冬季运动安全

为了培养幼儿优良的心理素质和健全的人格，预防和矫治幼儿心理与行为问题，挖掘幼儿心理潜能，促进幼儿心智的发展，我们还将针对不同年龄的幼儿，结合品格教育课程，每月围绕不同主题开展健康教育活动。并将品格教育融入幼儿一日生活中，帮助幼儿身心得到全面发展。

表 5-2　品格教育课程主题

月份	小班品格教育课程主题	中班品格教育课程主题	大班品格教育课程主题
9 月	适应	诚实	合作
10 月	耐心	礼貌	抗挫
11 月	勇敢	专注	感恩
12 月	爱心	机智	友爱
3 月	独立	分享	创意
4 月	节俭	责任	慷慨
5 月	秩序	节制	积极
6 月	好奇	自信	宽容

3. 主题活动开展

以月健康教育主题为基础，全员参与，充分利用幼儿园、社区以及家庭的教育资源，针对不同年龄的幼儿选择适宜的教育形式，开展丰富多彩的健康教育活动，有针对性地、适宜性地落实月健康主题内容，使幼儿身心得到全面发展。

借鉴月健康教育主题的特点，结合集中教育、区域游戏、环境创设、家园共育以及园内大型活动等环节，开展健康教育活动，并做好健康教育档案工作。同时，让师生掌握各种维护自身健康的生活技能。具体记录如表 5-3 所示。

表 5-3　健康教育活动记录

活动时间		活动地点		组织部门	
活动主题				活动形式	
参加对象及人数					
资料内容及来源					
活动小结					
现场照片					

【案例 5-4】

活动"我的好朋友"

活动目标：

1. 愿意认识新朋友和进一步了解自己的好朋友。

2. 能用语言描述的形式向大家介绍自己的新朋友，分享自己的友谊。

3. 通过了解好朋友的喜好，增进与好朋友之间的情感。

活动准备：

1.《找朋友》的音乐素材。

2. 纸、铅笔、水彩笔等美工记录材料。

活动过程:

一、教师提问,引出活动主题

师:小朋友,我们都知道有好的东西要与好朋友一起分享才有趣,那你们有好朋友吗?你的好朋友是谁呢?(请幼儿大胆进行回答)

师:我们每个人的好朋友都不一样,除了刚才你们说的好朋友,今天老师想让你们去认识和了解更多的好朋友。

二、跟随音乐,寻找更多的好朋友,并互相了解对方

(1)师:我们跟随《找朋友》的音乐,要在班级里找到新的好朋友,然后和好朋友互相介绍一下自己以及自己的爱好,喜欢吃什么,喜欢玩什么等等,这样就能更多地了解好朋友了。

(2)教师播放《找朋友》的音乐,引导全体幼儿随机寻找新朋友,当唱到"你是我的好朋友"时,音乐暂停。(引导幼儿大胆地互相介绍自己,并说一说自己的爱好)

(3)师:你记住好朋友的名字和爱好了吗?(确认幼儿是否清晰地记住,如果不清晰可再次和好朋友介绍确认)

三、猜猜我的好朋友

(1)师:现在你对你的好朋友有了更多的了解,我们来玩一个"猜猜我的好朋友"的游戏吧!你可以说出你的好朋友的特征,喜欢做什么,但是不能说出名字。其他的小朋友一起来猜一猜你说的是谁。想一想,你要怎么来形容你的好朋友呢?(教师说明游戏规则,引导幼儿进行思考)

(2)师:说一说你的好朋友长的是什么样子的?他都有什么爱好呢?(教师请幼儿分别用语言描述好朋友的特征,其他幼儿猜出形容的是谁即游戏成功。)

(3)师:请你的好朋友到前面来,其他小朋友评价你形容得对不对。(教师将猜出的幼儿请到台前,让全体幼儿进一步认识,表达别人对他的评价是否准确。)

四、师幼总结,结束本次活动

(1)师:今天,我们不仅认识了新的好朋友,了解了好朋友的爱好,还把好朋友的特征和爱好和大家一起进行了分享,你们心情是怎样的?(引导幼儿大胆表达分享带来的快乐)

(2)师:希望每个小朋友都能认识更多的好朋友,也能与好朋友一起分享

你的快乐！

（来源：北京市昌平区南口镇中心幼儿园）

【分析与点评】

《幼儿园教育指导纲要（试行）》社会领域中指出：教育孩子乐于与人交往，学会学习互助、合作和分享，有同情心等。为了能使幼儿的行为适应社会需要，作为幼教工作者，应积极利用集体活动来帮助他们学会"与朋友分享"，消退自我中心心态，促进孩子社会性发展。通过学习可以使幼儿懂得大家一起分享是一件快乐的事情，帮助幼儿建立良好的同伴关系，学习一定的人际交往技能，为今后的社会适应打下基础。

【案例 5-5】

环境创设"礼貌游戏快乐多"

本次主题活动"礼貌游戏快乐多"内容包括："什么是礼貌""寻找游戏中的礼貌""礼貌还在哪里"三个子主题。幼儿具有基本的礼貌，会说"你好""再见""对不起"。在第一部分"什么是礼貌"板块中，幼儿了解了礼貌的语言和行为有哪些，在判断正确与错误的墙面互动游戏中，巩固对礼貌语言和行为的记忆。

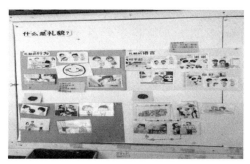 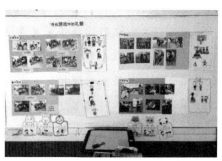

（来源：北京市昌平区南口镇中心幼儿园）

【分析与点评】

对于中班幼儿来说，礼貌教育非常重要，教师要在日常教学活动中对幼儿进行友爱同伴、文明礼貌的教育，培养幼儿的良好行为习惯和文明礼仪行为。通过此次活动，幼儿会更主动、正确地使用礼貌用语，懂得礼让，对人有礼貌，从而养成良好的行为习惯。教会幼儿从我做起，从现在做起，见到人要主动问好，待人接物要有礼貌。将礼仪教育渗透在一日活动之中，使幼儿时时刻刻受到良好行为习惯的熏陶，促进幼儿全面和谐平衡地发展。

【案例 5-6】

家长课堂

3 月—小班—独立

课程内容：

1. 什么是独立品格？

2. 幼儿独立行为的表现及发展特点。

3. 培养幼儿独立品格的重要性。

4. 父母如何培养孩子的独立品格？

活动名称：挤眉弄眼吃饼干

活动目的：通过趣味游戏，让家长感受独立做事的过程。

一、活动准备

1. 物质准备

(1)提前调试好设备(包括网络、音响效果等)。

(2)准备好家长签到表：一学期一张(包含每次签到)。

(3)轻音乐(游戏过程中播放)

2. 家长通知

班主任在班级微信群给家长发送通知。

二、活动过程

第一步：教师致欢迎辞

第二步：导入活动

活动过程：两名家长一组。其中一名家长坐在椅子上仰起头，另一名家长将饼干放在对方的额头上，坐在椅子上的家长需要挤眉弄眼吃饼干(不可以用手)，必要的时候，比如饼干要滑下来时，另一名家长可以用手扶一下。5分钟内，哪组吃的饼干数量最多则获胜。

活动总结：活动过程中，80％的任务是需要独立完成的。就像在生活中，有很多事情都需要孩子自己独立完成，家长只能在关键的时候帮一下，而不是包办代替。虽然游戏过程中，没有吃饼干的家长内心比较着急，但也会相信同伴自己能完成。在这个游戏中，吃饼干的家长就像孩子一样，另一位家长就像父母一样。生活中，家长要给孩子独立做事情的机会，要有耐心地等待孩子自己完成。

第三步：播放专家讲座视频

基于视频中专家的提问，班主任带领家长进行问题讨论并总结。

专家提问：如果您的孩子在幼儿园跟别的小朋友发生矛盾，打架了，并且脸上被抓了几个道道。您要不要"介入"？

教师总结：家长们谈的想法都很好。的确，在幼儿园里同伴之间发生冲突、矛盾是很正常的事情。当孩子与同伴发生争论时，有没有父母会急于为他们的不愉快裁决问题呢？在这种情况下，家长要知道让孩子独自面对冲突，化解冲突，这是培养孩子独立性的关键之一。当孩子遇到问题时，家长可以询问："你打算用什么方法来解决这个问题？"或鼓励孩子："你可以去试试。"家长可以善意地提醒孩子，生气是不能解决任何问题的，只有让自己安静下来，各自去寻找一个解决问题的办法，才能通过协商将问题解决得更好，以培养孩子独立解决问题的能力。民主型教养方式有利于孩子独立性的培养，家长不可将自己的观点和要求强加给孩子，剥夺孩子独立解决问题和自我发展的机会。

三、活动后总结

1. 教师对本次家长课堂进行总结。

2. 表扬到会，尤其是积极发言的家长；对没有到会或者没有发言的家长提出希望。

3. 请家长自由发表学习心得。

4. 再次强调家庭品格行为——"独立"。

5. 对下次课程进行预告。

（来源：德耕教育平台）

【分析与点评】

培养幼儿独立的品格有利于幼儿良好性格的形成，有利于幼儿及早脱离对父母的依赖，拥有与他人尤其是同龄人良好的沟通交往能力，更好地适应社会的发展。家长和教师应循序渐进、耐心引导幼儿，多给幼儿自己尝试的机会，培养幼儿的独立性，在培养过程中积极鼓励孩子的每一点进步，帮助他们树立自信，使他们具有较强的社会适应能力和心理承受能力，去勇敢地面对问题、解决问题。

第二节 幼儿园安全教育

安全教育的重点是幼儿安全行为习惯培养。幼儿好奇好动，爱探索，生活经验贫乏，自我保护能力差，是社会成员中最脆弱、最易受到伤害的弱势群体。因此，幼儿的安全教育非常重要。幼儿园必须把保护幼儿的生命和促进幼儿的健康放在工作的首位。幼儿的安全是一切发展的保障，只有在幼儿生命健全的基础上才能保证其身心健康发展。

一、安全教育的目标

帮助幼儿树立安全意识，学习必要的安全常识，养成良好的行为习惯以及积极参加体育活动的兴趣。遇到危险能保持冷静、尝试解决或预防危险。具体内容包括：交通安全、消防安全、食品卫生安全、防触电防溺水安全、玩具安全、生活安全、着装安全、自然灾害逃生安全等。

二、安全教育工作方法

(一)增强幼儿园教师的安全教育意识

《幼儿园教育指导纲要(试行)》中明确提出："幼儿园必须把保护幼儿的生命和促进幼儿的健康放在工作的首位。"可见，在幼儿园工作中，安全教育是重中之重。幼儿园教师必须针对幼儿的身心特点，就学习或者生活中可能遇到的安全问题，对幼儿进行提高自身保护意识的教育。为真正落实以人为本、保护生命的安全教育，幼儿园必须积极开展各类活动，在强化教师安全意识及培养其相关技能的基础上来切实保障幼儿的安全。

树立安全第一的思想，把安全工作作为幼儿园工作的重中之重。定期对全体教职工进行安全教育，增强教职工的责任感，并组织全体教职工认真学习上级下达的各种安全教育、安全检查等文件，通过学习，让大家明确认识安全工作是人命关天的大事，安全工作人人有责，使教职工在思想上对安全工作高度重视。组织教职工学习报纸、杂志等媒体报道的各类事故、案例，分析产生事故的原因，进行讨论评述，除了少数不可预测的突发事件外，幼儿园很多事故主要还是当事者责任心不强造成的，让大家认识到自我肩负的重大职责，要引以为戒，加强责任心才能杜绝事故的发生。

(二)高度重视安全教育，培养幼儿自我保护能力

安全教育事关千家万户，更是幼儿园发展的基石。重视幼儿安全工作，在教师、幼儿中牢固树立安全意识，及时消除多种安全隐患，防止意外事故的发生。

教师要从日常生活及学习中的小环节逐渐给幼儿普及安全知识，让幼儿明确什么是安全的，什么是危险的，树立安全防范意识。在对幼儿进行安全教育时，很多幼儿都不能集中注意力，所以教师也要根据班级幼儿的具体情况，找到正确开展安全教育的方法。通过讲故事的方法，可以很好地对幼儿进行引导教育。讲解一些关于小朋友遇到危险的事例，通过这些故事，教师可以给幼儿讲解一些常用的技巧，比如遇到陌生人的时候要怎么处理，如果在街上走丢要如何处理，通过不断地讲解，可以使得幼儿的防范意识有所增强，一旦遇到类似的情况，幼儿能够很好地应对。

另外，为了落实安全教育，在教学过程中，教师还可以结合一些有趣的动画片、视频等，对幼儿进行教育。比如幼儿园经常会播放一些安全教育小常识，用动画的形式来展示，可以有效地调动幼儿的积极性，使得幼儿在学习的过程中能够对各种安全常识有所了解。此外，结合"交通安全，与我同行"这一主题活动，家长与幼儿可以以手抄报、绘画、手工制作等形式，宣传交通安全的重要性。

幼儿园安全教育工作是重中之重，幼儿园、教师和家长要共同努力，积极配合，形成教育合力，共同做好幼儿的安全教育工作，保证幼儿安全健康地成长。

(三)开展丰富的活动，增强幼儿安全意识，培养幼儿养成安全行为

根据幼儿园实际情况，组织一系列内容丰富、形式多样的活动，使幼儿在参与活动的过程中，树立安全意识，掌握安全知识，提高自护自救和避险能力，避免事故的发生。如教师要教育幼儿，在生活中要尽量杜绝安全隐患：不给陌生人开门；不将异物放进嘴里或塞进耳朵、鼻子里；鼻子出血怎么办；摔倒后要注意什么；日常生活中要注意什么等具体问题，同时用动作引导孩子究竟该怎么做，使他们真正理解自我保护的方法，提高幼儿的自我保护

意识。

1. 在愉快的游戏中有意识地学习

现代儿童教育家陈鹤琴说："游戏是儿童生来喜欢的，儿童的生活可以说是游戏。"游戏是儿童的天性，适合幼儿的年龄特点。在各种不同的游戏中自然融入安全教育的内容，在有趣、愉快的游戏中尝试解决各种问题，不仅使幼儿从中获得力所能及的防灾、避害和逃生、自救的方法以及保护自己的经验，还可满足幼儿情感的需要，获得成功和信心，获得身心和谐发展的基础能力。

(1)角色游戏。

角色游戏是幼儿期最典型的游戏，幼儿通过角色扮演，创造性地反映现实生活。教师要充分利用表演游戏、角色游戏活动，让幼儿在轻松、愉快的气氛中，进行自救技能训练。例如，幼儿在玩"娃娃家"游戏时，老师一方面要创设自由、宽松、温馨的游戏氛围，让幼儿充分享受游戏的乐趣，另一方面可有意识地发展出"不给陌生人开门""不吃陌生人的东西""不跟陌生人走"等游戏情节；组织开展"红绿灯"游戏，让幼儿掌握"红灯停，绿灯行""行人要走在人行道上或斑马线上""过马路要看红绿灯"等有关规则。幼儿在愉快的游戏中不仅获取了丰富的安全知识，更重要的是，通过游戏性质的角色表演，增强了幼儿处理应急事件的能力，培养了幼儿临危不惧、机智勇敢的品质，获得了深刻的自我保护意识，提高了自我保护的能力。

(2)体育游戏。

生活中的意外事故防不胜防。幼儿反应的敏捷性、动作的协调性及手臂、大腿肌肉的力量，影响着幼儿安全自护。可以通过"抓尾巴""大风和树叶"等有趣的游戏，增强幼儿躲闪、呼喊等快速反应能力；还可以设计专门的体育游戏演习求救技能，如尝试越过障碍物。通过有目的、有针对性的体育游戏，提高幼儿的行动反应力。一旦面临相应的危险情况，经过训练的孩子因为有行为和心理的准备，自救逃生的可能性会大大增加。

(3)情境游戏。

幼儿以形象思维为主，很多时候他们要借助具体的情景和形象来理解学习的内容。而安全教育内容比较抽象，在安全教育活动中借助情景表演，让幼儿有对比、有借鉴。师幼共同创设一种模拟意外或灾难的特定情境，让幼儿设想、体验身临其境时的正确应对方法。它具有仿真性、情景性和角色性的特征。例如创设一个"火场逃生"的场景：某处发生火灾了，旁边有水、毛巾、被子、衣服、门、窗等多种物品，幼儿当场进行保护自己的逃生演练。通过情境游戏活动，让幼儿从小具备灾难自救的意识，并能想出一定的办法解决灾难自救方面的问题，进一步提高幼儿战胜灾难的勇气、信心和智慧。

2. 在一日生活中自然渗透

《幼儿园教育指导纲要(试行)》指出：要"密切结合幼儿的生活进行安全、营养和保健教育，提高幼儿的自我保护意识和能力"。让幼儿主动获取一定的安全知识和自护方法，不仅可以使意外伤害发生的可能性降到最低，还可以提高幼儿安全意识，为幼儿安全行为能力的发展奠定基础。安全教育作为幼儿园长期开展的教育内容，需要与日常生活有机结合和渗透。

作为幼儿教育工作者，应该随时抓住机会对幼儿进行安全教育。在幼儿一日生活中的各个环节，都是安全教育的好时机。一日生活中的各个环节一般包括：入园、进餐、盥洗、饮水、如厕、户外、睡眠、离园等。

(1)入园环节。

观察幼儿有无不适症状，如发热、咳嗽、皮疹等；检查幼儿是否携带珠子、纽扣、刀棍、铁钉、打火机等危险物品；教育幼儿不穿带绳、亮片的衣物或头饰等，以免造成不必要的伤害。

(2)进餐环节。

进餐时，培养幼儿安静进餐的习惯，不要嬉笑打闹，以免食物进入气管；注意带刺、骨头的食物要细嚼慢咽，避免卡刺引起窒息；指导幼儿正确使用餐具，不将筷子、勺含在口中以免戳到喉咙；取、送餐具的时候禁止跑动，避免摔伤；饭后不做剧烈活动。

(3)盥洗环节。

让幼儿养成有序盥洗的习惯，不推挤、不奔跑；按要求正确洗手，洗手时及时指导幼儿方法，避免幼儿弄湿衣袖造成着凉生病或弄湿地面使幼儿滑倒。

(4)饮水环节。

指导幼儿取放杯子时注意安全；饮水前，注意水温避免烫伤；饮水时不说话、打闹，避免呛咳；注意水不要洒在地上，以免幼儿滑倒。

(5)如厕环节。

提醒幼儿轮流如厕，不推挤、不打闹；注意厕所地面是否有水，以免滑倒。

（6）户外环节。

组织幼儿出活动室前要告诉幼儿整理好衣冠、鞋带，上下楼梯要靠右走；活动前要做好热身运动；活动时对幼儿提出明确的要求和规则，要注意控制幼儿的活动范围，不狂奔乱跑，不因活动量失控而摔伤、跌伤。告诉幼儿玩大型玩具时不越规、不拥挤、不倒滑滑梯、不猛摇栏杆等，以免发生意外伤害。自由活动时，教师要时刻关注幼儿，玩玩具时不相互甩、抛、扔，不攀爬栏杆、窗户，以免发生不必要的安全事故。

（7）睡眠环节。

培养幼儿正确睡姿，不蒙头或趴睡，以免造成呼吸困难；禁止带异物上床，以免幼儿将异物放入眼、耳、口、鼻等，不含着东西睡觉。

（8）离园环节。

帮助幼儿养成有序活动、静待家长的习惯，教育幼儿不要随意乱跑，等教师点名后再离园；离园时有礼貌地和老师说再见，不跟陌生人走，安全返家。

幼儿年龄小，自觉性和自制力较差，而习惯的养成不是一两天就能奏效的。因此，除了提出要求和教给方法外，教师还要经常提醒，不断强化，逐步形成幼儿的自觉行为，从而养成良好的常规习惯。

3. 在未雨绸缪的演习中实践

安全防患于未然，安全教育要常抓不懈。要有计划、有目的、精心设计多种形式的安全教育活动，才能够让孩子直接在模拟演习活动中感受危险，感受紧张，感受排除危难的必要性，学习自我营救的多种途径，同时也让安全演习真正能够走进幼儿园的教育教学中，成为幼儿园保育工作的一项常规活动。开展常态化的模拟演习活动，如防地震、防火灾、防台风等。虽然有些自然灾害如地震等是人力所无法控制的，但发生地震或大火，出现雷雨或台风天气时，如何把伤害减至最低呢？通过组织模拟演习活动，教育幼儿在突发情况下如何保护自己，逃生时避免混乱和人踩人等。如模拟演习活动：地震时听到警报声，告诉幼儿听从老师的指挥，有序下楼，逃生时不扭头向后看，要快速跑到平坦的广场，远离高楼等建筑物；针对恶性伤害的"恐怖事件"，幼儿园也要组织相应的演练。模拟演习活动能使孩子在突发情况下掌握有序逃生的方法，当灾难发生时，能冷静、正确地保护自己。经过多次的模拟演练，增强幼儿的自救意识，使幼儿的自救动作更迅速。

进行安全模拟演习前要充分做好准备，比如幼儿园事先制定切实可行的应急自救或疏散演习预案，各班教师要根据幼儿的认知水平，向幼儿讲清演习的目的、意义，使幼儿做好心理准备，还要注意丰富幼儿的知识经验，引导幼儿思考和讨论防灾、避震、躲避伤害等自救的方法，再进行实战演习，才能起到应有的效果。除了其他的安全行为练习和巩固外，幼儿园要未雨绸缪，将安全模拟演习常态化。最好一学期开展1—2次全园性的大型演习，让幼儿对紧急情况和突发灾难有较好的应对。

演练使师幼更深入地了解逃生常识和熟悉疏散路线，掌握在发生火灾时的紧急情况下如何积极有效自救的安全知识，锻炼教职工在面对突发意外时应有的沉着冷静的心理素质，增强全体教师和幼儿的安全防范意识，提高幼儿面对突发自然灾害的防护和自救能力。

4. 在家庭生活中巩固家园共育，增强家长的安全意识

对幼儿进行安全教育，离不开家长的支持和配合，只有家长进行适时的同步教育，才能使幼儿形成有效的安全防范意识。父母可充分发挥家庭教育的优势，从孩子幼年时就加强对安全行为的训练，培养和提高孩子的自我保护能力。如家长平常带孩子外出时，应指导幼儿观察马路上的交通标志，并遵守交通规则，安全出行；指导幼儿明白走失时怎么办，让孩子牢记父母的姓名、工作单位、家庭住址及联系电话等。

通过多种形式的健康教育活动，帮助家长提高教育能力。如向家长开展安全知识专题讲座，使家长获得安全防范知识和指导；指导家长配合幼儿园进行生活中的安全同步教育；开展观摩、演练、竞赛等亲子活动，吸引家长主动参与安全教育，为幼儿营造安全成长的空间。幼儿园、家庭和社会必须全方位出动，形成教育合力，才能使幼儿远离危险，远离意外，远离伤害。

【案例 5-7】

亲子制作展

南口镇中心幼儿园组织开展"大小拉小手，交通安全伴我行"亲子制作活动，通过亲手制作让幼儿大胆表达自己参与交通基地体验的活动过程，字画间更是透露出安全出行、文明交通、儿童考取驾驶证等情境。这些不但锻炼了孩子们的动手能力，有助于建立良好的亲子关系，更重要的是家长与孩子

共同提高了交通安全意识，在心中亮起交通安全的"警示灯"。

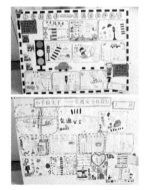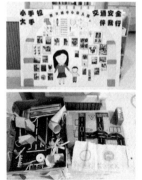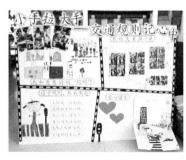

（来源：北京市昌平区南口镇中心幼儿园）

安全教育主题月

根据幼儿身心发展特点，充分考虑到自然和社会文化环境，结合幼儿一日生活常规标准，制定出适应幼儿身体、心理和社会化发展需求的安全教育主题内容。各科室、各班教师、每个家长及幼儿均围绕安全教育主题内容，适时开展丰富的安全教育工作。

月安全教育主题内容：

1月份："平安过新年""交通安全"

2月份："假期安全我知道""交通安全"

3月份："自我保护""交通安全"

4月份："文明踏青、安全相伴""交通安全"

5月份："防震减灾""交通安全"

6月份："社会安全(防暴处突等)""交通安全"

7月份："暑期安全我知道(防溺水等)""交通安全"

8月份："安全过假期""交通安全"

9月份："提升幼儿安全防范意识""交通安全"

10月份："国庆安全伴你我""交通安全"

11月份："11·9消防安全教育""交通安全"

12月份："冬季安全教育""交通安全"

（来源：北京市昌平区南口镇中心幼儿园）

【分析与点评】

安全教育事关千家万户，更是幼儿园发展的基石。案例中教师根据班级幼儿的具体情况，通过各种方式开展安全教育，让幼儿提高安全意识。幼儿园、教师和家长要共同努力，积极配合，形成教育合力，共同做好幼儿的安全教育工作，保证幼儿安全健康地成长。

第三节　幼儿心理健康教育

一、幼儿心理健康教育的标准

一个心理健康的人，在意识、情感、认知、智能与行为等方面，都应没有异常表现，而且始终处于一种平衡和良好状态。第二届幼儿心理健康日学术研讨会期间，来自国内外专家围绕幼儿心理发展及引导等方面的问题进行交流、研行。其中心理学家提出了"幼儿心理健康标准"，包括以下六个方面：

(一)智力正常

智力是个体观察、注意、记忆、想象、思维、推理等多种心理能力的综合体现。智力随年龄的增加而提高。个体智力发展水平与其实际年龄相称，是心理健康的重要标志之一。

(二)情绪健康

情绪稳定、心情愉快是情绪健康的重要标志。与成人相比，儿童期的孩子情绪不太稳定，易受外界刺激的影响，时而哭、时而笑，这并非情绪不健康。

但如果孩子每天的消极情绪太多，且不能很好地控制自己，如过多地发脾气、经常哭闹或精神萎靡、不爱说笑、行为被动，对外界刺激有偏激的情绪和行为，则应被视为情绪异常。

(三)意志良好

良好的意志表现为行为的目的性、持久性、果断性、自制力较好。

对于孩子来讲，自己能做的事总让父母代做或帮助，遇到一点困难就号啕大哭，想到某个地方玩或想得到某种东西而不能如愿以偿时就大发脾气，做事完全凭兴趣或容易受外界刺激支配，漫无目的，如遇挫折就半途而废等，则表明其意志较差。

(四)思想和行为协调一致

心理健康的人思想和行为是协调一致的，做事有条不紊。儿童期的孩子具有注意力不稳定、做事坚持性差等年龄特点，这是正常表现。

但若与同龄儿童相比，孩子过分地表现出注意力不集中、做事有头无尾、经常撒谎等问题行为，则应及时予以矫正。

(五)人际关系的适应

就孩子的年龄特点而言，他们活泼好动、喜欢与同伴嬉戏、不愿意独处，即使是性格内向的孩子也一样。若发现孩子不喜欢与同伴交往，讲话甚少，胆小羞怯，或过分胆大妄为，攻击性强，就是人际关系适应不良的表现。

(六)反应适度

人对刺激的反应存在个体差异，有人敏捷、有人迟缓，这种差异在一定限度内是正常的。但如果孩子对刺激反应表现异常兴奋或异常冷漠，则是心理失常的表现。

二、幼儿心理健康教育的特点

心理健康教育是围绕心理健康开展的教育活动，是幼儿教育的重要组成部分。主要是为了使幼儿懂得保持心理健康的基本知识和基本技能，纠正其不良情绪和态度，形成有利于心理健康的行为习惯，预防和矫治心理障碍和行为异常，从而保证幼儿心理健康发展，提升其幸福感。

(一)幼儿心理健康教育是一种促进式教育

幼儿心理健康教育要保证幼儿心理健康发展，提升其幸福感。强调家长和教师从正面对幼儿进行帮助、教育和引导。这其中包括对家长、教师等养育者心理健康的促进教育，也包括对幼儿自身学习心理健康知识的要求。

(二)幼儿心理健康教育是系统性教育

首先，幼儿心理本身自组织就是一个系统；其次，幼儿心理健康教育是生物学、神经系统科学、物理学、遗传学、产科学、新生儿学、儿科学、心理学、社会学、人类学和语言学等多种学科的综合；再次，幼儿心理健康教育是父母、教师、社区等多方共同完成的工作；最后，幼儿心理健康教育也是全人类共同追求的目标，因为它关系到人类未来的发展，也是各国和各地区协同的工作。婴幼儿期是多种强大能量汇合的时期。在这个交叉点上，通过仔细研究，把生命发展进程的复杂本质进行了分类，从进化论到生物学到意识和自我意识的结构。因此，我们把幼儿心理健康看作把握未来的关键，是个体发展和庞大社会结构的未来。

(三)幼儿心理健康教育是一种预防和干预式的教育

幼儿心理健康教育首先应该着眼于预防心理问题，例如，对地震、洪水等自然灾害的认识，对死亡的正确认识，以避免出现创伤性应激障碍。其次也要对幼儿心理问题及时做出判断，做到早干预、早治疗。传统观念是在幼儿问题行为出现之后才进行干预；而我们认为早期预防更加重要，从生命全程观的角度来讲，早期预防可以防患于未然。

三、幼儿心理健康教育的策略

(一) 幼儿心理健康教育对教育者的要求

首先，教师要加强自我的心理卫生保健，提高自身的心理素质，以健全的人格影响幼儿。幼儿园的日常工作是琐碎和平凡的，在这样艰巨的工作中，教师的心理健康显得尤为重要。因此，教师要注意随时调整自己，积极避免将个人的不良情绪带到幼儿园来。

其次，教师要不断提高自己的个人修养和专业素质。作为一名幼儿教师，承担着幼儿启蒙教育的重任，虽然已有一定的专业理论基础，但是幼儿心理健康教育仍是大部分老师的一个薄弱环节，因此，必须加强学习。在理论上要系统地学习心理健康教育的概念、特点、原则、途径和方法等，把握幼儿心理健康教育的规律，提高对幼儿心理健康教育的认识，增强从事心理健康教育的自觉性，从而增强所需知识并提高相应能力，要翻阅大量有关心理健康教育的资料，使得幼儿心理健康教育规范化、科学化。

(二) 心理健康教育与一日活动融合的主要途径

1. 游戏活动中的心理健康教育的融合

游戏是幼儿最喜欢的教学活动之一，幼儿与同伴的交往行为也多发生在游戏中。除了游戏本身的教育作用外，心理健康教育融于游戏中，就能发挥增效作用。游戏是培养合群性、独立性的极好手段。幼儿在生活中受到的不同程度的限制和束缚，使幼儿心理上产生紧张和压抑，通过游戏可以释放自己紧张、焦虑的情绪，促进幼儿的心理健康。

游戏也是对幼儿进行心理诊断的一种手段。通过游戏可以反映幼儿的生活经验，可以表现出幼儿对现实生活的一种态度，同时游戏还是他们内心活动的一种表达方式。在诸多心理治疗方法中有一种"游戏疗法"，这种方法是通过游戏的方式对幼儿存在的心理问题进行矫治。游戏符合幼儿的年龄特点，满足幼儿的需要，是促进幼儿心理健康发展的有效方法之一。

2. 教学活动中的心理健康教育的融合

《幼儿园教育指导纲要(试行)》明确要求："教育活动内容的组织应充分考虑幼儿的特点和认识规律，各领域的内容要有机联系，相互渗透，注重综合性、趣味性、活动性，寓教育于生活、游戏中。"幼儿心理健康教育完全可以渗透于其他领域的教学中。根据幼儿的心理特点、发展的需要，更好地发挥心理健康教学活动的教育作用，认真钻研教材，充分挖掘教材中的情感教育因素，精心选择、编排教学内容，在幼儿园各领域教育中渗透幼儿心理健康教育，取得更好的效果。

3. 日常生活中的心理健康教育的融合

幼儿的一日生活是幼儿人际交往相对频繁和心理活动、心理品质自然显露的时刻，利用生活中的每个环节对幼儿实施随机心理健康教育，如设立植物角，开展系鞋带、扣纽扣、手工编织等活动有利于培养孩子的注意力、意志力、观察力以及情感意志等心理品质。

4. 体育活动和感觉统合训练促进合群性发展

体育活动促进幼儿大脑的发育，更是促进合群行为发展的有效方法。尤其是感统训练能培养幼儿团队精神、合作能力、人际沟通能力等，使良好的心理品质和道德品质同步提高，相互促进。

(三) 社区、家庭、幼儿园相互配合是心理健康教育的保证

幼儿心理健康教育的一体化是指幼儿园、家庭和社区共同关注，形成合力，开展幼儿心理健康教育。幼儿园是生态环境中学前教育子系统的支柱，对学龄前儿童的教育起着导向作用。幼儿心理问题的形成与其父母的教育观念和言行有较大的关系。我们深知问题表现在儿童身上，根在家庭。因此教师应与家长经常沟通、交流，以各种形式向家长宣传健康教育知识，让家长明确学龄前儿童教育的主要内容和要求，及时反馈幼儿的表现。定期开展家

长会、家访、家长开放日、健康知识培训等多种活动，帮助家长了解、掌握幼儿正确教养方法，形成家园合力，共同促进幼儿的健康发展。

幼儿园应该主动与社区沟通，优化社区的教育环境，开展心理辅导，提高家庭的教育指导水平，使幼儿从自然的、社会的、规范的环境中，心理得到健康发展。

(四)针对幼儿个体差异，实施教育行为

每个孩子都具有自身的特点，因此幼儿心理健康教育必须根据幼儿的生理和心理上的个体差异，有针对性地进行教育。我们在重视幼儿群体心理健康的同时，必须十分关注个体儿童的心理健康，实施个别教育。可以通过开展个别辅导的形式，对问题突出的孩子要和家长联系，咨询专家，进行心理治疗。

幼儿的心理健康教育，必须根据幼儿的生理及心理上的个体差异，有针对性地实施。面对幼儿，教师要观察其性格与家庭环境，以及有可能出现的心理问题的原因，针对这些，有目的地实施个别教育。

1. 开展个别辅导

儿童合群性发展水平存在差异，每一个儿童都是独一无二的。我们重视对幼儿的个别辅导，是取得心理健康教育实效的重要原因。我们经常组织案例讨论，学习幼儿心理卫生的理论知识，提高实际操作能力，从大量的案例中积累经验，揭示幼儿心理健康教育工作中的规律性东西。

2. 开展问题幼儿的心理治疗

问题幼儿的心理矫治也是面向全体幼儿不可缺少的一项工作。在同一时空，每一个幼儿都会发生不同程度的心理问题，就如每个幼儿都会生病一样。在发展的某些阶段，幼儿出现一种或少数几种偏异行为的现象是十分普遍的，并不是只有发展性和预防性的心理卫生工作是面向全体幼儿的。对这部分幼儿的异常心理，不给予关注和帮助，忽视了整体中的部分，实际上就是没有面向全体幼儿。每一个幼儿都有可能需要心理矫治服务，因此正确认识矫治的全体性，有利于我们提高对幼儿心理卫生重要性的认识和幼儿心理卫生工作的水平。我们对胆怯倾向型的幼儿运用行为塑造法，取得良好效果；对孤独型、被动倾向型的幼儿运用认知行为疗法、暗示法、箱庭疗法等矫治，积累了不少经验，赢得了家长的认可。

学前期是人生旅程重要的奠定时期，是心理发展速度最快、最易稳固的

阶段。所以，在这一阶段对幼儿实施心理健康教育是十分重要和必要的。

【案例 5-8】

胆怯的妞妞

妞妞性格比较内向、胆子小，在班里不太合群，平时不爱和小朋友说话，不爱和小朋友、老师在一起，不喜欢参加各类游戏活动，自信心不够，动手能力较弱，课堂上不发言。优点是进餐动作快，没有挑食现象；爱劳动，爱当小老师。

教育措施：

1. 和家长联系，了解形成这类性格的原因和她周边的环境，如爸爸妈妈陪伴较少，平时都是她自己独自在家里玩等。通过采取鼓励、表扬的方法帮助妞妞克服胆怯心理，树立"我不怕、我行、我喜欢"的想法，鼓励她大胆参与集体活动，一步一步摆脱"自我中心"。

2. 多请妞妞当小老师，让她学习帮助小朋友擦桌椅，收拾玩具等。每次看到她进步，及时加以表扬，让她的动手能力不断增强，不断地培养她的自信心。

3. 有意识地安排性格活跃的孩子坐在她旁边，多给她交流的机会，让她多说话，多和小朋友接触。

4. 建议家长平时多带孩子和小伙伴一起去玩。让孩子学会交往，融入集体活动中。在家多让孩子做力所能及的家务，锻炼孩子的动手能力。

5. 抓住她进餐快、爱劳动的优点，对她多加表扬，向她投向称赞的眼光。在平时多和她交流，让她感觉到老师和小朋友都是喜欢她的。

教育效果：

孩子变得开朗了，能很好地融入集体生活中。学会了主动地和小朋友做朋友。教室、活动场所里妞妞再也不是孤单的。动手能力、自理能力不断提高。上课时也会看到她高举的小手，她变得越来越活泼开朗，自信心也越来越强了。

（来源：北京市昌平区南口镇中心幼儿园）

【分析与点评】

看到妞妞的变化，作为教师感到十分欣慰，从而联想到，其实每一个孩子都有内心的想法和需求，而这些想法并不一定会用语言表现出来，这就要求教师对孩子多一些关注和鼓励，用心去聆听孩子的心声，走进他们童真的世界，感受到老师对他的爱，从而开启孩子的心扉，培养健康的人格。

(五)关爱、尊重幼儿，做幼儿的心灵塑造者

教师要有意识地提高自己的修养，给幼儿创造一个健康、和谐的环境，平等地与幼儿交往，充分尊重幼儿的合理意愿，鼓励幼儿敢于表达自己，用自己比较丰富的人生经验指导幼儿如何解决问题，做好幼儿人格形成的导师。

(六)建立追踪档案，及时了解幼儿成长

由于个体发展存在差异，不同的幼儿常常会表现出不同的个性倾向。所以，在问卷调查基础上，教师通过家访、电话、晨间接待等形式与家长进行交流、沟通，了解每个幼儿的现有发展水平，从幼儿个人基本情况、在家表现、家庭辅导措施、家长的意见建议等几个方面，结合日常观察，概括出各个幼儿的心理健康状况，为每位幼儿建立"幼儿心理健康档案"。首先分析形成原因，然后科学地、有针对性地提出教育培养建议或辅导策略。同时，也帮助家长重视和了解幼儿心理健康教育，使幼儿心理健康教育在家园中融会贯通，协调一致。

要做好幼儿心理卫生保健，必须了解幼儿期的心理特点，如幼儿园应从幼儿的心理实际出发，制定出有助于促进幼儿心理健康的教育、教学活动，还要防止幼儿产生胆怯、懦弱的异常心理，要改变不正确的教育方法，尽可能地正确引导、帮助幼儿克服任性、固执的不良性格。要有目的、有意识地培养幼儿良好的智力和非智力品质，为幼儿今后更好地学习及发挥特长打下一个良好的基础。

四、幼儿常见心理健康问题

《幼儿常见问题行为解析》[①]一书中指出："随着幼儿的年龄不断增加，孩子的心理和身体都有了明显的发展。人类是社会性的群居动物，幼儿从来到世界上就开始了社会性生活。"幼儿的有些行为是不符合社会常理的，我们将其称为问题行为或者异常行为。那么幼儿常见的心理异常行为有哪些呢？

---

① 王爱军：《幼儿常见问题行为解析》，上海：上海科学普及出版社，2014年版。

(一)攻击性行为

攻击性行为包括所有故意伤害他人的行为，比如打人、踢人、咬人、吐口水等。

(二)捣乱行为

捣乱行为指幼儿故意扰乱教师或者其他幼儿正常的学习或者活动秩序。包括扰乱集体活动、在教室中漫无目的地行走、乱喊乱叫、乱扔东西来制造噪声等。

(三)破坏性行为

破坏性行为指幼儿故意破坏幼儿园或者其他幼儿物品的行为。包括撕毁图书、损坏玩具、浪费纸张、破坏他人的作品等。

(四)恶劣情绪行为

恶劣情绪行为指幼儿情绪不佳，总是对教师或者其他幼儿恶语相向。包括言谈举止都很粗暴，表现出烦躁不安，爱哭、爱发脾气，动不动就生气等行为。

(五)不合时宜行为

不合时宜行为指幼儿需要借助他人的情感来缓解自己内心的焦虑或者不安情绪的行为。包括黏人、寻求关注等。

(六)异常的身体行为

异常的身体行为指幼儿身体发育缓慢或者异常，造成幼儿身体条件达不到正常生长标准所产生的问题行为。包括吸吮手指、尿裤子、手淫等。

(七)社会交往问题行为

社会交往问题行为指幼儿在幼儿园与教师或者他人的交往活动中不符合社会道德规范的行为。包括不爱参与活动，不参加社会性游戏，因害羞而不参加集体活动，只玩某一个或某一类玩具，很少参加大肌肉活动，很少玩角色扮演游戏，不爱说话，不能集中注意力等。

(八)不良饮食行为

不良饮食行为是指幼儿具有可能会导致自身发育不正常的饮食习惯，包括挑食、偏食、爱吃零食等。

五、幼儿心理健康教育案例

(一)难以控制情绪——伤害他人

小孩子不懂事，遇到问题时，不会解决，常常采取打人、推人等方式，对他人造成伤害，家长们非常担心，会担心孩子出现这种攻击性的行为是不是性格上出现了某些问题。尤其是批评和教育都没有用的时候，家长的这种担心就更甚。

【案例 5-9】

爱打人的泰迪

泰迪，三个月前刚来到幼儿园，就被教师称为"最有攻击性的儿童"。泰迪很容易被其他儿童惹恼，然后他会用一种无法阻止的行为攻击其他儿童。他不是用单一的方式伤害其他儿童，而是会使用各种方式：打人、咬人、抓别人的头发、扇别人耳光、推人、戳人、踢人和跳到别人身上。

从一开始，班里的其他儿童就不喜欢泰迪。活动时，他通常也是一个人玩，没有人愿意待在他旁边。即便这样，泰迪还是会和别人发生争端。有时，他会走到某一个儿童旁边，一把抓住那个儿童正在玩的东西，说："我想玩这个。"假如那个儿童不给，泰迪就会打那个儿童。有时候他想加入某个游戏小组，假如那个小组不愿意接纳他，他也会和那个小组的小朋友打架，这种行为每天都要发生三四次。

教师也和泰迪谈过，表达了对他这种行为的不满，并试图要求其他儿童和他一起玩。但是泰迪还是常常会生气，并且攻击其他儿童。

（来源：北京市昌平区南口镇中心幼儿园）

【分析与点评】

教师要尽快和这名儿童的家长见面讨论一下这种行为。一定要和这名儿童的家长一起合作，并了解家长在处理这种问题时使用的最有效的策略。同时了解这种行为除了发生在幼儿园，是否还发生在其他的地方，比如家里、公园等。询问家长当这名儿童不在幼儿园时这种行为发生的情况。和家长分享教师观察所得的信息，并和他们讨论这名儿童出现这种攻击行为的原因；教师要向家长强调找他们的目的是帮助这名儿童学会用更有效的方式和其他儿童进行交往；要和这名儿童的家长保持联系，特别是当这名儿童的这种行为随着教师的干预而逐渐减少时，一定要和家长一起分享成功。

用这种方式伤害他人的儿童，其行为是不可预测的。这样的儿童在幼儿园班级里确实是一个严重的问题。当某个攻击性强的儿童通过打人有规律地伤害其他儿童时，教师们知道这种攻击行为是何时发生的；然而当儿童表现出没有规律的攻击行为时，教师就不知道这种攻击行为是何时发生的，而且这种情况可能会导致更严重的后果。通常这样的儿童脾气急躁，行动迅速而不顾后果。这类儿童一生气，就可能出现不可控制的行为反应。他们可能不会意识到他们的行为给其他儿童带来多大的伤害。训斥、讲道理、惩罚是教师们为了纠正这类儿童行为而采取的办法。然而，这些方法通常都不管用。这类儿童实际上并不知道人们不能容忍他们的这种行为。这类儿童必须学会控制自己的脾气，并降低那些容易使自己生气的情境的反应强度。

似乎没有一种简单的办法来处理这名儿童伤害其他儿童的行为，而且他的行为还不可预测。不过，可以试试如下几个建议。

如果这种行为只发生在某些特定的活动中或者是一天中的某些特定时刻，比如，年龄较小的儿童通常会对拥挤、等待或者不得不停止某个活动产生消极反应，然后可能就会出现攻击性行为，那么你可以采取以下方式避免拥挤：在集体活动时让儿童围成一个大圆圈或者半圆；找到排队等候的替代方式——在某个时段只安排少数的儿童去上卫生间或者去穿外套，而其他的儿童继续唱歌或者玩手指游戏；年龄较小的儿童等待的时间不能太长；所有的活动在设计时都需要考虑不要让儿童等待太长时间。假如教师们知道某个特殊的儿童最不能等待，设计活动时就要尽量减少让他等待的时间，直到等待时间缩短到这名儿童能够承受的范围之内。对于年龄较小的儿童，让他们停止正在全神贯注的活动也是有困难的。

因此，需减少不必要的对儿童的打扰，为活动安排出充分的时间。另外，在某个活动结束前几分钟告知儿童，他们很快就要结束这个活动了，让儿童提前有个心理准备。

假如某个儿童总是成为一名儿童的攻击对象，那么就把他们两个分开。如果可能，把其中的一个儿童转到其他班级去。如果不可能，在教室里时一定要把这两名儿童分开，引导他们参与不同的活动。在集体活动和吃饭时不要让他们坐在一起。假如需要把班级分成几个小组进行活动的话，就把他们分在不同的小组。虽然教师需要花费大量的精力来关注他们两个儿童，但是为了降低这名儿童的攻击性行为的发生频率，这也是值得的。

通常，一个攻击性很强的儿童很难或者几乎不能控制自己对某种情境的反应。那么教师应和他的家长进行交流，了解这名儿童的情况。然后，让这名儿童知道教师已经了解了他的苦恼和烦扰，表达对他的理解和同情。同时，教师可以教给这名儿童其他的方式来替代伤害他人的行为。例如，教师可以告诉这名儿童："当你觉得悲伤、生气、烦躁时，我会在这里给你一个拥抱，并和你聊聊你的感受。"

如果这名儿童通过各种方式来伤害其他儿童，那么在某些情况下，这些措施可能不会消除这种行为。而且这种伤害行为也容易被教室里的一日生活安排或者是某个特定儿童的存在而引起。幼儿伤害他人的时候有可能是因为他们不能很好地控制自己的情绪，一旦生气或者愤怒，他们就只好通过这种最直接的方式来发泄。教师要引起重视，帮助幼儿疏导情绪，并且教会他们控制自己的情绪。

(二)引起关注——爱哭

哭泣，对年幼的儿童来说是一种交流的方式。随着年龄的增长，儿童会学会更好地控制自我，并掌握其他表达需求的方式。语言是儿童需要学习的重要交流手段，可以用来代替哭泣以表达自己的需要。然而，对于很多儿童来说，哭泣仍然作为交流手段而保留。在幼儿时期，哭泣经常被儿童用来表达疼痛、愤怒、恐惧、受挫、悲伤等各种不良情绪。

然而，有时候儿童会过度使用哭泣这种手段。如果他在以适宜的方式进行交流时并未得到足够的回应，那么就会导致以下这种情况出现。

【案例 5-10】

爱哭的文文

"老师!"4 岁的文文大叫道。

周老师听到后，转过身来走向文文。这时，她发现两个小朋友推倒了积木塔，正在闹矛盾。由于这两个小朋友离自己比较近，周老师选择先解决他们的问题，再到文文那里去。

没一会儿，文文开始哭起来。

拯救了积木塔之后，周老师赶紧走向文文。她把胳膊搭到文文身上，问他为什么哭。

文文不说话只是哭，在老师哄劝了半天后才终于抑制住哭声，说："我还要一些画纸。"

"没问题啊。"周老师说完，放开了文文，从画架上撕下一张纸递给他。可是，文文又哭了一会儿，才开始接着画画。

在这几分钟时间里，周老师不得不一直安慰他，几乎不能离开他半步，这样一来，周老师就没有时间去照顾其他的幼儿了。

（来源：北京市昌平区南口镇中心幼儿园）

【分析与点评】

这名幼儿经常哭泣，尽管可能并没有什么不顺心的事，或者只是因为一些微不足道的小事。认真观察了这名儿童的行为后，教师要约其家长进行一次面谈，和家长讨论一下这个问题。看看这名儿童家里最近是否发生了什么变故从而引起了他的焦虑情绪或恐惧感。了解一下这名儿童在遇到困难时是否总是哭着寻求成人的帮助。询问他的家长是否试过一些减少哭泣的方法，这些方法是否奏效。如果哭泣的行为主要发生在幼儿园，在家里并不多，那么就和家长一起探讨是什么引起了这名儿童的这种行为。在教师开始采取措施来减少这名儿童的哭泣行为后，要保持和其家长的联系，让他们了解教师所取得的进展。

在幼儿园，儿童经常哭泣。有些儿童哭是出于正当的理由，但有些儿童哭则是因为他们发现哭泣可以引来关注。区分这两种情况是很重要的。如果儿童是因为受到了惊吓、感到孤独或受到了伤害而哭泣，那么你就需要帮助他解决问题。如果儿童是为了获取他人的关注而哭泣，那么就需要采取其他的办法了。在这种情况下，如果教师继续以关注来强化，哭泣的行为就会持续出现。

儿童哭泣并不都是为了得到成人的关注，所以教师必须弄清儿童哭泣的原因。如果某个儿童并不是经常哭，那么当他哭时就可能出于正当的原因。即使某个儿童经常哭，你也不能认定他哭就是为了获得他人的关注。考虑如下情况：

入园，对儿童来说可能是一次创伤性的体验。有些儿童刚入园后会哭一段时间。此时，帮助他们克服焦虑情绪很重要，这样才能让他们在幼儿园生活得很快乐，并可以从中学习到更多的东西。在刚入园时，可以让一个家长陪着他们，直到他们熟悉了新环境和教师之后，再让家长离开。教师要反复地告诉新入园的儿童，他们不是被遗弃了，放学后他们就可以回家。

具有情感、行为障碍的儿童，可能因为过于害羞，不能适应新的环境。他们非常需要教师温柔的和富有支持性的回应，不要忽视。通过和他说话、关注他、拥抱他等方式来抚慰他，让他感到放松，帮助他理解自己不是被遗弃了。幼儿在战胜这种焦虑的过程中会对教师建立一种替代性的依恋情感。这种依恋在短时期内是必要的，但当儿童能放松地在幼儿园生活时，就不应再加以鼓励。慢慢地，黏着教师的情况会随着幼儿园活动带来的快乐和同伴交往的增加而减少。

如果幼儿经常哭泣的行为是最近才出现的，那么就要去看看是不是他的家庭生活出现了变故。小弟弟（妹妹）的出生、亲人的亡故、父母离异或其他压力源都可能使他感到不安。这些事件都容易使这名儿童产生情绪问题。在这种时候，儿童需要教师的支持和关注。

有些儿童也可能因为发生意外而哭泣。当然，也有可能是他们为了得到关注而故意制造意外。仔细观察这名儿童，区分真正的和人为的意外事件。注意观察这名儿童是否有运动或感知觉方面的问题，这些问题可能会导致过多的意外事件发生。

如果某个儿童在社交方面受到了伤害而经常哭泣，那么教师就需要努力提高他的社会交往技能，而不是着力于减少他的哭泣行为。如果是攻击性行为造成了他的不受欢迎，在教师消除了引起这名儿童哭泣的原因后，这种行为自然就会减少了。

(三)不能集中注意力——活泼好动

不能集中注意力，是指某个儿童参与活动的时间要少于处于同一发展水平的其他儿童。其行为表现可以描述为：不能静静地坐着，不能集中注意力于正在做的事情，参加某项活动时注意力容易分散，在完成各项任务时经常遇到困难。

【案例 5-11】

跑来跑去的西西

自由活动的时间到了。杨老师告诉孩子们他们可以参与哪些活动，与此同时，班里其他教师为孩子们准备好活动的材料。一些儿童静静地站在原地环顾着四周，而其他的儿童则奔向他们感兴趣的活动区。

三岁半的西西大笑着朝一张桌子跑去。她拿起桌子上的一把剪刀和一本杂志，然后剪了一下杂志的封面，随后又翻开杂志将第一页的一角剪下。当教师告诉她要找到一些有关动物的图片来剪时，她又放下了剪刀，离开了桌子。

她又走到摆放沙子的桌子旁边，两个孩子正在往纸盒里倒沙子。西西向四处看了看，她找到了一个空塑料罐子，然后开始往里面铲沙子。完成了一半，又扔下罐子，离开了这里。

杨老师走到西西旁边，对她说："西西，你需要找一些事情来做。你是想要去'娃娃家'玩，还是想在烹饪区'炒鸡蛋'，或者在积木区玩积木？"

"我想去'炒鸡蛋'。"西西很快给出了回答。

杨老师将她带到烹饪区，那里的几个孩子有的在负责打碎鸡蛋，有的在负责搅拌鸡蛋。指导这一区域的教师向西西笑了笑，然后向她讲解需要做什么。还没等老师讲完，西西就拿起一个鸡蛋，将其打碎。不幸的是，鸡蛋的下面没接着碗，蛋液洒了一地。当教师去拿海绵和清水打算清理时，西西离开了。

杨老师又一次注意到了西西，然后再一次告诉她找一些事情来做。随着活动时间的推进，西西从一个活动区很快地换到另一个活动区，但是在任何一个活动区中停留的时间都不是很长。到活动快结束时，她留下了一个未完成的拼图、一些没有穿好衣服的娃娃、一些没有读的书和其他一些几乎没有触碰过的活动。

西西的教师们希望在她不"忙碌"时抓住她，然后帮助她集中注意力做一件事情，但没起到任何作用。

（来源：北京市昌平区南口镇中心幼儿园）

【分析与点评】

在幼儿园里，如果某一个儿童看起来不能相对较长时间地集中注意力在活动上，那么在其他的环境中他也可能表现出这样的行为模式。教师在观察这名儿童后，就要和其家长见面来讨论一下教师的观察和所担心的问题。如果家长说，这名儿童在其他地方能够集中一段时间在某件事情上，那么教师就要仔细地检查一下教室的环境、设置的规则、提供的活动和刺激的水平。

如果这名儿童在所有的环境中都表现得注意力比较分散，那么教师就要和其家长进行深入的讨论。告诉这名儿童的家长想要增加这名儿童的注意力的持续时间，并和家长一起探讨解决策略，以便形成家园共育的合力。教师要和其家长保持密切的联系，并与他们分享这名儿童在注意力持续时间方面取得的进步。

学习过程也就是年幼儿童学习观察、操作、摆弄物体、处理日常生活事件和与他人进行互动的过程。如果儿童不花一些时间来了解他们周围世界的话，那么学习是不可能发生的。在学龄前阶段，如果你发现幼儿存在注意力持续时间比较短的问题，这是很正常的。这类儿童几乎不能真正地融入任何一项活动中去，也就不能通过活动学到一些东西。

教师们也发现注意力不能集中的孩子会表现出一些破坏性行为，他们经常违反班级的规则并打扰其他孩子的活动。因此，如果他们在教室里跑来跑去，教师就会试着阻止他们。这类儿童因为他们的不安静而获得了比他们参与活动时更多的关注，他们的问题行为也因此得到了强化。

在确定这名儿童的问题是不能集中注意力之前，教师要认真地思考如下问题：在不考虑其他因素的情况下，一个儿童注意力集中时间与儿童的年龄和发展水平密切相关。注意力集中的时间随着年龄的增加而延长，因此，成人的期望必须实事求是。年幼儿童是充满活力的。他们从一项活动很快地转到另一项活动是非常自然的事情。因此，为2—3岁幼儿设计的活动，持续时间应该比较短；在自由活动的时间，他们应该有足够多的活动可以选择，并且时间表也要经常做出调整。

收集完这些信息以后，教师可以开始实施如下方法。班里的所有教师都应该始终如一地遵循以下步骤。

首先，创造一个尽可能有助于这名儿童集中注意力的环境，教师可以通过多种方式改善教室环境来集中儿童的注意力。

其次，教室的布局也要有助于儿童集中注意力。将安静区和嘈杂区分开。例如，阅读区不应该和积木区相邻。用隔断将各个活动区分开，为每个区域中的儿童创造一个私人的活动空间，这样就避免了无关活动的干扰。对教室很好地进行规划，让儿童不需要穿过某个活动区中间到达另一个活动区，以避免其他儿童走动时干扰活动区中的儿童。

再次，要保证课程和年龄的适宜性。当你发现儿童渐渐地失去兴趣时，要试着引入一些新的材料、媒介和活动。在这方面，你可以参考一些有关幼儿园课程和幼儿园活动的书籍。

提供一个安静的场所，可以让这名儿童远离教室里的噪声和强烈刺激。某一个儿童在集中注意力方面存在困难，可能是因为教室里的噪声或强烈刺激让他感受到了压力。比如，当一群孩子积极热情地参与到活动中时，他们就会表现得非常吵闹和活跃。通常来讲，这样的环境对于学龄前儿童是适宜的，但是对于那些对外界刺激较为敏感的儿童来说，他们却很难应对。

【拓展阅读】

推荐图书：

北京师范大学实验幼儿园：《保育员工作指南》，北京师范大学出版社，2012年。

推荐理由：

该书从卫生管理、生活管理、配班工作、与他人沟通和评价工作几方面入手，通过案例分析与建议的形式，阐述了保育员应该具备的素质和工作技能，理论联系实践，为在岗的保育员拓展工作思路，提供了专业的指导和有力的参考。

推荐图书：

北京市教育委员会学前教育处：《卫生保健与幼儿健康教育》，北京少年儿童出版社，2016年。

推荐理由：

本书围绕幼儿园卫生保健工作的理论依据、重要意义，按照科学膳食、合理搭配的原则，对传染病防控的具体做法，幼儿安全教育探索与实践，常规培养的探索与实践，健康教育主题月活动，家园互动形式与策略等内容进行了论述，涵盖了健康教育的所有内容，在一定程度上对新手保健医的工作具有参考和指导作用。

推荐图书：

张仁贤：《园内幼儿安全防护与救助》，中国轻工业出版社，2013年。

推荐理由：

本书结构清晰、案例丰富、贴近实际，全面而真切地反映了幼儿园安全防护与救助的现状。其时代性、实践性、实用性特点鲜明，是幼儿园教师、幼儿园管理者以及家长的案头书。

推荐图书：

王爱军：《幼儿园安全教育指导》，上海科学普及出版社，2014 年。

推荐理由：

本书是幼儿园教师岗位培训的指导用书。书中内容贴近幼儿园教师的实际生活，探索出幼儿园安全教育新方法，传播了幼儿园安全教育教学新成果，帮助在岗教师更新安全教育观念，提供解决幼儿园安全教育中的实际问题的方法，快速提高幼儿教师的专业素养和教学水平。

推荐图书：

孙向阳：《关注幼儿的心理健康》，北京少年儿童出版社，2011 年。

推荐理由：

本书由"心理发展""目标、内容与评定""方法和途径""心理问题疏导""心理健康教育案例"五大部分组成，在书的最后还附上了七十余个常见的幼儿心理与行为问题及矫治方法。力图以幼儿身心发展规律为出发点，向幼儿教师普及心理健康教育的科学常识，最终达到当好幼儿心理健康成长"导师"的目的。本书能够为广大幼教工作者及家长提供有益的帮助和参考。

【本章小结】

对幼儿实施良好的健康教育是幼教工作者的一项长期、系统、艰巨而又光荣的责任使命。在合理有效的健康教育措施下，保健医应充分发挥在幼儿健康教育中的作用。要明确健康教育的目标和健康教育所包含的内容，重视幼儿的身体健康和心理健康，在实际工作中不断更新教育理念，充分利用家长和社会资源，勇于探索、敢于创新、勤于研究，提升幼儿健康的认识水平，促进幼儿身心全面和谐的发展。

【讨论与思考】

1. 参考书中的活动案例，根据幼儿园健康教育活动设计的要素、流程要求，尝试设计一份完整的健康教育活动记录。

2. 根据日常教学实际，设计一个心理健康教育活动的教案，要求符合教案设计的格式，内容符合幼儿身心发展特点。

3. 幼儿年龄小，缺乏生活经验，运动系统发育不完善，为防止意外事故的发生，你认为幼儿园应采取哪些安全措施？

4. 观摩一次学前儿童健康教育活动，对其教育设计和实施过程进行评价。

5. 访谈一位幼儿教师，了解他们班级在一学期里都开展了哪些健康教育活动，做好访谈记录，汇总出适合这一年龄段幼儿开展的健康教育活动。

参 考 文 献

[1]中华人民共和国教育部.3—6岁儿童学习与发展指南[M].北京：首都师范大学出版社，2012.

[2]中华人民共和国教育部.幼儿园工作规程[S].2016.

[3]国家卫生和计划生育委员会.预防接种工作规范（2016版）[EB/OL].（2016-12-29）[2021-10-05].http：//www.nhc.gov.cn/jkj/s3581/201701/8033406a995d460f894cb4c0331cb400.shtml.

[4]中华人民共和国基本医疗卫生与健康促进法[EB/OL].（2020-06-01）[2021-10-05].http：//www.gov.cn/xinwen/2019-12/29/content_5464861.htm.

[5]中共中央，国务院."健康中国2030"规划纲要[EB/OL].（2016-10-25）[2021-10-05].http：//www.gov.cn/zhengce/2016-10/25/content_5124174.htm.

[6]马晓伟.全面推进健康中国建设[N].人民日报，2020-11-30(9).

[7]孙丽娜.贯彻《指南》精神 论幼儿前书写的身心准备[J].读写算，2018(13).

[8]国家卫生健康委员会.手足口病诊疗指南（2018版）[J].传染病信息，2018，31(3).

[9]中华医学会儿科学分会感染学组，国家感染性疾病医疗质量控制中心.疱疹性咽峡炎诊断及治疗专家共识（2019版）[J].中华儿科杂志，2019，57(3).

[10]国家卫生健康委员会.手足口病诊疗指南（2018版）[J].传染病信息，2018，31(3).

[11]北京市丰台区疾病预防控制中心.丰台区急性胃肠炎疫情现场操作指南（2021版）[Z].2021.

[12]黎勇.幼儿园教育"小学化"治理政策的实践及其改进[J].教师教育论坛，2018，31(12).

[13]苏婧，曹慧弟.尊重生命的管理：园长卫生保健工作管理能力的提升[M].北京：北京师范大学出版社，2017.

[14]尚煜.托幼机构卫生保健人员实用手册[M].北京：北京出版社，2018.

[15]刘好，闫学明.幼儿园保健医工作指南[M].北京：北京师范大学出版社，2017.

[16]教育部人事司，教育部工人考核委员会.保育员应知应会[M].北京：北京师范大学出版社，1998.

[17]北京师范大学实验幼儿园.保育员工作指南[M].北京：北京师范大学出版社，2012.

[18]北京市教育委员会学前教育处.卫生保健与幼儿健康教育[M].北京：北京少年儿童出版社，2016.

[19]北京市教育委员会学前教育处.幼儿园健康教育活动的实践探索[M].北京：北京少年儿童出版社，2016.

［20］北京市教育委员会学前教育处．家园合作培养幼儿良好生活卫生习惯的探索与实践［M］．北京：北京少年儿童出版社，2016．

［21］张仁贤．园内幼儿安全防护与救助［M］．北京：中国轻工业出版社，2013．

［22］王爱军．幼儿园安全教育指导［M］．上海：上海科学普及出版社，2014．

［23］王爱军．幼儿常见问题行为解析［M］．上海：上海科学普及出版社，2014．

［24］孙向阳．关注幼儿的心理健康［M］．北京：北京少年儿童出版社，2011．

［25］曲鹏宇．幼儿教师不可不知的 66 个儿童心理效应［M］．长春：吉林大学出版社，2014．

［26］北京市丰台区疾病预防控制中心．传染病与地方病科普手册［Z］．2019．

［27］北京妇幼保健院．北京市托儿所、育儿园卫生保健工作常规［S］．2016．

后　　记

作为幼儿园教师分层分类分岗专业成长系列培训教材之一，本书主要是基于幼儿园保健医健康管理相关工作内容编写的。幼儿园健康管理是一项非常复杂的服务性工作，是幼儿园管理工作的重要组成部分。幼儿园保健医是健康管理的主要实施者，在幼儿园保教结合中起着重要作用，为幼儿健康、茁壮成长保驾护航。

本书主要依据《托儿所幼儿园卫生保健管理办法》和《托儿所卫生保健工作规范》等相关文件，并结合幼儿园一线实践工作经验编写而成。作者团队均来自于北京市示范幼儿园，均是从事多年幼儿园保健工作的保健医。本书紧密结合各自园所健康管理相关的典型案例及相关管理制度，以图文并茂的方式，生动、直观地呈现了幼儿园保健医所需的知识和操作技能，全面、系统、规范地对幼儿园健康管理工作进行阐述。全书由首都师范大学学前教育学院谷长伟、曲方炳进行内容设计、统稿与审校，共计五章。

第一章"幼儿园保健管理工作概述"，撰写者为北京市丰台区第一幼儿园易明延和张晓燕，主要从保健医职责、保健医工作流程、保健室管理三个方面详细阐述提升保健工作综合管理能力的内容与方法。

第二章"幼儿园疾病预防及管理"，撰写者为北京市丰台区第一幼儿园张晓燕和杨春，主要对幼儿园常见疾病和传染病、卫生消毒知识等进行阐述，详细介绍幼儿园相关典型经验及做法。

第三章"幼儿园健康检查与预防接种管理"，撰写者为北京市朝阳区三里屯幼儿园陈娜，主要结合园所工作实际情况，撰写卫生保健常规工作中的健康检查及预防接种管理，旨在为幼儿园各项卫生保健工作提供管理经验。

第四章"幼儿园膳食营养与体质健康管理"，撰写者为北京市昌平区盛园小学杨楠（原南口中心幼儿园保健医），主要结合园所工作实际从膳食营养管理、体质测试管理和体格锻炼管理三方面阐述保健医相关管理工作经验。

第五章"幼儿园健康教育"，撰写者为北京市昌平区南口镇中心幼儿园徐佳，主要从幼儿园健康教育概述、幼儿园安全教育以及幼儿心理健康三方面详细阐述。

本书编写中大量的表格和图片均来自三所幼儿园，也借鉴了已有的一些卫生保健管理方面的书籍，在此一并对大家致以深深的谢意。由于编者水平有限，书中难免有不妥之处，敬请专家同人和广大读者提出宝贵的意见和建议。

编　者

2021 年 10 月